佤药篇

佤族医药活态传承

佤族医药抢救性发掘与应用研究

总主编　温伟波　赵　杰

主编　李学芳

全国百佳图书出版单位
中国中医药出版社
·北　京·

图书在版编目（CIP）数据

佤族医药活态传承. 佤药篇 / 李学芳主编. -- 北京：中国中医药出版社，2025. 8. --（佤族医药抢救性发掘与应用研究 / 温伟波，赵杰总主编）.

ISBN 978-7-5132-9635-9

Ⅰ. R295.5

中国国家版本馆 CIP 数据核字第 2025G39Z23 号

中国中医药出版社出版

北京经济技术开发区科创十三街 31 号院二区 8 号楼

邮政编码　100176

传真　010-64405721

北京盛通印刷股份有限公司印刷

各地新华书店经销

开本 787 × 1092　1/16　印张 21.75　字数 402 千字

2025 年 8 月第 1 版　2025年8月第1次印刷

书号　ISBN 978-7-5132-9635-9

定价　98.00 元

网址　www.cptcm.com

服 务 热 线　010-64405510

购 书 热 线　010-89535836

维 权 打 假　010-64405753

微信服务号　zgzyycbs

微商城网址　https://kdt.im/LIdUGr

官 方 微 博　http://e.weibo.com/cptcm

天猫旗舰店网址　https://zgzyycbs.tmall.com

如有印装质量问题请与本社出版部联系（010-64405510）

《佤族医药抢救性挖掘与应用研究》
编委会

总主编　温伟波（云南中医药大学）

　　　　赵　杰（云南省中医医院）

《佤族医药活态传承·佤药篇》
编委会

主　编　李学芳（云南中医药大学）

副主编　高　磊（云南中医药大学）

　　　　谢雪华（云南省中医医院）

　　　　李　钦（云南中医药大学）

编　委　陈　滟（云南中医药大学）

　　　　彭　磊（云南中医药大学）

　　　　张建英（云南中医药大学）

　　　　褚　鑫（云南中医药大学）

　　　　汝　晶（云南中医药大学）

　　　　高天慧（云南中医药大学）

　　　　武俊紫（云南中医药大学）

　　　　张建民（云南中医药大学）

　　　　孟卓然（云南中医药大学）

　　　　张晓霞（云南中医药大学）

　　　　番明谣（云南中医药大学）

党浩源（云南中医药大学）
周　泽（云南中医药大学）
崔换天（云南中医药大学）
杨　龄（云南中医药大学）
金梦雪（昆明市中医医院）
冯　冉（云南中医药大学）

总前言

佤族是一个具有悠久历史的民族，千百年来在与疾病斗争的过程中，积累了一套行之有效的行医用药经验。佤族医药蕴藏着人与自然对话的诗性智慧。其诊疗体系将民俗文化转化为医学语言：诊断时，以野象迁徙预测瘴气流行，以蚂蚁巢穴形态判断湿毒程度；治疗中融合木鼓仪式与药浴疗法，形成“心身一体”的复合干预模式。阿佤山区的立体生态系统孕育出“一草一木皆灵药”的生态医学观。佤族先民基于热带雨林的生物多样性，构建起系统的疾病认知体系：从“司岗里”创世神话中的人体宇宙对应观，到根据物候变化形成的“五季调养”理论；从动物行为启发的诊疗方法，到涵盖内、外、妇、儿的完整疾病分类系统，无不彰显着“天人合一”的生态智慧。这种以整体观、动态平衡观为核心的医学思维，恰与当代系统生物学、环境医学的研究范式形成跨越时空的共鸣。

但由于佤族没有文字，其医药知识主要是以口传身授的方式代代相传，在传承过程中缺乏文献记载这一重要环节，导致佤族医药常常以零散、残缺的形式存在。目前，佤族的医学思想、医学观念、诊断方法、用药规律等研究尚属空白，部分口传身授的医药经验已失传或正面临失传的危险，急需通过文字、影像转录予以保存。佤族医药面临“文献缺失，名医凋零，名方流失，医术失传”的严峻局面，佤族名老专家临证经验与医技医术的整理传承不足，佤族医药标准化、规范化研究尚处于起步阶段，名词术语亟待规范，研究水平较低且成果转化较少。因此，须系统整理佤医疾病分类学、生态诊断学理论，为延续中华医学文化基因提供鲜活范本。

根据《国家中长期科学和技术发展规划纲要（2006—2020 年）》《中医药创新发展规划纲要（2006—2020 年）》《国务院关于扶持和促进中医药事业发展的若干意见》《中医药发展战略规划纲要（2016—2030 年）》《“十三五”国家科技创新规划》《民族医药“十三五”科技发展规划纲要》等文件，我们应大力推动民族医药传承与创新，提升民族医药科技对医疗保健、产业进步和经济社会发展的服务能力。大力发展民族医药科技是提高民族医药健康服务能力和水平、提升民族医药产业核心竞争力、推动民族医药可持续发展的重要保障。值此全球传统医学复兴与现代医学反思交汇之际，我们怀着敬仰之情推出“佤族医药抢救性发掘与应用研究”丛书，肩负起抢救性发掘与创新性发展的使命，开启一场跨越时空的文明对话。这不仅是一次对历史的致敬，更是一次对未来可能性的探索。我们希望通过这套丛书，让世界看到中华大地上的多元文化如何在历史长河中孕育出独特的医学智慧，以及这些智慧如何在现代社会中继续发光发热。

我们期待这部著作成为传统药学现代转型的“路标”——为佤医药工作者提供理论依据，为人类学家解读医疗仪式中的文化隐喻，为制药企业开发基于佤药资源的新药提供线索，为生态学家探索生物多样性保护与利用提供平衡之道。当佤药“以自然之道疗自然之身”的哲学融入精准医学，当雨林中的草木智慧借助生物医药技术惠及全球，这场跨越千年的文明对话，必将为人类健康事业谱写新的华章。

丛书编委会

2025年5月

前　言

在云南的深山之中，有一片被时间遗忘的土地，这里居住着一个古老而神秘的民族——佤族。他们与自然和谐共处，从茂密的森林中汲取生命的智慧，将这份智慧凝结成一种独特的医药文化，这就是佤族医药。它不仅是一门治疗疾病的技艺，更是一种生活哲学，一种人与自然和谐共生的见证。

1. 传说的呼唤

佤族医药的起源，充满了神话与传说的色彩。相传，远古时代，当疾病肆虐时，一位被尊称为“药王”的智者，凭借对自然的深刻理解和对草药的敏锐洞察，带领族人走出了疾病的阴霾。从那以后，草药不仅成为治疗疾病的利器，更成为连接人与自然的桥梁。

2. 从传说走向现实

本书《佤族医药活态传承·佤药篇》，旨在揭开佤药神秘的面纱，将那些流传于山林间的智慧，带入现代社会。通过深入研究佤族药草理论及临床应用，本书试图搭建一座沟通古今、连接中西的桥梁，让佤药焕发出新的光彩。

3. 一场文化与自然的对话

在书中，你将遇见那些从传说中走来的药草，它们不仅仅是治疗疾病的工具，更是佤族文化与自然环境对话的媒介。书中收录的365味佤药，承载着“万物有灵”的生态观：从三七的神奇功效到石斛的滋养力量，每一种草药背后，都蕴含着佤族人对自然界的敬畏与感激。七叶莲治风湿的机理暗合抗炎因子的发现，土茯苓解毒的传说印证了重金属的螯合作用。这些穿越时空的医学默契，正是民族医药现代转化的密钥，让古老智慧在当代语境中获得新生。

4. 探索与传承

《佤族医药活态传承·佤药篇》不仅仅是一次对古老智慧的探索，更是一场关于传承与创新的思考。在这个科技日新月异的时代，佤药如何与现代医学相融合，如何在全球化的浪潮中保持其独特性，是本书试图解答的问题。当城市追逐分子靶点的今天，回望阿佤山仍遵循月相采药的古老法则，我们愈发坚信：真正的医药智慧，从来都是科学与人文的双螺旋。愿此书不仅是佤药研究的里程碑，更成为唤醒民族文化自觉的星火，让司岗里的药香永续流传。

5. 致读者

我们诚挚地邀请您，与我们一起踏上这段旅程，从传说的深处，探寻佤族医药的真谛。让我们一同感受那份源自古老大地的生命力，体会那份与自然共生的智慧，让这份古老的文化遗产，在新时代的光芒下，绽放出更加璀璨的光彩。

编 者

2025 年 5 月

编写说明

《佤族医药活态传承·佤药篇》是系统整理佤族传统医药知识的重要文献，旨在传承和弘扬佤族医药文化，为民族医药研究提供基础性参考资料。

1.本书的编写秉持科学性与民族性并重的原则。以现代植物分类学、生药学为基础，结合佤族传统用药经验，对每味药物的基原、药用部位、性味功效等进行科学考证，同时尊重佤族语言表述习惯，完整记录佤药原名、别名及民间称谓。

2.本书的内容基于云南中医药大学、云南省中医医院、沧源佤族自治县中医佤医团队历时十余年的田野调查，涵盖滇西南地区30余个佤族村寨的口述访谈，并参考《中国民族药志》《云南天然药物图鉴》《云南佤族医药》《佤族民间常用植物药》等文献，对佤药基原植物进行标本采集与分类鉴定。

3.本书以佤族药物正名为辞目，按照药物名称笔画数进行排序；若笔画数相同，则按起笔一丨丿丶乛的顺序排列。最后附有拉丁学名索引，以便读者查阅。

4.每种药物按照"佤族名""别名""原植物""分布生境""性味、功效与主治""用法用量""民间经验方""化学成分""药理作用"等进行编排，资料不足者项目从略。

（1）佤族名：收录佤族的习用药名，以民族语言为主。

（2）别名：记述出药物正名和民族习用药名以外的不同名称。

（3）来源：记述药物的科名、属名、拉丁学名及药用部位。

（4）原植物：记述原植物的形态特征。

（5）分布生境：记述药物的分布情况和生长环境。

（6）性味、功效与主治：记述药物的药性、药味、主要功能和主治疾病。

（7）用法用量：记述药物的给药方法和常用剂量。

（8）民间经验方：收录以本药为主要药物组成的经验方，其来源于佤族民众在生产生活实践中积累的经验，部分药物有超常量使用的情况，请读者遵医嘱用药。

（9）化学成分：简述药物的主要化学成分，尤其是与药用相关的成分。

（10）药理作用：简述药物及其制剂的主要成分经临床或实验研究所得的药理作用。

本书编写过程中得到中国中医药出版社、云南省中医中药研究院民族民间医药研究中心的学术指导，谨向所有提供帮助的佤族民间医者、植物分类专家致以诚挚谢意。因部分佤药缺乏系统文献记载，内容难免存在疏漏，敬请读者提出宝贵意见，以便今后修订完善。

编 者

2025 年 5 月

目录

四画

五画

六画

七画

八画

九画

十画

十一画

十二画

十三画

十四画

十五画及以上

丁香花根

【佤族名】 Niah mgong（尼丫公）。

【来源】 茜草科滇丁香属植物滇丁香 *Luculia pinceana* Hooker 的根。

【原植物】 灌木或乔木。多分枝，小枝近圆柱形，有明显的皮孔。叶纸质，长圆形、长圆状披针形或广椭圆形，顶端短渐尖或尾状渐尖，基部楔形或渐狭，全缘，上面无毛，下面常较苍白，无毛或被柔毛，或仅沿脉上被柔毛，常在脉腋内有簇毛；中脉上面平坦，下面凸起，侧脉 9 ～ 14 对，与中脉呈 45 度角伸出，在上面平坦，在下面稍凸起；叶柄无毛或被柔毛；托叶三角形；顶端长尖，无毛，脱落。伞房状的聚伞花序顶生，多花；苞片叶状，线状披针形，无毛，脱落；总花梗无毛；花芳香；花梗无毛；萼管无毛或有秕糠状疏毛或疏柔毛，萼裂片近叶状，披针形，顶端尖，常有缘毛，外面有时有疏柔毛；花冠红色，少为白色，高脚碟状，冠管细圆柱形，花冠裂片近圆形，顶部在每一裂片间的内面基部有 2 个片状附属物。蒴果近圆筒形或倒卵状长圆形，有棱，无毛或有疏短柔毛；种子多数，近椭圆形，两端具翅。花果期 3 ～ 11 月。

【分布生境】 云南各地有栽培；生于海拔 1400 ～ 2000m 处的山坡、山谷溪边的林中或灌丛中。

【性味、功效与主治】 甘，温；祛风除湿，补气活血，止咳化痰，消炎止痛；用于咳嗽，百日咳，慢性支气管炎，肺结核，风湿骨痛，跌打损伤，虚痨病，黄肿病。

【用法用量】 水煎服，干品 25 ～ 50g，鲜品 50 ～ 75g。外用，鲜品适量，配方捣烂敷于患处。

【民间经验方】

1. 风湿骨痛：丁香花根 20g，飞龙掌血 30g，银杏叶、防风各 15g，白酒引，水煎服。

2. 食疗：丁香花根 15g，鸡蛋参 30g，炖猪肉服，治疗贫血、神经衰弱。

【化学成分】含牡丹（皮）酚等成分。

【药理作用】有抑制细菌及病毒生长、加速伤口愈合等作用。

七叶莲

【佤族名】Kaox gab ga（考干噶）。

【别名】五加风、汉桃叶、龙爪树、木克实、水灯盏。

【来源】五加科鹅掌柴属植物密脉鹅掌柴 *Heptapleurum ellipticum*（Blume）Seem. 的根茎、叶。

【原植物】灌木或小乔木，有时为附生藤状灌木。小枝圆柱状，初被绒毛，后脱落。叶有小叶5～7枚，稀4枚；叶柄无毛；托叶和叶柄基部合生成鞘状；小叶片革质，椭圆形或长圆形，先端急尖或短渐尖，基部渐狭，钝形至近圆形，两面均无毛，边缘全缘而反卷，中脉在上面微隆起，下面隆起，侧脉5～6对，有时多达8对，网脉稠密而隆起；小叶柄有狭沟，中央的比两侧的长，无毛。圆锥花序顶生，幼时密生星状绒毛，后变无毛；伞形花序有花7～10朵，10～20个总状排列在分枝上；苞片卵状三角形，除边缘有纤毛外，其余无毛，早落；萼无毛，边缘全缘；花瓣5枚，有3脉，无毛；雄蕊5枚，与花瓣等长；子房5室，无花柱，柱头5，花盘略隆，呈圆锥状，五角形，长约为其果实的1/4。果实卵形或近球形，有5棱，红色。花期5月，果期6月。

【分布生境】分布于云南文山、红河、玉溪、曲靖、楚雄、西双版纳、临沧、德宏、保山、怒江，以及普洱思茅等地；生于海拔900～2100m的谷地常绿阔叶林中。

【性味、功效与主治】甘、淡，温；散瘀消肿，止痛；用于跌打损伤，风湿性关节炎，各种血滞、血瘀引起的疼痛，平滑肌痉挛，头痛，胃及十二指肠溃疡疼痛。

【用法用量】水煎服，25～50g，或泡酒内服。外用，鲜品适量，捣烂敷于患处。

【民间经验方】

1. 风湿骨痛：七叶莲适量，泡酒内服。

2. 跌打损伤：七叶莲适量，捣烂外敷于患处。

3. 胃及十二指肠溃疡：七叶莲1份，山乌龟2份，干品研粉混匀，每次3～5g，温水送服。

【化学成分】含 β - 香树脂醇、β - 谷甾醇、齐墩果酮酸、齐墩果酸、白桦脂酸、β - 谷甾醇 - β -D 葡萄糖苷、白桦脂酸糖苷。叶中含羽扇豆 -20（29）- 烯 -28- 酸 -3-O- β -D- 吡喃葡萄糖（2 → 1）-O- β -D- 葡萄糖苷等成分。

【药理作用】有镇静、镇痛、催眠、平喘等作用；对豚鼠离体回肠平滑肌的收缩活动有明显抑制作用。

八角枫

【佤族名】Kaox jaong gloung（考种各拢）。

【别名】八角王、八角梧桐、八角将军、华瓜木、豆腐柴。

【来源】八角枫科八角枫属植物八角枫 *Alangium chinense*（Lour.）Harms 的根、叶。

【原植物】落叶乔木或灌木。小枝略呈“之”字形，幼枝紫绿色，无毛或有稀疏的疏柔毛；冬芽锥形，生于叶柄的基部内，鳞片细小。叶纸质，近圆形或椭圆形、卵形，顶端短锐尖或钝尖，基部两侧常不对称，一侧微向下扩张，另一侧向上倾斜，阔楔形、截形，稀近于心形，不分裂或 3 ～ 7（～ 9）裂，裂片短锐尖或钝尖，叶上面深绿色，无毛，下面淡绿色，除脉腋有丛状毛外，其余部分近无毛；基出脉 3 ～ 5（～ 7），呈掌状，侧脉 3 ～ 5 对；叶柄紫绿色或淡黄色，幼时有微柔毛，后无毛。聚伞花序腋生，被稀疏微柔毛，有 7 ～ 30（～ 50）花；小苞片线形或披针形，常早落；总花梗常分节；花冠圆筒形，顶端分裂为 5 ～ 8 枚齿状萼片；花瓣 6 ～ 8 枚，线形，基部黏合，上部开花后反卷，外面有微柔毛，初为白色，后变黄色。核果卵圆形，幼时绿色，成熟后黑色，顶端有宿存的萼齿和花盘；种子 1 颗。花期 5 ～ 7 月和 9 ～ 10 月，果期 7 ～ 11 月。

【分布生境】分布于云南大部分地区；生于海拔 700 ～ 3000m 的山坡疏林中。

【性味、功效与主治】辛、苦，微温，有毒；散瘀止痛，祛风除湿，舒筋活络；用于跌打损伤，风湿关节痛，坐骨神经痛，肩周炎。

【用法用量】水煎服，5 ～ 15g。外用，鲜品适量，捣烂外敷于患处。

【民间经验方】

1. 风湿性关节炎：八角枫 15g，钻山风 10g，车前草 10g，鱼子兰 8g，水煎服，每日 3 次。

2. 跌打损伤：八角枫根部适量，泡酒外擦患处。

【化学成分】须根及根皮含生物碱，主要为八角枫碱；此外还含酚类化合物、氨基酸、有机酸、树脂等成分。须根还含糖苷和强心苷等成分。

【药理作用】有肌肉松弛及镇痛作用，并有明显抗早孕、抗着床的作用。

三台红花

【佤族名】Niah diag（尼丫地丫）。

【别名】三对节、大常山。

【来源】唇形科三对节属植物三对节 *Rotheca serrata*（L.）Steane & Mabb. 的全草或根。

【原植物】灌木。小枝四棱形或略呈四棱形，幼枝密被土黄色短柔毛，尤以节上更密，老枝暗褐色或灰黄色，毛渐脱落，具皮孔；髓致密，干后不中空。叶片厚纸质，对生或三叶轮生，倒卵状长圆形或长椭圆形，顶端渐尖或锐尖，基部楔形或下延呈狭楔形，边缘具锯齿，两面疏生短柔毛，背面脉上被毛较多，侧脉 10 ～ 11 对，背面明显隆起。聚伞花序组成直立、开展的圆锥花序，顶生，密被黄褐色柔毛；苞片叶状宿存，花序主轴上的苞片 2 ～ 3 轮生，卵圆形、宽卵形或卵形，无柄；小苞片较小，卵形或披针形；花萼钟状，被短柔毛，顶端平截或有 5 钝齿；花冠淡紫色、蓝色或白色，近于二唇形，花冠管较粗，5 裂片大小不一，裂片倒卵形至长圆形；雄蕊 4，基部棍棒状，被毛；子房无毛，花柱 2 浅裂，与花丝均伸出花冠外。核果近球形，绿色，后转黑色，分裂为 1 ～ 4 个卵形分核，宿存萼略增大。花果期 6 ～ 12 月。

【分布生境】分布于云南普洱、西双版纳、红河，以及文山马关、砚山、西畴、富宁等地；生于海拔 700 ～ 1800m 的山坡路旁的疏林中。

【性味、功效与主治】苦、辛，凉。全草解热截疟，用于疟疾、肝炎。根止血止痛，用于骨折、跌打损伤。

【用法用量】水煎服，15 ～ 25g。外用，捣烂外敷。

【民间经验方】

1. 疟疾：三台红花适量，臭黄皮 9 ～ 15g，水煎服。
2. 食疗：根适量，泡酒内服。

【化学成分】叶含木樨草素 -7-O- β -D- 葡萄糖醛酸苷、α - 菠菜甾醇、右旋儿茶精、木樨草素、芹菜素、黄芩苷元、高山黄芩素、6- 羟基木樨草素、咖啡酸、葡萄糖、黄酮及酚酸类化合物等。树皮含皂苷，其苷元为齐墩果酸、栎焦油酸和三对节萜酸，尚含 D- 甘露醇。根含豆甾醇等成分。

【药理作用】三台红花水提取物有拮抗组胺引起的豚鼠回肠及气管的收缩作用。

三桠苦

【佤族名】Daex nqoung kaox（德种考）。

【别名】三叉苦、小黄散、鸡骨树、三丫苦。

【来源】芸香科蜜茱萸属植物三桠苦 *Melicope pteleifolia*（Champion ex Bentham）T. G. Hartley 的全株。

【原植物】乔木。树皮灰白或灰绿色，光滑，纵向浅裂，嫩枝的节部常呈压扁状，小枝的髓部大，枝叶无毛。3 小叶，有时偶有 2 小叶或单小叶同时存在，叶柄基部稍增粗，小叶长椭圆形，两端尖，有时倒卵状椭圆形，全缘，油点多；小叶柄甚短。花序腋生，很少同时有顶生，花甚多；萼片及花瓣均 4 片；萼片细小；花瓣淡黄或白色，常有透明油点，干后油点变暗褐至褐黑色；雄花的退化雌蕊细垫状凸起，密被白色短毛；雌花的不育雄蕊有花药而无花粉，花柱与子房等长或略短，柱头头状。分果瓣淡黄或茶褐色，散生肉眼可见的透明油点，每分果瓣有 1 种子；种子蓝黑色，有光泽。花期 4 ～ 6 月，果期 7 ～ 10 月。

【分布生境】分布于云南玉溪、文山、红河、西双版纳、普洱、临沧、德宏、保山等地；生于海拔 500 ～ 1800m 的疏林、灌木丛中。

【性味、功效与主治】苦，寒；清热解毒，消炎止血，止痛；用于咽喉肿痛，疟疾，黄疸型肝炎，皮肤瘙痒，流行性感冒，流行性脑脊髓膜炎，肺热咳嗽，风湿性关节炎，高血压，胃痛，偏头痛。

【用法用量】水煎服，根 15 ～ 50g，叶 15 ～ 25g。外用，鲜叶适量，捣烂或煎汤洗患处，也可阴干研粉调制软膏搽患处。

【民间经验方】

1. 咽喉肿痛，疟疾，黄疸型肝炎，皮肤瘙痒：三桠苦叶 15 ～ 30g，水煎服，或捣烂外敷，或煎水洗患处。

2. 流行性感冒，流行性脑脊髓膜炎，肺热咳嗽，风湿性关节炎：三桠苦根 15 ～ 30g，配方煎水内服，或捣烂外敷于患处。

3. 高血压：三桠苦花 10g，薏苡仁 20g，紫金龙 5g，白茅根 20g，用干品或鲜品，洗净，切片，每日 1 剂，水煎分 3 次服。此方多用于肾性高血压。

4. 胃痛，食欲不振：三桠苦 30g，鸡矢藤 10g，取干品，文火焙黄，研成粉末分成小包，每小包 2 ～ 6g，每次 1 包，每日 3 次，温开水送服。

5. 偏头痛：三椏苦 15g，紫金龙 10g，龙胆草 10g，以上药物鲜品或干品均可，洗净，切片，加水煎煮，每日 1 剂，分 3 次服。本方对于高血压引起的头痛，效果较好。

6. 胃炎：三椏苦 10g，马蹄香 10g，水煎服，每日 2 次。

7. 风湿性关节炎：三椏苦根 15g，过山龙 5g，大麻药 3g，双钩藤 5g，九里香 5g，水煎服，每日 3 次。

8. 食疗：①煮汤：三椏苦叶烘干煮汤，具有清热除烦、消食健胃之功，为佤族传统菜肴。②泡饮：三椏苦叶、花开水泡饮，可预防流行性感冒，提高食欲。此方在佤族民间广泛运用。

【化学成分】含黄酮类化合物：山柰酚、槲皮素等；生物碱：白鲜碱，吴茱萸春碱等；香豆素类：补骨脂素，2′,3′- 脱氢蜜茱萸素；其他成分：胡萝卜苷，β- 谷甾醇等。

【药理作用】有抗炎、抗肿瘤、抗氧化和抑菌等作用。

土人参

【佤族名】Daex bu（德布）。

【别名】栌兰、飞来参、瓦参、桃参。

【来源】马齿苋科土人参属植物土人参 *Talinum paniculatum*（Jacq.）Gaertn. 的全草。

【原植物】一年生或多年生草本。全株无毛。主根粗壮，圆锥形，有少数分枝，皮黑褐色，断面乳白色；茎直立，肉质，基部近木质，多少分枝，圆柱形，有时具槽。叶互生或近对生，具短柄或近无柄，叶片稍肉质，倒卵形或倒卵状长椭圆形，顶端急尖，有时微凹，具短尖头，基部狭楔形，全缘。圆锥花序顶生或腋生，较大形，常二叉状分枝，具长花序梗；花小；总苞片绿色或近红色，圆形，顶端圆钝；苞片 2 枚，膜质，披针形，顶端急尖；萼片卵形，紫红色，早落；花瓣粉红色或淡紫红色，长椭圆形、倒卵形或椭圆形，顶端圆钝，稀微凹；雄蕊比花瓣短；花柱线形，基部具关节；柱头 3 裂，稍开展；子房卵球形。蒴果近球形，3 瓣裂，坚纸质；种子多数，扁圆形，黑褐色或黑色，有光泽。花期 6 ～ 8 月，果期 9 ～ 11 月。

【分布生境】分布于云南大部分地区；生于海拔 1600 ～ 2100m 的村边、路旁阴湿地、山坡石缝中，亦有栽培。

【性味、功效与主治】甘，温；补中益气，健脾止泻；用于病后体虚，咳嗽，咯血，失眠，健忘。

【用法用量】水煎服，10～15g。

【民间经验方】

1. 肺结核：土人参15g，野百合15g，天冬15g，大树理肺散10g，水煎服，每日3次。

2. 疮毒：土人参鲜叶适量，捣烂外敷于患处。

3. 食疗：①炖猪蹄：土人参30～50g，与猪蹄炖服，用于体虚。②炖猪肚：土人参20～50g，猪肚1个，炖服，用于盗汗、自汗。③炖墨鱼：土人参25～50g，墨鱼干1只，酒水炖服，用于劳倦乏力。④素炒嫩茎叶：土人参嫩茎叶素炒，可健脾。

【化学成分】含维生素C、黄酮类化合物、可溶性糖、饱和脂肪酸、淀粉、多种氨基酸、不饱和脂肪酸等成分。

【药理作用】有抗氧化、解毒消痈等作用。

土大黄

【佤族名】Daex lang gag（德兰干）。

【别名】牛耳大黄、牛舌头草。

【来源】蓼科酸模属植物尼泊尔酸模 *Rumex nepalensis* Spreng. 的根、叶。

【原植物】多年生草本。根粗壮。茎直立，具沟槽，无毛，上部分枝。基生叶长圆状卵形，顶端急尖，基部心形，边缘全缘，两面无毛或下面沿叶脉具小突起；茎生叶卵状披针形；托叶鞘膜质，易破裂。花序圆锥状；花两性；花梗中下部具关节；花被片6，排成2轮，外轮花被片椭圆形，内花被片果时增大，宽卵形，顶端急尖，基部截形，边缘每侧具7～8刺状齿，顶端呈钩状，一部或全部具小瘤。瘦果卵形，具3锐棱，顶端急尖，褐色，有光泽。花期4～5月，果期6～7月。

【分布生境】分布于云南西北部、中部及东南部；生于海拔820～4050m的荒田、路边。

【性味、功效与主治】酸、苦，凉；清热解毒，通便。根用于肺结核咯血，痢疾，便秘，消化不良，肝炎，痔疮出血；外用于腮腺炎，外伤出血，痈疽，瘰疬，骨折。鲜叶用于热毒红肿，血风癣疮，目赤红肿疼痛。

【用法用量】水煎服，9 ～ 15g。外用，120 ～ 150g，捣烂敷于患处。

【民间经验方】

消化不良，便秘，骨折，外伤出血：土大黄 6 ～ 12g，水煎服。

【化学成分】含大黄素、大黄酚、大黄素甲醚、酸模素等成分。

【药理作用】有抑菌消炎、抗氧化、止血、抗病毒、调节免疫力等作用。

土牛膝

【佤族名】Rib mgaih gad（日不改嘎）。

【别名】杜牛膝。

【来源】苋科牛膝属植物土牛膝 *Achyranthes aspera* L. 的根茎。

【原植物】多年生草本。根细长，土黄色。茎四棱形，有柔毛，节部稍膨大，分枝对生。叶片纸质，宽卵状倒卵形或椭圆状矩圆形，顶端圆钝，具突尖，基部楔形或圆形，全缘或波状缘，两面密生柔毛，或近无毛；叶柄密生柔毛或近无毛。穗状花序顶生，直立，花期后反折；总花梗具棱角，粗壮，坚硬，密生白色伏贴或开展柔毛；花疏生；苞片披针形，顶端长渐尖，小苞片刺状，坚硬，光亮，常带紫色，基部两侧各有 1 个薄膜质翅，全缘，全部贴生在刺部，但易于分离；花被片披针形，长渐尖，花后变硬且锐尖，具 1 脉。胞果卵形；种子卵形，不扁压，长约 2mm，棕色。花期 6 ～ 8 月，果期 10 月。

【分布生境】分布于云南西双版纳、迪庆、大理、丽江，以及昆明禄劝、红河蒙自等地；生于海拔 1200 ～ 2400m 的河边、荒地阴湿处。

【性味、功效与主治】苦、甘、酸，平；活血祛瘀，补肝肾，强筋骨，利水通淋；用于风湿关节肿痛，腰膝酸软，月经不调。

【用法用量】水煎服，10 ～ 15g。

【民间经验方】

1. 下肢关节痛：土牛膝鲜品 10 ～ 15g，水煎服，每日 2 次。

2. 关节扭伤：土牛膝鲜品炒热后拌白酒外包患处。

3. 食疗：土牛膝 100g，猪小肚 1 个，加料酒、姜、葱各 6g，盐、味精各 3g 炖服，可清热解毒，通经利尿，对膀胱癌有一定疗效。

【化学成分】根含齐墩果酸、熊果酸、科罗索酸等成分。茎含齐墩果酸、竹节参皂苷等成分。

【药理作用】有抗氧化、抗肿瘤、抗菌、抗病毒、抗感染、抗惊厥、抗焦虑、抗抑郁、保护神经、保护肝脏和胃肠、调节免疫功能、抗生育活性、降血糖、降血脂、促进伤口愈合等作用。

土连翘

【佤族名】Jeem diex rang（今母跌然）。

【别名】芒种花、打破碗花。

【来源】藤黄科金丝桃属西南金丝梅 *Hypericum henryi* Lévl. et Van. 的树皮、叶。

【原植物】灌木。丛状，有直立至拱形或叉开的茎，有时多叶；茎淡红至淡黄色，多具4纵线棱及两侧压扁，少具2纵线棱或圆柱形；节间通常短于叶；皮层红褐色。叶具短柄；叶片卵状披针形或稀为椭圆形至宽卵形，先端锐尖或稀具小尖突至圆形，基部楔形至圆形，边缘平坦，坚纸质，上面绿色，下面苍白色；腹腺体稀疏至密集，叶片腺体线状及点状。花序具1～7花，自茎顶端第1～2节生出，近伞房状，通常顶端第1节间短，有时在茎的中部有一些具1～2花的枝条；苞片狭长圆形至披针形，凋落；花杯状；花蕾卵珠形至近圆球形，先端钝形至圆形；萼离生，在花蕾及结果时直立，宽长圆形或宽椭圆形至宽卵形或圆形，不等大，先端具小尖突或圆形，边缘全缘至具啮蚀状小齿，透明，中脉分明或不分明，小脉不明显或略明显；花瓣金黄色或暗黄色，有时有红晕，多少开张或内弯，宽卵形；雄蕊5束，花药深黄色；子房宽卵珠形至近圆球形；花柱直立，向顶端外弯；柱头几不呈头状。蒴果宽卵珠形；种子深褐色，圆柱形，无或几无龙骨状突起，有浅的线状蜂窝纹。花期5～7月，果期8～10月。

【分布生境】分布于云南昆明、大理，以及楚雄禄劝等地；生于海拔1300～2400m的山坡山谷的疏林下或灌丛中。

【性味、功效与主治】苦，凉；凉血止血，清热解毒，祛风除湿，杀虫，抗疟；主治风热感冒初起，咽痛，痰多咳嗽，疟疾。

【用法用量】水煎服，15～20g。外用，鲜品捣烂外敷于患处。

【民间经验方】

1. 鼻衄：土连翘鲜叶捣烂塞鼻。
2. 扁桃体炎：土连翘20g，虎掌草10g，鱼腥草10g，水煎服，每日3次。
3. 肝炎：土连翘20g，青叶胆15g，白牛胆10g，水煎服，每日3次。

【化学成分】茎叶含黄酮类化合物双氢槲皮素、（2R,3R）双氢槲皮素-3-O-α-L- 鼠李糖苷、双氢槲皮素 -7-O-α-L- 鼠李糖苷、槲皮素、槲皮素 -3-O-α-L- 鼠李糖苷和槲皮素 -7-O-α-L- 鼠李糖苷等成分。

【药理作用】有抑制病原微生物生长、抗炎、抗病毒、调节免疫功能等作用。

土细辛

【佤族名】Gaing si log siah（岗西罗西丫）。

【别名】四块瓦、四叶金、四对叶、黑细辛。

【来源】金粟兰科金粟兰属全缘金粟兰 *Chloranthus holostegius*（Hand.–Mazz.）S. J. Pei & Shan 的根、叶。

【原植物】多年生草本。根状茎生多数须根；茎直立，通常不分枝，下部节上对生 2 片鳞状叶。叶对生，通常 4 片生于茎顶，呈轮生状，坚纸质，宽椭圆形或倒卵形，顶端渐尖，基部宽楔形，边缘有锯齿，齿端有一腺体，两面无毛；侧脉 6 ～ 8 对；鳞状叶宽卵形或三角形；托叶微小。穗状花序顶生和腋生，通常 1 ～ 5 聚生；苞片宽卵形或近半圆形，不分裂；花白色；雄蕊 3 枚，药隔基部连合，着生于子房顶部柱头外侧，中央药隔具 1 个 2 室的花药，两侧药隔各具 1 个 1 室的花药，药隔伸长成线形，子房卵形。核果近球形或倒卵形，绿色。花期 5 ～ 6 月，果期 7 ～ 8 月。

【分布生境】分布于云南大理、红河、文山、曲靖等地；生于海拔 700 ～ 1600m 的山坡、沟谷密林下或灌丛中。

【性味、功效与主治】辛、温，有小毒；祛风除湿，镇痛，散瘀消肿；用于风湿性关节炎，跌打损伤。

【用法用量】水煎服，10 ～ 15g。外用，鲜品适量，捣烂敷于患处。

【民间经验方】

跌打损伤：土细辛叶鲜品与泽兰等药捣烂敷于患处。

【化学成分】全草含胡萝卜苷、金粟兰内酯 C、秦皮素定 -8-O-β-D 葡萄糖苷、蔗糖等成分。

【药理作用】有抗炎、抗氧化、镇痛、抗菌等作用。

土茯苓

【佤族名】Hnu rang raix（努然惹）。

【别名】禹余粮、白余粮、光叶菝葜、硬板头、土萆薢。

【来源】百合科菝葜属植物土茯苓 *Smilax glabra* Roxb. 的根茎。

【原植物】攀缘灌木。根茎块根状，有明显结节，着生多数须根；茎无刺。单叶互生，革质，披针形至椭圆状披针形，先端渐尖，基部圆形，全缘，下面常被白粉，基出脉 3 ～ 5 条；叶柄略呈翅状，近基部具开展的叶鞘，叶鞘先端常变成 2 条卷须。花单性，雌雄异株；伞形花序腋生，花序梗极短；小花梗纤细，基部有多数宿存的三角形小苞片；花小，白色；花被裂片 6，2 轮；雄花的雄蕊 6 枚，花丝较花药短，退化雌蕊缺；雌花的退化雄蕊线形；子房上位，3 室；柱头 3 歧，稍反曲。浆果球形，红色。花期 7 ～ 8 月，果期 9 ～ 10 月。

【分布生境】分布于云南除怒江、迪庆外的地区；生于海拔 800 ～ 2200m 的路旁、林内、林缘。

【性味、功效与主治】甘、淡，平；利湿，清热解毒，开胃；用于风湿性关节炎，痈疖肿毒，皮炎，胃炎，膀胱炎，肺结核，跌打损伤。

【用法用量】水煎服，15 ～ 20g。

【民间经验方】

1. 淋病：土茯苓 20g，响铃草 10g，龙胆草 10g，土牛膝 15g，野绿谷根 15g，水煎服，每日 3 次。

2. 风湿性关节炎：土茯苓 20g，山鸡椒 10g，松寄生 15g，七叶莲 15g，鸡血藤 15g，水煎服，每日 3 次。

3. 肾炎：土茯苓 20g，羊耳菊根 15g，水冬瓜树树皮 15g，车前草 10g，水煎服，每日 3 次。

【化学成分】含皂苷、鞣质、β - 谷甾醇、黄酮类化合物、树脂、挥发油、多糖、淀粉等成分。

【药理作用】有利尿、镇痛、护肝、抗心律失常、抗菌、缓解汞中毒、抑制细胞免疫反应、拮抗棉酚毒性等作用。

土党参

【佤族名】Hnu dang diad（怒胆跌）。

【别名】野党参、金钱豹。

【来源】桔梗科金钱豹属植物大花金钱豹 *Campanumoea javanica* Bl. 的根。

【原植物】草质缠绕藤本，具乳汁。根胡萝卜状。茎无毛，多分枝。叶对生，稀互生，心形或心状卵形，边缘有浅锯齿，稀全缘，无毛或有时下面疏生长毛，具长柄。花单生叶腋，各部无毛，花萼与子房分离，5裂至近基部，裂片卵状披针形或披针形；花冠上位，白或黄绿色，内面紫色，钟状，裂至中部；雄蕊5；柱头4～5裂，子房5室。浆果黑紫色，紫红色，球状；种子不规则，常为短柱状，有网状纹饰。花期（5）8～9（11）月。

【分布生境】分布于云南大部分地区；生于海拔400～2200m的向阳草坡或丛林中。

【性味、功效与主治】甘，平；补肺止咳，健脾生津，下乳；用于肺虚咳嗽，产后乳汁不通，病后体虚。

【用法用量】水煎服，10～30g。

【民间经验方】

1. 肺痨咳嗽：土党参20g，白及10g，鱼子兰6g，水煎服，每日3次。

2. 催乳：土党参30g，大红参15g，奶浆草10g，水煎服，每日3次。

3. 食疗：①土党参适量，与猪蹄或鸡肉同煲服；用于子宫脱垂，产妇乳少，缺乳，病后虚弱，月经不调。②土党参鲜根干燥或洗净，煲汤，或作火锅配料食用，有补益作用。

【化学成分】主要成分为多糖，还含有黄酮类化合物等成分。

【药理作用】有抗疲劳、耐缺氧、促进胃肠运动、改善学习记忆的作用，以及对脑缺血/再灌注损伤的保护的作用。

下田菊

【佤族名】Si ndah saex hnee（西达色呐）。

【别名】风气草、白龙须。

【来源】菊科下田菊属植物下田菊 *Adenostemma lavenia*（L.）Kuntze 的全草。

【原植物】多年生草本。茎直立，单生，通常上部叉状分枝，具白色短柔毛，下部或中部以下光滑无毛。叶对生；叶柄有狭翼；叶基生者小，花期凋落，中部叶卵圆形或卵状椭圆形，先端锐尖或圆钝，基部圆楔形或楔形，边缘有圆锯齿或大锯齿，两面疏被短毛。头状花序小；总苞半球形；总苞片2层，近等长，狭长椭圆形，先端圆钝，基部稍有连合；外层苞片大部合生，外面疏被白色长柔毛；管状花上部钟形，5齿裂。瘦果倒椭圆形，上部圆钝，下部狭，有腺点或细瘤；冠毛4，基部连合成环。花果期9～10月。

【分布生境】分布于云南大部分地区；生于海拔 380 ～ 3000m 的林下、林缘、灌丛中、山坡草地或沟边、路旁。

【性味、功效与主治】苦，寒；清热利湿，解毒消肿；用于黄疸型肝炎，支气管炎，咽喉炎，扁桃体炎，疮疡，毒蛇咬伤。

【用法用量】水煎服，干品 10 ～ 15g，鲜品加倍，或浸酒。外用，适量捣敷。

【民间经验方】

1. 黄疸型肝炎，支气管炎，咽喉炎，扁桃体炎：下田菊干品 10 ～ 15g，鲜品 45 ～ 60g，水煎服。

2. 疮疡，毒蛇咬伤：下田菊鲜品适量，捣烂敷于患处。

【化学成分】含多种贝壳杉烷型二萜类成分：下田菊酸 A、B、C、D、E、F、G 和下田菊苷 A、B、C、D、E、F、G。

【药理作用】有止血、抗菌等作用。

下果藤

【佤族名】Maox gon ndou（茅滚堆）。

【别名】吹风藤、烧伤藤。

【来源】鼠李科咀签属植物咀签 *Gouania leptostachya* DC. 的茎、叶。

【原植物】攀缘灌木，当年生枝无毛或被疏短柔毛。叶互生，纸质，卵形或卵状矩圆形，顶端渐尖或短渐尖，基部心形，边缘具圆齿状锯齿，上面深绿色，下面浅绿色，无毛或沿脉有疏毛，侧脉每边 5 ～ 6 条，上面不下陷，下面凸起基生侧脉，外侧有 3 ～ 5 条次生侧脉，网脉不明显；叶柄被疏或密短柔毛；托叶披针形，脱落。花杂性同株，5 基数，单生、数个簇生和具短总花梗的聚伞花序排成腋生的聚伞总状和顶生的聚伞圆锥花序，被疏或密短柔毛；花梗短，无毛或具疏毛；萼片卵状三角形，顶端渐尖，内面中肋不凸起；花瓣白色，倒卵圆形，基部具狭爪，与雄蕊等长；花盘五角形，每角延伸成 1 个舌状附属物；子房下位，藏于花盘内，3 室，每室具 1 胚珠，花柱较短，3 浅裂。蒴果具 3 翅，成熟时开裂成 3 个具近圆形翅的分核，总果梗无毛或有疏毛；种子倒卵形，淡褐色，有光泽。花期 8 ～ 9 月，果期 10 ～ 12 月。

【分布生境】分布于云南南部和西南部；生于海拔 130 ～ 1200m 的林缘灌木丛中，攀缘于树上。

【性味、功效与主治】涩、微苦，凉；消炎止痛，舒筋活络，清热解毒；用于烧烫伤，肢体麻木，疮疡。

【用法用量】水煎服，25 ～ 50g。外用，鲜品适量，捣烂并加冷开水浸泡，取浸泡液搽患处。

【化学成分】含皂苷、生物碱、黄酮类化合物等成分。

【药理作用】有抗感染、促进血液循环、缓解肌肉痉挛等作用。

大力王

【佤族名】Dang doi glong（当兑各龙）。

【别名】黑皮跌打、拥气香、拉公藤、麻哈哈、野辣椒、大力丸。

【来源】番荔枝科瓜馥木属植物黑风藤 *Fissistigma polyanthum*（Hook. f. et Thoms.）Merr. 的根皮或藤茎皮。

【原植物】攀缘灌木。根黑色，撕裂后有强烈香气。枝条灰黑色或褐色，被短柔毛，老渐无毛。叶近革质，长圆形或倒卵状长圆形，有时椭圆形，顶端急尖或圆形，有时微凹，叶面无毛，叶背被短柔毛；侧脉每边 13 ～ 18，斜升，上面扁平，下面凸起；叶柄被短柔毛。花小，花蕾圆锥状，顶端急尖，通常 3 ～ 7 朵集成密伞花序，花序广布于小枝上，腋生、与叶对生或腋外生，被黄色柔毛；花梗中部以下和基部有小苞片；萼片阔三角形，被柔毛；外轮花瓣卵状长圆形，外面密被黄褐色短柔毛，内面无毛，内轮花瓣长圆形，顶端渐尖；药隔三角形，顶端钝；心皮长圆形，被长柔毛，柱头顶端全缘，每心皮有胚珠 4 ～ 6 颗，2 排。果圆球状，被黄色短柔毛；种子椭圆形，扁平，红褐色；果柄柔弱。花期几乎全年，果期 3 ～ 10 月。

【分布生境】分布于云南保山、普洱、红河、文山、西双版纳等地，常生于山谷和路旁林下。

【性味、功效与主治】甘，温；强筋骨，通经络；用于跌打损伤，类风湿关节炎，风湿性关节炎。

【用法用量】水煎服或泡酒内服，15 ～ 25g。外用，鲜品适量，捣烂敷于患处。

【民间经验方】

1. 跌打损伤：大力王 15g，定心藤 15g，苏木 15g，钩藤 15g，水煎服。

2. 风湿性关节炎：玉葡萄根 30g，大力王 20g，铁藤 20g，泡酒 1000mL，7 日后服用，每次 10 ～ 20mL。

【化学成分】含黄酮类化合物、生物碱等成分。

【药理作用】有抗氧化、降血糖等作用。

大车前

【佤族名】Rib ndouig si niag ding（日木兑西尼丫丁）。

【别名】狗耳朵菜、钱贯草、大猪耳朵草。

【来源】车前科车前属植物大车前 *Plantago major* L. 的全草。

【原植物】二年生或多年生草本。须根多数。根茎粗短。叶基生呈莲座状，平卧、斜展或直立；叶片草质、薄纸质或纸质，宽卵形至宽椭圆形，先端钝尖或急尖，边缘波状、疏生不规则牙齿或近全缘，两面疏生短柔毛或近无毛，少数被较密的柔毛，脉（3～）5～7条；叶柄基部鞘状，常被毛。花序1至数个；花序梗直立或弓曲上升，有纵条纹，被短柔毛或柔毛；穗状花序细圆柱状，基部常间断；苞片宽卵状三角形，无毛或先端疏生短毛，龙骨突宽厚；花无梗；花萼萼片先端圆形，无毛或疏生短缘毛，边缘膜质，龙骨突不达顶端，前对萼片椭圆形至宽椭圆形，后对萼片宽椭圆形至近圆形；花冠白色，无毛，冠筒等长或略长于萼片，裂片披针形至狭卵形，于花后反折。蒴果近球形、卵球形或宽椭圆球形，于中部或稍低处周裂；种子卵形、椭圆形或菱形，具角，腹面隆起或近平坦，黄褐色；子叶背腹向排列。花期6～8月，果期7～9月。

【分布生境】分布于云南各地；生于海拔200～2400m的林缘沼泽地、村旁。

【性味、功效与主治】淡、甘，凉；利尿通淋，清热除湿，降血压；用于尿路感染，肾炎水肿，肠炎腹泻，高血压。

【用法用量】水煎服，10～15g。

【民间经验方】

1. 尿路感染，肾炎水肿：车前草15g，毛石韦15g，水煎服。

2. 食疗：鲜车前草适量，与猪小肚同炖食，可清热利尿。

【化学成分】全草含木犀草素、6-羟基木犀草素、洋丁香酚苷、木犀草素-7-O-葡萄糖苷、6-羟基木犀草素-7-O-葡萄糖苷、桃叶珊瑚苷，车前醚苷、龙船花苷、车叶草苷、山萝花苷、大车前草苷、齐墩果酸、β-谷甾醇、菜油甾醇、豆甾醇等。叶尚含延胡索酸、苯甲酸、桂皮酸、丁香酸、香草酸、对羟基苯甲酸、阿魏酸、对香豆酸、龙胆酸、水杨酸、酪醇、3,4-二羟基桂皮酸甲酯、黑麦草内酯、黄芩苷元、黄芩苷、高山黄芩素、木犀草素、绿原酸、新绿原酸、大车前苷及车前果胶等成分。种子含桃叶珊瑚苷、异槲皮苷、槲皮素、山柰酚、木犀草素、芹莱素、琥珀酸及维生素 A、维生素 B_1 等成分。

【药理作用】有利尿、抗炎等作用。

大叶仙茅

【佤族名】Hlax nbug sua（拉布刷）。

【别名】野棕、假槟榔树。

【来源】石蒜科仙茅属植物大叶仙茅 *Curculigo capitulata*（Lour.）Kuntze 的根。

【原植物】粗壮草本，高达 1m。根状茎粗厚，块状，具细长的走茎。叶通常 4 ～ 7，长圆状披针形或近长圆形，纸质，全缘，顶端长渐尖，具折扇状脉，背面脉上被短柔毛或无毛；叶柄上面有槽，侧背面均密被短柔毛。花茎通常短于叶，被褐色长柔毛；总状花序强烈缩短成头状，球形或近卵形，俯垂，具多数排列密集的花；苞片卵状披针形至披针形，被毛；花黄色，具长约 7mm 的花梗；花被裂片卵状长圆形，顶端钝，外轮背面被毛，内轮仅背面中脉或中脉基部被毛；雄蕊长约为花被裂片的 2/3；花丝短；花药线形；花柱比雄蕊长，纤细，柱头近头状，极浅的 3 裂；子房长圆形或近球形，被毛。浆果近球形，白色，无喙；种子黑色，表面具不规则的纵凸纹。花期 5 ～ 6 月，果期 8 ～ 9 月。

【分布生境】分布于云南西双版纳、楚雄、普洱、腾冲、红河，以及临沧凤庆、沧源、双江、耿马，怒江贡山、泸水，文山富宁等地；生于海拔 2480m 以下的常绿阔叶林、栎林、雨林、灌丛、草坡中。

【性味、功效与主治】苦、涩，平；补肾固精，润肺化痰，止咳平喘，健脾；用于慢性支气管炎，肾炎水肿，肺气肿，肺结核。

【用法用量】水煎服，12 ～ 15g。

【民间经验方】

肾炎水肿：大叶仙茅、马鞭草、玉米须各 15g，水煎服。

【化学成分】根茎含降木脂素等成分。

【药理作用】有抗炎、抗氧化、抗疲劳、抗衰老、增强免疫力、调节激素平衡的作用。

大叶钩藤

【佤族名】Hnu hngim glang（努英革兰）。

【别名】双钩藤。

【来源】茜草科钩藤属植物大叶钩藤 *Uncaria macrophylla* Wall. 的带钩茎枝。

【原植物】大藤本。嫩枝方柱形或略有棱角，疏被硬毛。叶对生，近革质，卵形或阔椭圆形，顶端短尖或渐尖，基部圆、近心形或心形，上面仅脉上有黄褐色毛，下面被稀疏至稠密的黄褐色硬毛，脉上毛更密；叶脉上面微凹陷，下面凸起，侧脉 6 ～ 9 对，脉腋有窝陷；叶柄无毛或疏被短柔毛；托叶卵形，深 2 裂达全长 1/2 或 2/3，裂片狭卵形，外面被短柔毛，内面无毛或疏被短柔毛，基部内面具黏液毛。头状花序单生叶腋，总花梗纤细；头状花序轴有稠密的毛，无小苞片；花萼管漏斗状，被淡黄褐色绢状短柔毛，萼裂片线状长圆形，被短柔毛；花冠管外面被苍白色短柔毛，花冠裂片长圆形，外面被短柔毛。小蒴果有苍白色短柔毛，宿存萼裂片线形，星状辐射；种子两端有白色膜质的翅，仅一端的翅 2 深裂。花期夏季。

【分布生境】分布于云南普洱，以及文山麻栗坡、西畴、富宁，红河屏边、河口，西双版纳勐腊、勐海等地；生于海拔 500 ～ 1470m 处的山谷溪边林中、林缘或灌丛。

【性味、功效与主治】甘、苦，凉；清热平肝，息风镇惊；用于抽搐，高血压，肝炎，头痛，骨髓炎，偏头痛，风湿性关节炎。

【用法用量】水煎服，50 ～ 100g。

【民间经验方】

1. 偏头痛：大叶钩藤 25g，山柏枝 15g，桂枝 15g，紫金龙 15g，以上药物鲜品或干品均可，洗净切片，水煎服，每日 1 剂，分 3 次服。

2. 风湿性关节炎：大叶钩藤 50g，花椒寄生 50g，桑树枝 50g，攀枝花树皮 50g，滇紫草 15g，火把果树皮 30g，竹节叶子兰根 25g，五叶草根 30g，铁线草 30g，酸浆草 30g，酒 500g，均取鲜品，洗净，切碎混合，泡酒内服并外搽患处，每日服 2 ～ 3 次，服时配以外搽。

【化学成分】叶含异钩藤碱、钩藤碱、柯诺辛碱等成分。

【药理作用】有降血压、抗心律失常、抑制血小板聚集和抗血栓形成等作用。

大白火草

【佤族名】Hmee bai vad（么拜外的）。

【别名】白千里光、白背艾、火门艾、大叶艾、满山香、白叶火草。

【来源】菊科合耳菊属植物锯叶合耳菊 *Synotis nagensium*（C. B. Clarke）C. Jeffrey & Y. L. Chen 的全草。

【原植物】多年生灌木状草本或亚灌木。茎直立，不分枝或上部具花序枝，被密白色绒毛或黄褐色绒毛，下部在花期无叶。叶具短柄，倒卵状椭圆形、倒披针状椭圆形或椭圆形，顶端短渐尖，基部楔形或楔状狭成短柄，边缘具细至粗小尖锯齿或重锯齿，纸质，上面绿色，被疏蛛丝状绒毛及贴生短柔毛，下面被密白色绒毛或黄褐色绒毛及沿脉被褐色短硬毛，羽状脉，侧脉 10 ～ 13，稀 15 对，弧状上弯，叶脉在下面明显；叶柄被密绒毛，常杂有红褐色短硬毛；上部及分枝上叶较小，狭椭圆形或披针形，具短柄。头状花序具异形小花，盘状或不明显辐射状，多数，排成不分枝至开展的，顶生及上部腋生狭圆锥状圆锥聚伞花序；花序梗被密绒毛，有时杂有锈褐色短硬毛，具线形苞片；总苞倒锥状钟形，具外层苞片；苞片约 8，通常线形，总苞片 13 ～ 15，线形，顶端尖，草质，边缘狭干膜质，外面被极密绒毛；边缘小花 12 ～ 13，花冠黄色，丝状或具细舌，具 3 细齿，或有时具 3 细齿的舌片；管状花 12 ～ 20，花冠黄色，檐部漏斗状；裂片卵状披针形。瘦果圆柱形，被疏柔毛；冠毛白色。花期 8 月至翌年 3 月。

【分布生境】分布于云南昆明、弥勒、腾冲、玉溪等地；生于海拔 650 ～ 3900m 的林下、灌丛及山坡草地。

【性味、功效与主治】淡，平；清热解毒，利尿消炎；用于感冒发热，支气管炎，肾炎水肿，急性膀胱炎。

【用法用量】水煎服，干品 25 ～ 50g，鲜品 50 ～ 100g。

【民间经验方】

肾炎，膀胱炎：大白火草 25g，车前草 15g，水煎服。

【化学成分】含黄酮类、酚酸类等成分。

【药理作用】有抗菌、抗炎、镇咳、祛痰、降血压、降血糖、抗肿瘤等作用。

大百部

【佤族名】Youn diex（约跌）。

【别名】儿多母苦、九重根、山白根、大春根药。

【来源】百部科百部属对叶百部 *Stemona tuberosa* Lour. 的块根。

【原植物】多年生缠绕草本。块根多数，通常呈纺锤状。茎常具少数分枝，攀缘状，下部木质化，分枝表面具纵槽。叶对生或轮生，极少兼有互生，卵状披针形、卵形或宽卵形，顶端渐尖至短尖，基部心形，边缘稍波状，纸质或薄革质。花单生或2～3朵排成总状花序，生于叶腋或偶贴生于叶柄上；苞片小，披针形；花被片黄绿色带紫色脉纹，顶端渐尖，内轮比外轮稍宽，具7～10脉；雄蕊紫红色，短于或几等长于花被；花丝粗短；花药顶端具短钻状附属物；药隔肥厚，向上延伸为长钻状或披针形的附属物；子房小，卵形；花柱近无。蒴果光滑，具多数种子。花期4～7月，果期（5～）7～8月。

【分布生境】分布于云南西部、中部、南部及东南部；生于海拔160～1750m的林内、灌丛或草坡。

【性味、功效与主治】苦、甘，温，有小毒；润肺，止咳，杀虫；用于风寒咳嗽，老年咳喘，肺结核，百日咳，蛔虫病，骨折，蛲虫病，皮肤疥癣，湿疹，脚气病，风湿关节痛。

【用法用量】水煎服，10～30g。外用，适量，水煎洗。

【民间经验方】

1. 蛔虫病，肺结核，百日咳：大百部15g，皮哨子果15g，加红糖水煎服。

2. 肺结核，百日咳：大百部9～12g，翻白叶15g，红糖、蜂蜜适量，用开水煮服。

3. 蛔虫病：大百部30g，皮哨子树皮30g，红糖适量，均取鲜品，洗净切断，水煎，每日1剂，分3次服，使用本方时儿童减半。一般服用1～3次可痊愈。

【化学成分】含百部碱、对叶百部碱、异对叶百部碱、百部次碱、次对叶百部碱、氧化对叶百部碱、滇百部碱、异滇百部碱、对叶百部酮碱、对叶百部醇碱、对叶百部酰胺、对叶百部螺碱、二去氢对叶百部碱，还含糖、脂类、蛋白质、灰分、甲酸、乙酸、苹果酸、枸橼酸、琥珀酸、草酸等成分。

【药理作用】有抗病原微生物、抗寄生虫、杀昆虫、镇咳、祛痰和平喘等作用。

大红黄泡

【佤族名】Gon sai moi（果塞莫）。

【别名】老牛黄泡、马泡、牛毛泡刺、六月泡。

【来源】蔷薇科悬钩子属植物大乌藨 *Rubus pluribracteatus* L. T. Lu & Boufford的全株。

【原植物】灌木。茎粗，有黄色绒毛状柔毛和稀疏钩状小皮刺。单叶，近圆形，先端圆钝或急尖，基部心形，上面有柔毛和密集的小凸起，下面密被黄灰色或黄色绒毛，沿叶脉有柔毛，边缘掌状7～9浅裂，顶生裂片不明显3裂，有不整齐粗锯齿，基部有掌状5出脉，网脉明显；叶柄密被黄色绒毛状柔毛和疏生小皮刺；托叶较宽，宽椭圆形或宽倒卵形，顶端梳齿状深裂，裂片披针形或线状披针形，不再分裂。顶生狭圆锥花序或总状花序，腋生花序为总状或花团集；总花梗、花梗和花萼密被黄色或黄白色绢状长柔毛；苞片宽大，形状似托叶，掌状条裂；萼片宽卵形，顶端渐尖，边缘有时稍具绒毛，通常外萼片较宽大，顶端掌状至羽状分裂，稀不分裂，内萼片较狭长，不分裂或分裂，在果期直立；花瓣倒卵形或匙形，白色，有爪；雄蕊多数，花丝宽扁，花药有少数长柔毛；雌蕊很多，子房无毛。果实球形，红色；核有明显皱纹。花期4～6月，果期8～9月。

【分布生境】分布于云南大理、昆明、保山、普洱、红河、文山、西双版纳等地；生于海拔700～2500m的山坡及沟谷阴处灌木林内，或林缘及路边。

【性味、功效与主治】苦，凉；消炎止痛，清热利湿，止血接骨；用于肠炎，痢疾，感冒发热，风湿骨痛，骨折。

【用法用量】水煎服，25～50g。外用，配方捣烂敷于患处或水煎洗患处。

【民间经验方】

1. 骨折：大红黄泡鲜枝叶30g，接骨丹20g，捣烂敷于患处。

2. 食疗：大红黄泡适量，与白酒泡服，用于治疗风湿腰痛或跌打损伤。

【化学成分】含3-羟基-1-（4′-羟基-3′-甲氧基苯）-1-丙酮、3β-羟基豆甾-5-烯-7-酮、羽扇豆醇、松柏醛、反式对羟基肉桂酸、染料木黄酮、1-O-对羟基肉桂酰单甘油酯、东莨菪内酯和山柰酚等成分。

【药理作用】有镇痛、抑菌等作用。

大麦

【佤族名】Hngoux jax ding（苟加丁）。

【别名】倮麦、牟麦、饭麦、赤膊麦。

【来源】禾本科大麦属植物大麦*Hordeum vulgare* L.的成熟果实。

【原植物】一年生。秆粗壮，光滑无毛，直立。叶鞘松弛抱茎，多无毛或基部具柔毛；两侧有两披针形叶耳；叶舌膜质；叶片扁平。穗状花序，小穗稠密，每节着生3枚发育的小穗；小穗均无柄；颖线状披针形，外被短柔毛，先端常具延伸的芒；外稃具5脉，先端延伸成芒，芒边棱具细刺；内稃与外稃几等长。颖果熟时黏着于稃内，不脱出。

【分布生境】我国各地有栽培。

【性味、功效与主治】甘、咸，凉；和胃，宽肠，利水，消食；用于伤食腹泻，小便淋痛，水肿。

【用法用量】炒成糊状后，水煎服或配伍煎服，30～60g。

【民间经验方】

1. 食积：大麦 30g 与适量骨头等炒糊，水煎服。

2. 食疗：将大麦做成馍、馒头、大麦饭，有强身健体的作用。

【化学成分】含有大量蛋白质、脂肪、碳水化合物、膳食纤维、钙、磷、铁。此外，还含有维生素 B_1、维生素 B_2、维生素 B_3、尿囊素等成分。

【药理作用】有促进化脓性创伤及顽固性溃疡愈合、通便等作用。

大芫荽

【佤族名】Daex gi gad（德吉噶）。

【别名】刺芹、野芫荽、佤芫荽、缅芫荽。

【来源】伞形科刺芹属植物刺芹 *Eryngium foetidum* L. 的全草。

【原植物】二年生或多年生草本。主根纺锤形。茎绿色直立，粗壮，无毛，有数条槽纹，上部有 3～5 歧聚伞式的分枝。基生叶披针形或倒披针形不分裂，革质，顶端钝，基部渐窄有膜质叶鞘，边缘有骨质尖锐锯齿，近基部的锯齿狭窄呈刚毛状，表面深绿色，背面淡绿色，两面无毛，羽状网脉；叶柄短，基部有鞘，可达 3cm；茎生叶着生在每一叉状分枝的基部，对生，无柄，边缘有深锯齿，齿尖刺状，顶端不分裂或 3～5 深裂。头状花序生于茎的分叉处及上部枝条的短枝上，呈圆柱形，无花序梗；总苞片 4～7，叶状，披针形，边缘有 1～3 刺状锯齿；小总苞片阔线形至披针形，边缘透明膜质；萼齿卵状披针形至卵状三角形，顶端尖锐；花瓣与萼齿近等长，倒披针形至倒卵形，顶端内折，白色、淡黄色或草绿色。果卵圆形或球形，表面有瘤状凸起，果棱不明显。花果期 4～12 月。

【分布生境】分布于云南保山、普洱、红河、文山、西双版纳等地；生于田边路旁，旷野草地。

【性味、功效与主治】辛、微苦，温；温中和胃，理气止痛；用于消化不良，肠炎腹泻，感冒头痛。

【用法用量】水煎服，5～10g。

【民间经验方】

1. 感冒：大芫荽鲜品 10g，生姜少许，水煎服，每日 3 次。

2. 蛇咬伤：大芫荽鲜品捣烂外敷于患处。

3. 胃寒痛：大芫荽 10g，草果 1 个，生姜少许，水煎服。

4. 食疗：大芫荽鲜品适量，与牛肉或猪肉同炒食，可健脾开胃。

【化学成分】根含皂苷等成分。鲜植株含挥发油、十二碳烯醛、α-蒎烯、小茴香醇、呋喃醇等成分。

【药理作用】叶水煎液具有显著的抗炎活性。

大拔毒

【佤族名】Dai jeix grag（呆介嘎）。

【别名】侧金盏花、黄葵。

【来源】锦葵科秋葵属植物刚毛黄蜀葵 *Abelmoschus manihot*（Linn.）Medicus var. *pungens*（Roxb.）Hochr. 的全株。

【原植物】一年生或多年生草本。植株全体密被黄色长刚毛。叶掌状 5 ～ 9 深裂，裂片长圆状披针形，具粗钝锯齿，两面疏被长硬毛；叶柄疏被长硬毛；托叶披针形。花单生于枝端叶腋；小苞片 4 ～ 5，卵状披针形，疏被长硬毛；萼佛焰苞状，5 裂，近全缘，较长于小苞片，被柔毛，果时脱落；花大，淡黄色，内面基部紫色。蒴果卵状椭圆形，被硬毛；种子多数，肾形，被柔毛组成的条纹多条。花期 8 ～ 10 月。

【分布生境】分布于云南各地；生于海拔 1000 ～ 3000m 的向阳山箐、林缘灌木丛。

【性味、功效与主治】苦，寒；解毒消肿，排脓生肌，润燥滑肠；用于腮腺炎，乳腺炎，疮毒，皮肤病。

【用法用量】水煎服，15 ～ 20g。

【民间经验方】

1. 疮，痈，疖肿：大拔毒鲜品捣烂外包患处。

2. 乳腺炎，乳腺增生：大拔毒研粉，温开水调外擦患处。

3. 荨麻疹：大拔毒 10g，水煎服或鲜叶煮水外洗患处。

4. 烧烫伤：大拔毒花适量，用香油浸泡备用，取药液外涂患处，每日多次。

5. 食疗：鸡 1 只，大拔毒根及茎 30g，将药洗净切碎，用白纱布包好，扎紧，与鸡一同放入砂锅炖煮，吃肉喝汤，防治产褥热。

【化学成分】根含黏液质，由阿拉伯聚糖、半乳聚糖、鼠李聚糖、淀粉、蛋白质、草酸钙等组成。花含槲皮素 -3- 洋槐糖苷、槲皮素 -3- 葡萄糖苷、金丝桃苷、杨梅素及槲皮素等成分。

【药理作用】对骨骼、心血管、肾脏有保护作用，并有抗病毒、抗炎及抗肿瘤等作用。

大树甘草

【佤族名】Dai nya baing ding（歹椏板丁）。

【别名】裂果金花、树甘草。

【来源】茜草科裂果金花属植物裂果金花 *Schizomussaenda henryi*（Hutch.）X. F. Deng & D. X. Zhang 的根茎。

【原植物】大灌木。嫩枝被糙伏毛，后近无毛，淡棕色或灰棕色，有散生的淡黄色皮孔，节间通常有明显的 2 直槽。叶薄纸质，倒披针形、长圆状倒披针形或卵状披针形，顶端渐尖或短尖，基部楔形，上面被疏散硬毛，中脉及侧脉上多少被糙伏毛，下面细脉疏被糙伏毛，但中脉及侧脉被糙伏毛；侧脉约 10 对，上面明显，下面凸起；叶柄被糙伏毛，上面有槽；托叶 2 裂，脱落。穗形蝎尾状聚伞花序顶生，多花；花近无梗；苞片宿存或早落，狭窄；花芽渐尖；花萼管被微柔毛，萼裂片三角状，短尖，背面疏被微柔毛；花叶卵状披针形、宽卵形或极常为卵形，顶端短尖或钝，基部楔形或渐尖，纵脉 5 条。蒴果倒卵圆形或椭圆状倒卵形，顶部室间开裂；种子小，有棱角，覆有小窝点及沟槽。花期 5 ～ 10 月，果期 7 ～ 12 月。

【分布生境】分布于云南普洱，以及文山马关、麻栗坡、西畴，红河蒙自、屏边、河口、金平，西双版纳勐腊、景洪、勐海，临沧沧源等地；生于海拔 130 ～ 1300m 的林中及河谷、峡谷。

【性味、功效与主治】甘，平；清热解毒，消炎利尿；用于支气管炎，肺热咳嗽，咽喉炎，扁桃体炎，肾炎水肿，尿路感染。

【用法用量】水煎或用开水泡服，15 ～ 30g。

【民间经验方】

1. 肾炎水肿，尿路感染：大树甘草水煎或用开水泡服。

2. 食疗：大树甘草 50g，与鸡肉炖服，用于肾炎水肿、尿路感染。

【化学成分】含绿原酸、异绿原酸 A、异绿原酸 C 等成分。

【药理作用】有抑制炎症反应和调节体内水盐代谢等作用。

大树跌打

【佤族名】Kaox soung（靠宋）。

【别名】毛叶巴豆、止血树、假鹊肾树。

【来源】桑科假鹊肾树属植物假鹊肾树 *Pseudostreblus indicus* Bureau 的树皮。

【原植物】无刺乔木，有乳状树液。树皮褐色，平滑。幼枝微被柔毛。叶革质，排为两列，椭圆状披针形，幼树枝之叶狭椭圆状披针形，全缘；表面绿色，背面浅绿色，两面光亮，无毛，尖端钝尖或为尾状，基部楔形，侧脉羽状，多数；托叶线形，细小，早落。花雌雄同株或同序；雄花为腋生蝎尾形聚伞花序，单生或成对，总花梗被微柔毛；花白色微红，苞片 3，三角形，基部合生，花被片 5，覆瓦状排列，长椭圆形，边缘有缘毛，雄蕊 5，与花被片对生，花丝扁平，退化雌蕊小，圆锥柱形；雌花单生叶腋或生于雄花序上，花梗近圆形，边缘有缘毛，花柱深 2 裂，密被深褐色短柔毛，子房球形，为花被片紧密包围。核果球形，中部以下渐狭，基部一边肉质，包围在增大的花被内。花期 10 ～ 11 月。

【分布生境】分布于云南西双版纳等地；生于海拔 500 ～ 1000m 的沟谷、山坡丛林中，亦有栽培。

【性味、功效与主治】苦、辛，温；消炎止血，镇痛祛瘀，接骨；用于消化道出血，胃痛，外伤出血，跌打骨折，风湿痛。

【用法用量】开水送服，研末每次服 1.5 ～ 2.5g。外用，鲜品适量，捣碎敷于患处。

【民间经验方】

跌打骨折：大树跌打鲜品 30g，配续断、泽兰等捣碎敷于患处。

【化学成分】含苯丙素类、强心苷类、其他苷类、黄酮类、三萜类、萘醌类、有机酸类等成分。

【药理作用】有抗肿瘤、抗病毒、抗炎、抗氧化等作用。

大将军

【佤族名】Nyiex beix（聂背）。

【别名】破天菜、野烟、麻菠萝、红雪柳、蒙自苣、野莴笋。

【来源】桔梗科半边莲属植物密毛山梗菜 *Lobelia clavata* E. Wimm. 的根、叶。

【原植物】半灌木状草本。主根粗壮，侧根纤维状。茎圆柱状，分枝多，密生毡毛。基生叶倒卵状椭圆形，茎生叶矩圆状椭圆形，先端锐尖，基部阔楔形至近圆形，边缘密生小齿和短睫毛，厚纸质，两面被很短的毡毛。总状花序多个集成圆锥花序，花密集，偏向一侧而上举；总苞片与叶同型但小，边缘锯齿状，锯齿间又有小齿和睫毛；苞片披针状条形，被短的毡毛；花梗向后方弓曲，圆柱状，生毡毛；小苞片常 1 枚，极小，生花梗中下部；花萼筒半球状，底部浑圆，密被短毡毛，裂片披针状条形，全缘或有睫毛；花冠白色，外面被短毡毛，内面生较长柔毛，近二唇形，上唇裂片条形，约占花冠长的 2/3，下唇裂片卵状披针形，相当于花冠长的 1/3；雄蕊在基部以上连合成筒，花丝筒密被短柔毛，花药管在花药连合线上密生长柔毛，下方 2 枚花药顶端生笔毛状髯毛。蒴果近球状或短矩圆状，密被短柔毛，因果梗后弯而倒垂。种子矩圆状，稍压扁，表面平滑，有色淡的边缘。花果期 12 月至翌年 4 月。

【分布生境】分布于云南昆明、曲靖、大理、西双版纳等地，在缅甸也有分布；生于海拔 1900m 以下的山坡草地、林下或者路旁。

【性味、功效与主治】辛，凉，有毒；消炎，止痛，解毒，祛风，杀虫；用于风湿性关节炎，跌打损伤，蛇咬伤，痈肿。

【用法用量】水煎服，10 ～ 15g。外用，鲜品适量，火烘热后捣烂外敷。

【民间经验方】

1. 痈肿：大将军鲜品适量放入火灰中烫制后取出，捣烂外敷于患处。

2. 骨结核：大将军配五加叶、臭灵丹、山乌龟，诸药均用鲜品，加石灰 1 ～ 2 两，捣烂后用温开水调成糊状外敷于患处。

3. 解毒：大将军根配扫把根、茄子根、蚕豆根等药煮水外洗，每日 1 次。

【化学成分】含山梗菜碱等成分。

【药理作用】所含山梗菜碱为中枢神经 N1 胆碱受体激动剂，能兴奋颈动脉体化学感受器、反射性地兴奋呼吸中枢。

大接骨

【佤族名】Kaox nya long（考聂拢）。

【别名】大驳节、大接骨草、大驳骨、大叶驳骨草、黑叶接骨草。

【来源】爵床科驳骨草属植物黑叶小驳骨 *Justicia ventricosa* Wall. Ex Hook. F. 的全株。

【原植物】多年生直立草本或亚灌木，除花序外全株无毛。叶纸质，椭圆形或倒卵形，顶端短渐尖或急尖，基部渐狭，干时草黄色或绿黄色；常有颗粒状隆起；中脉粗大，腹面稍凸，背面呈半柱状凸起，侧脉每边 6 ～ 7，两面近同等凸起，在背面半透明。穗状花序顶生，密生；苞片大，覆瓦状重叠，阔卵形或近圆形，被微柔毛；萼裂片披针状线形；花冠白色或粉红色，上唇长圆状卵形，下唇浅 3 裂。蒴果被柔毛。花期冬季。

【分布生境】分布于云南西双版纳等地；常栽培作绿篱；野生于山坡、水边、灌木丛中或林下湿润地。

【性味、功效与主治】辛、微酸，平；活血散瘀，祛风除湿；用于跌打损伤，风湿性关节炎，外伤出血。

【用法用量】水煎服或泡酒，15 ～ 20g。

【民间经验方】

1. 骨折：大接骨鲜品配小接骨、散血丹、三不怕、隔夜找娘等药用鲜品捣烂拌白酒炒热外包患处。

2. 风湿性关节炎：大接骨 20g，小接骨 15g，面瓜七 15g，松叶防风 10g，松寄生 10g，水煎服，每日 3 次。

【化学成分】含鸭嘴花碱、鸭嘴花酚碱、鸭嘴花酮碱等成分。

【药理作用】有收缩支气管、削弱心肌收缩力、局部麻醉、抗结核杆菌、降血糖等作用。

大猪屎豆

【佤族名】Rib broing ding（惹搏定）。

【别名】自消容、山豆根、野靛叶、大猪屎青。

【来源】豆科猪屎豆属植物大猪屎豆 *Crotalaria assamica* Benth. 的根、茎。

【原植物】直立高大草本。茎枝粗壮，圆柱形，被锈色柔毛。托叶细小，线形，贴伏于叶柄两旁；单叶，叶片质薄，倒披针形或长椭圆形，先端钝圆，具细小短尖，基部楔形，上面无毛，下面被锈色短柔毛。总状花序顶生或腋生，有花 20 ～ 30 朵；苞片线形，小苞片与苞片的形状相似，通常稍短；花萼二唇形，萼齿披针状三角形，约与萼筒等长，被短柔毛；花冠黄色，旗瓣圆形或椭圆形，基部具胼胝体 2，先端微凹或圆，翼瓣长圆形，龙骨瓣弯曲，几达 90 度，中部以上变狭形成长喙，伸出萼外；子房无毛。荚果长圆形；种子 20 ～ 30 颗。花果期 5 ～ 12 月。

【分布生境】分布于云南大部分地区；生于海拔 380 ～ 2400m 的湿润灌木林中及干燥的草坡和灌丛中。

【性味、功效与主治】微苦、甘，凉；消炎，利尿；用于尿路感染，肾结石，慢性支气管炎。

【用法用量】水煎服，15 ～ 30g。外用，适量，研末调敷。

【化学成分】茎叶含野百合碱等成分。种子含野百合碱、大猪屎豆碱等成分。

【药理作用】所含野百合碱有抗肿瘤的作用。

大猫眼花

【佤族名】Dai ngai miao ding（呆乃喵丁）。

【别名】虎头兰。

【来源】兰科兰属植物虎头兰 *Cymbidium hookerianum* Rchb.f 的假鳞茎。

【原植物】附生草本。假鳞茎狭椭圆形至狭卵形，大部分包藏于叶基之内；叶 4 ～ 6（～ 8）。花葶从假鳞茎下部穿鞘而出，外弯或近直立；总状花序具 7 ～ 14 朵花；花大，有香气；萼片与花瓣苹果绿或黄绿色，基部有少数深红色斑点或偶有淡红褐色晕，唇瓣白色至奶油黄色，侧裂片与中裂片上有栗色斑点与斑纹；花瓣狭长圆状倒披针形。蒴果狭椭圆形。花期 1 ～ 4 月。

【分布生境】分布于云南南部；生于海拔 1100 ～ 2700m 的林中树上或溪谷旁岩石上。

【性味、功效与主治】甘、淡，平；止咳化痰，散瘀消肿；用于肺炎，支气管炎，肺结核，跌打损伤。

【用法用量】水煎服，干品 25 ～ 40g，鲜品 50 ～ 75g。外用，鲜品适量，捣敷。

【民间经验方】

跌打损伤，骨折伤筋：大猫眼花 50g，配续断等敷于患处。

【化学成分】含甾体类、香豆素、三萜类等成分，但也含有蒽醌类等造成肝损伤、肾损伤的成分。

大麻

【佤族名】 Geei sum（给松）。

【别名】 麻子、麻仁、大麻子、火麻仁。

【来源】 桑科大麻属植物大麻 *Cannabis sativa* L. 的种仁、叶。

【原植物】 一年生直立草本。枝具纵沟槽，密生灰白色贴伏毛。叶掌状全裂，裂片披针形或线状披针形，中裂片最长，先端渐尖，基部狭楔形，表面深绿，微被糙毛，背面幼时密被灰白色贴状毛后变无毛，边缘具向内弯的粗锯齿，中脉及侧脉在表面微下陷，背面隆起；叶柄密被灰白色贴伏毛；托叶线形。雄花黄绿色，花被 5，膜质，外面被细伏贴毛，雄蕊 5，花丝极短，花药长圆形；雌花绿色，花被 1，紧包子房，略被小毛；子房近球形，外面包于苞片。瘦果为宿存黄褐色苞片所包，果皮坚脆，表面具细网纹。花期 5 ～ 6 月，果期 7 月。

【分布生境】 我国各地均有栽培，也有半野生。

【性味、功效与主治】 甘，平；润肠通便，利尿，活血化瘀；用于肠燥便秘。

【用法用量】 水煎服，10 ～ 20g。

【民间经验方】

1. 扭伤：大麻鲜叶捣烂调白酒少许外包患处。

2. 食疗：①大麻种仁 30g，梨 100g，粳米 100g，煮粥服；用于便秘，肺热咳嗽，目刺痛。②大麻种仁 20g 捣烂调蜂蜜，水煎服，用于便秘。

【化学成分】 种子含脂肪油，油中含饱和脂肪酸、油酸、亚油酸、亚麻酸、胡芦巴碱、异亮氨酸、甜菜碱、白色蕈毒素等成分。叶含大麻酚、大麻二酚、大麻树脂、挥发油、胡芦巴碱等成分。

【药理作用】 有降血压、降低血清睾酮水平、减少精液中精子的密度、抑制精子的能动性等作用。

大麻疙瘩

【佤族名】 Doi（兑）。

【别名】 荨麻、叶胡麻、芦子兰、芦子藤、叶子兰。

【来源】 胡椒科胡椒属植物苎叶蒟 *Piper boehmeriifolium*（Miquel）C. de 的全株。

【原植物】直立亚灌木。枝通常无毛，干时有纵棱和疣状凸起。叶薄纸质，有密细腺点，形状多变异，长椭圆形、长圆形或长圆状披针形，顶端渐尖至长渐尖，基部偏斜不等，一侧圆，另一侧狭短尖，腹面无毛，背面沿脉上或在脉的基部被疏毛，间有两面均无毛者；侧脉在宽的一侧 3 ～ 4 条，在狭的一侧 2 ～ 3 条，通常有 2 对离基从中脉发出，最上 1 对互生，在叶片 1/3 或中部从中脉发出，小脉横走而分枝，网状脉明显；叶柄无毛或有时被疏毛；叶鞘长约为叶柄之半。花单性，雌雄异株，聚集成与叶对生的穗状花序。浆果近球形，离生，密集成长的柱状体。花期 4 ～ 6 月。

【分布生境】分布于云南东南部、西南部和西北部；生于山谷、山顶、疏林或密林中。

【性味、功效与主治】辛、辣，温；舒筋活络，温经利湿，行气止痛；用于风湿骨痛，胃痛，月经不调，跌打损伤。

【用法用量】水煎服或泡酒服，干品 25 ～ 40g，鲜品 50 ～ 100g。外用，适量，捣碎敷于患处。

【民间经验方】

跌打损伤：大麻疙瘩鲜品适量，捣碎敷于患处。

【化学成分】含胡椒碱，胡椒内酰胺 A、B、C、D，头花千金藤酮 B，马兜铃内酰胺 A Ⅱ，头花千金藤二酮，头花千金藤酮 B，去甲头花千金藤二酮 B，2- 羟基 -1- 甲氧基 -4,5- 二氧阿朴啡等成分。

【药理作用】有加速受伤组织的修复与再生、减轻炎症和肿胀等作用。

大麻药

【佤族名】Lan bouih（兰布位）。

【别名】麻里麻、麻三段、镰扁豆。

【来源】豆科镰扁豆属植物丽江镰扁豆 *Dolichos tenuicaulis* Craib 的根、叶。

【原植物】缠绕草本。茎纤细，被淡黄色疏柔毛。羽状复叶具 3 小叶；托叶卵状披针形，被缘毛，具 7 脉；小托叶披针形，密被粗毛；小叶宽菱状卵形，侧生的较狭，偏斜，先端急尖，基部宽楔形，两面特别是下面脉上密被白色糙伏毛，3 出脉。总状花序腋生，总花梗与叶柄近等长，花梗连同花序轴被稍稠密、近弯曲的短硬毛；苞片披针形；小苞片与苞片相似；花萼管斜壶形；被微柔毛或近无毛，齿宽三角形，上方的 2 枚合生达 2/3；花冠紫堇色，旗瓣近圆形，微凹，基部渐狭成柄，具附属体及耳，翼瓣和旗瓣相等，长圆状倒卵形，具瓣柄及耳，龙骨瓣稍弯，边缘粗糙不平；子房具短柄，被疏毛，花柱变宽，无毛，柱头画笔状。花期8月。

【分布生境】分布于云南昆明、丽江等地；生于旷野灌丛中。

【性味、功效与主治】辛、麻，温，有毒；镇痛，消肿，止血；用于风湿痛，跌打损伤。

【用法用量】水煎服，根5～10g，叶15～20g。

【民间经验方】

1. 咽痛：大麻药10g，水煎服，每日2次。
2. 脓血尿：大麻药10g，松明子10g，水煎服，每日3次。
3. 跌打损伤：大麻药鲜品适量，配续断、龙血树、糯米藤等药捣烂拌白酒少量外包患处。

【化学成分】含齐墩果酸、苜蓿酸、槐二醇、10-α-菠菜甾醇、二十碳烯酸、棕榈酸、亚油酸甲酯、棕榈酸甲酯、月桂酸等成分。

【药理作用】有抗癌、利尿、镇痛等作用。

大蒜

【佤族名】Daex huox（得货）。

【别名】胡蒜、独头蒜、独蒜。

【来源】石蒜科葱属植物蒜 *Allium sativum* L. 的鳞茎。

【原植物】鳞茎球状至扁球状，通常由多数肉质、瓣状的小鳞茎紧密地排列而成，外面被数层白色至带紫色的膜质鳞茎外皮。叶宽条形至条状披针形，扁平，先端长渐尖，比花葶短。花葶实心，圆柱状，中部以下被叶鞘；总苞具长7～20cm的长喙，早落；伞形花序密具珠芽，间有数花；小花梗纤细；小苞片大，卵形，膜质，具短尖；花常为淡红色；花被片披针形至卵状披针形，内轮的较短；花丝比花被片短，基部合生并与花被片贴生，内轮的基部扩大，扩大部分每侧各具1齿，齿端成长丝状，长超过花被片，外轮的锥形；子房球状；花柱不伸出花被外。花期7月。

【分布生境】云南各地有栽培。

【性味、功效与主治】辣、辛，温；抗菌消炎，燥湿杀虫；用于疟疾，痢疾，失眠。

【用法用量】水煎服，7.5～15g，生食、煨食或捣泥为丸。外用，捣敷、作栓剂或切片灸。

【民间经验方】

1. 疟疾，痢疾：针刺穴位，并将大蒜捣烂后涂抹于穴位处。

2. 失眠：大蒜 50g，猪脑 1 个，食盐少许，取上品混合隔水炖熟，每日服 1 次。本方有安神作用，对神经衰弱引起的失眠有效果。

3. 食疗：①取蒜用醋浸 2～3 年，食数颗，用于心腹冷痛。②取适量大蒜放入黑鱼肚内，湿纸包，火煨熟，同食，用于腹胀。

【化学成分】含挥发油约 0.2%，内含大蒜辣素及多种烯丙素、丙基和甲基组成的硫醚化合物。

【药理作用】有较强的抗菌、抗真菌、增强免疫能力、降血糖、抗癌及抗血小板聚集等作用。

大蓟

【佤族名】Gad nqia ding（嘎夹顶）。

【别名】马蓟、牛口刺、马刺草、鸡刺根。

【来源】菊科蓟属植物蓟 *Cirsium japonicum* Fisch. ex DC. 的根。

【原植物】多年生草本。块根呈纺锤状或萝卜状。茎直立，茎枝有条棱，被长节毛。基生叶有柄，叶片倒披针形或倒卵状椭圆形，羽状深裂或几全裂，侧裂片 6～12 对，中部侧裂片较大，向上及向下的侧裂片渐小，边缘齿状，齿端具刺；自基部向上的叶渐小，与基生叶同形并等样分裂，但无柄，基部扩大半抱茎；全部茎叶两面同色，绿色，两面沿脉有疏毛。头状花序直立，单一或数个生于枝端集成圆锥状；总苞钟状，直径 3cm；总苞片约 6 层，覆瓦状排列，向内层渐长，外层与中层卵状三角形至长三角形，先端有短刺，内层披针形或线状披针形，先端渐尖呈软针刺状；花两性，全部为管状花，花冠紫色或紫红色，5 裂，裂片较下面膨大部分短；雄蕊 5，花药先端有附片，基部有尾。瘦果长椭圆形，稍扁；冠毛羽状，暗灰色，稍短于花冠。花期 5～8 月，果期 6～8 月。

【分布生境】分布于云南东部和中部；生于海拔 1600～2400m 的杂草丛中、山坡、路边。

【性味、功效与主治】苦，凉；凉血止血，散瘀消肿；用于鼻衄，便血，跌打损伤。

【用法用量】水煎服，10 ～ 15g。

【民间经验方】

1. 烧伤，烫伤：大蓟鲜品配藤三七、打不死捣烂外敷于患处。

2. 跌打损伤：大蓟鲜品配续断、接骨丹、过江龙等药捣烂外包患处。

3. 食疗：①大蓟鲜品 100g，猪骨髓 200g，炖服，可凉血止血，补脑益髓。②大蓟鲜品适量，与排骨或鸡同炖服，可清热补虚。

【化学成分】根含油，内有单紫杉烯、二氢单紫杉烯、四氢单紫杉烯、六氢单紫杉烯、1- 十五碳烯、香附子烯、丁香烯、罗汉柏烯、α - 雪松烯、顺式 -8,9- 环氧 -1- 十七碳烯 -11,13- 二炔 -10- 醇、蒲公英甾醇乙酸酯、ϕ - 蒲公英甾醇乙酸酯、菊糖等成分。

【药理作用】有止血、降血压、抗菌等作用。

小白菜

【佤族名】Daex glaox（得告）、Si ndah li（西达立）。

【别名】白菜、菘菜。

【来源】十字花科芸薹属植物青菜 *Brassica rapa* var.*chinensis*（Linnaeus）Kitamura 的种子、叶。

【原植物】一年或二年生草本，常全株无毛，有时叶下面中脉上有少数刺毛。基生叶倒卵状长圆形至宽倒卵形，顶端圆钝，边缘皱缩，波状，有时具不显明圆齿或波状齿，中脉白色，有多数粗壮侧脉；叶柄白色，扁平，缘有具缺刻的宽薄翅；上部茎生叶长圆状卵形、长圆披针形至长披针形，顶端圆钝至短急尖，全缘或有裂齿，有柄或抱茎，有粉霜。花鲜黄色；萼片长圆形或卵状披针形，直立，淡绿色至黄色；花瓣倒卵形，基部渐窄成爪。长角果较粗短，两侧压扁，直立，喙顶端圆；果梗开展或上升，较粗；种子球形，棕色。花期 5 月，果期 6 月。

【分布生境】云南各地均有栽培。

【性味、功效与主治】甘，平；解热除烦，通利肠胃；用于肺热咳嗽，痰喘，便秘，酒醉不醒。

【用法用量】水煎服，9 ～ 15g。

【民间经验方】

1. 痰喘：小白菜种子 15g，配伍白及、贝母等水煎服。

2. 食疗：小白菜叶为日常生活中常食蔬菜，煮汤或素炒，可缓解便秘、养胃和中。

【化学成分】嫩茎叶含蛋白质、脂肪、糖类、粗纤维、钙、磷、铁、胡萝卜烟酸、维生素 C 等成分。种子含油，内有大量的芥酸、亚油酸和亚麻酸等成分。

【药理作用】种子油可降低大鼠血及肝中的高胆固醇。

小米辣

【佤族名】Mag ga（麻噶）。

【别名】米辣、野辣子。

【来源】茄科辣椒属植物小米辣 *Capsicum frutescens* L. 的果实、根。

【原植物】灌木或亚灌木。分枝稍“之”字形曲折。叶柄短缩，叶片卵形，顶端渐尖，基部楔形，中脉在背面隆起，侧脉每边约 4 条。花在每个开花节上通常双生，有时 3 至数朵；花萼边缘近截形；花冠绿白色。果梗及果直立生，向顶端渐增粗；果实纺锤状，绿色变红色，味极辣。

【分布生境】分布于云南东南、南部及西南热带地区；生于荒坡沟谷边及路旁，或栽培。

【性味、功效与主治】平，热；温中散寒，活血消肿；用于寒性疾病，风湿痹痛。

【用法用量】水煎服，1.5 ～ 4g。外用，适量。

【民间经验方】

1. 寒性急病：小米辣 3g，水煎服。

2. 食疗：小米辣根 25g，煨猪蹄，吃肉喝汤；用于胃寒疼痛，产后腹痛。

【化学成分】果实所含辛辣成分为辣椒碱、二氢辣根碱、降二氢辣椒碱。

【药理作用】有增强食欲、改善消化、解痉、抗菌、降血压作用。

小红参

【佤族名】Rib bid siah（日不别下）。

【别名】小红药、滇紫参、小活血、云南茜草、小舒筋。

【来源】茜草科茜草属植物紫参 *Rubia yunnanensis* Diels 的根。

【原植物】草本。茎近直立或披散状，有时平卧。根条状，稍肉质，数至十余条簇生和茎基部均红色。茎、枝均有 4 直棱或 4 狭翅，通常节部被硬毛，其余近无毛，很少微粗糙。叶纸质，形状和大小均多变异，线状披针形至卵形或倒卵形、长圆形至阔椭圆形，有时近圆形，顶端渐尖至短尖，有时微骤尖，边缘常反卷，被短硬毛，两面近无毛或脉上被短硬毛，很少上面微粗糙；基出脉 3 条，很少 5 条，通常在上面凹陷，下面凸起；叶柄几无或上部叶有极短柄。聚伞花序三歧分枝成圆锥花序状，腋生和顶生，通常比叶长，近无毛或被稀疏短硬毛；小苞片披针形，通常 1 脉或花序下部的有时 3 脉，近无毛或被疏毛；萼管近球形，顶端截平；花冠黄色或淡黄色，干时近白色，稍肉质，无毛，冠管裂片 5，不反折，近卵形，顶端增厚而稍硬，内弯成短喙状；花柱 2 裂几达基部。花期夏秋，果期初冬。

【分布生境】分布于云南各地；生于向阳山坡杂草丛中。

【性味、功效与主治】甘，温；补血活血，祛风除湿；用于贫血，血虚闭经，风湿，跌打损伤。

【用法用量】水煎服，20 ～ 30g。

【民间经验方】

1. 闭经：小红参 20g，胡椒 7 粒，红糖适量，水煎服，每日 2 次。

2. 风湿，跌打：小红参 50g，七叶莲 70g，杜仲 50g，牛膝 50g，白酒 3kg，泡制 15 天后服用，每次 30 ～ 50mL，每日 1 次。

3. 食疗：①小红参鲜品 50g，与小嫩鸡同炖服，用于产后体虚。②小红参干品 25 ～ 50g，与白酒同泡服，用于跌打损伤。③小红参 30g，红糖适量，水煎服，用于贫血。④小红参 30g，小白及 30g，研末，与蜂蜜 90g 同蒸食，每日 3 次，2 天服完，用于肺结核。

【化学成分】含 2- 甲基 -1,3,6- 三羟基 -9,10- 蒽醌 -3-O-（6′-O- 乙酰基）-α-L- 鼠李糖（1→2）-β-D- 葡萄糖苷、茜草乔木醇 A、茜草乔木醇 G 等成分。

【药理作用】有抗心肌缺血、调节 T 淋巴细胞功能、抗肿瘤、升白细胞、祛痰等作用。

小花酸藤子

【佤族名】Hlax loi（辣乐外）。

【别名】枪子果、碎米果、酸藤、黑头果、炮仗果、水材果。

【来源】报春花科酸藤子属植物白花酸藤果 *Embelia ribes* Burm. f. 的根。

【原植物】攀缘灌木或藤本。枝条无毛，老枝有明显的皮孔。叶片坚纸质，倒卵状椭圆形或长圆状椭圆形，顶端钝渐尖，基部楔形或圆形，全缘，两面无毛，背面有时被薄粉，腺点不明显，中脉隆起，侧脉不明显；叶柄两侧具狭翅。圆锥花序，顶生，枝条初时斜出，以后呈辐射展开与主轴垂直，被疏乳头状突起或密被微柔毛；小苞片钻形或三角形，外面被疏微柔毛，里面无毛；花 5 数，稀 4 数，花萼萼片三角形，顶端急尖或钝，外面被柔毛，有时被乳头状突起，里面无毛，具腺点；花瓣淡绿色或白色，分离，椭圆形或长圆形，外面被疏微柔毛，边缘和里面被密乳头状突起，具疏腺点。果球形或卵形，红色或深紫色，无毛，干时具皱纹或隆起的腺点。花期 1 ～ 7 月，果期 5 ～ 12 月。

【分布生境】分布于云南西双版纳、普洱、保山、红河、文山等地；生于海拔 1200 ～ 2000m 或更低一些的林内、林缘灌木丛或路边、坡边灌丛中。

【性味、功效与主治】酸、涩，平；祛瘀止痛，消炎，止泻；用于痢疾，肠炎，消化不良，劳伤腰痛。

【用法用量】水煎服，干品 15 ～ 20g。外用，鲜品适量，捣烂外敷于患处。

【民间经验方】

1. 痢疾，肠炎，消化不良：小花酸藤子 15 ～ 20g，水煎服。
2. 骨折，跌打损伤：小花酸藤子鲜品适量，配方捣烂外敷于患处。
3. 劳伤腰痛：小花酸藤子 50g，松树寄生 50g，野党参 50g，牛舌头草根 30g，五叶草 30g，鼻涕果树皮 30g，包谷酒 500mL，上药鲜品或干品，洗净，切片，放入瓶内加酒浸泡 1 ～ 2 周即可服用，每次 10 ～ 15mL，每日早、中、晚各服 1 次。本方对跌打损伤、腰肌劳损等症治疗效果较好。

【化学成分】含萘甲醌，包括酸藤子素。

【药理作用】有利尿、驱虫、抑菌的作用。酸藤子素可刺激雌激素和黄体酮的产生，有避孕作用。

小驳骨

【佤族名】Bai bung kaox（败布考）。

【别名】驳骨草、骨碎草、大力王、细骨风、白及草。

【来源】爵床科爵床属植物小驳骨 *Justicia gendarussa* Burm. f. 的全株。

【原植物】多年生草本或亚灌木。茎圆柱形，节膨大，枝多数，对生，嫩枝常深紫色。叶纸质，狭披针形至披针状线形，顶端渐尖，基部渐狭，全缘；中脉粗大，在上面平坦，在背面呈半柱状凸起，侧脉每边 6 ～ 8 条，均呈深紫色或有时侧脉半透明。穗状花序顶生，下部间断，上部密花；苞片对生，在花序下部的1或2对呈叶状，比萼长，上部的小，披针状线形，比萼短，内含花2至数朵；萼裂片披针状线形，无毛或被疏柔毛；花冠白色或粉红色，上唇长圆状卵形，下唇浅3裂。蒴果无毛。花期春季。

【分布生境】分布于云南西双版纳、文山，以及红河河口等地；生于村旁或路边的灌丛中，有栽培。

【性味、功效与主治】辛，温；祛风止痛，续筋接骨；用于骨折，风湿跌打，劳伤。

【用法用量】外用，10～15g。内服剂量不宜过大。

【民间经验方】

骨折：小驳骨鲜品适量，捣碎外敷。

【化学成分】含挥发油、生物碱类化合物、黄酮类化合物、糖苷类化合物、香豆素类化合物、金属无机元素等成分。

【药理作用】有抗炎、镇痛、保肝、抗氧化、抑制免疫、抗血管生成、抗艾滋病病毒等作用。

小乖

【佤族名】Rang raix（让惹）。

【别名】山薯、老虎脱腰药。

【来源】薯蓣科薯蓣属植物白薯莨 *Dioscorea hispida* Dennst. 的块根。

【原植物】缠绕草质藤本。块茎大小不一，卵形、卵圆形，或不规则，外皮褐色，有多数细长须根，断面新鲜时白色或微带蓝色。茎粗壮，圆柱形，有三角状皮刺，初有柔毛，后渐变无毛。掌状复叶有3小叶，顶生小叶片倒卵圆形、倒卵状椭圆形或椭圆形，侧生小叶片较小，斜卵状椭圆形或近宽长圆形，偏斜，顶端骤尖，全缘，表面稍有柔毛或近无毛，背面疏生柔毛；叶柄密生柔毛。雄花序长可达50cm，穗状花序排列成圆锥状，密生绒毛；雄花外轮花被片小，内轮较大而厚；雄蕊6，有时不全部发育。蒴果三棱状长椭圆形，硬革质，密生柔毛；种子两两着生于每室中轴顶部，种翅向蒴果基部伸长。花期4～5月，果期7～9月。

【分布生境】分布于云南西双版纳、普洱、红河等地；生于海拔1500m以下的沟谷边灌丛中或林边，野生或栽培。

【性味、功效与主治】苦、麻，寒，有毒；消炎，止痛，接筋骨；用于跌打损伤。

【用法用量】外用，捣烂敷于患处，或水煎洗，或熬膏贴。

【民间经验方】

骨折：小乖鲜品适量，捣烂敷于患处。

【化学成分】含正三十一烷、β-谷甾醇、十六烷酸、十八烷酸、香草酸、丁香酸、环-（缬，亮）-二肽、原儿茶酸、2-呋喃甲酸等成分。

【药理作用】有促进成骨分化、实现血管再生等作用。

小贯仲

【佤族名】Guax six si uing（挂西西翁）。

【别名】蜈蚣草、蜈蚣蕨。

【来源】凤尾蕨科凤尾蕨属植物蜈蚣凤尾蕨 *Pteris vittata* L. 的全草。

【原植物】植株高（20）30～100（150）cm。根状茎直立，短而粗健，木质，密被蓬松的黄褐色鳞片。叶簇生；柄坚硬，基部深禾秆色至浅褐色，幼时密被与根状茎上同样的鳞片，以后渐变稀疏；叶片倒披针状长圆形，一回羽状；顶生羽片与侧生羽片同形，侧生羽多数（可达 40 对），互生或有时近对生，下部羽片较疏离，斜展，无柄，不与叶轴合生，向下羽片逐渐缩短，基部羽片仅为耳形，中部羽片最长，狭线形，先端渐尖，基部扩大并为浅心脏形，其两侧稍呈耳形，上侧耳片较大并常覆盖叶轴，不育的叶缘有微细而均匀的密锯齿，不为软骨质。主脉下面隆起并为浅禾秆色，侧脉纤细，密接，斜展，单一或分叉。叶干后薄革质，暗绿色，无光泽，无毛；叶轴禾秆色，疏被鳞片。在成熟的植株上除下部缩短的羽片不育外，几乎全部羽片均能育。

【分布生境】分布于云南昆明、昭通、丽江、红河、迪庆、玉溪、文山、怒江等地；生于海拔 2000～3100m 的空旷钙质土或石灰岩石上。

【性味、功效与主治】淡、微涩，平；消肿止痛；用于腹痛，痢疾，疥疮，蜈蚣咬伤，无名肿痛。

【用法用量】水煎服，10～20g。外用，适量，水煎洗或捣碎敷于患处。

【民间经验方】

无名肿痛：小贯仲适量，水煎洗。

【化学成分】含芦丁、山柰酚-3-O-β-D-葡萄糖苷、山柰酚-3-O-芸香糖苷、山柰酚-3-O-β-D-葡萄糖醛酸苷、淫羊藿次苷 B6、苯乙烯-4-O-β-D-吡喃葡萄糖苷、苯丙氨酸、苯基-β-D-吡喃葡萄糖苷、4-羟基-2-甲氧基-苯基-β-D-葡萄糖苷、松脂醇-4″-吡喃葡萄糖苷等成分。

【药理作用】有抗癌、抗炎、抗氧化、降压、驱虫等作用，并且对人早幼粒白细胞 HL-60 细胞株和人慢性髓样白血病 K562 细胞株的生长均有抑制作用。

小野豌豆

【佤族名】Dom mgoui diag siah（董贵地丫西丫）。

【别名】穿线蛇、地花生、野豌豆菜。

【来源】石竹科荷莲豆草属植物荷莲豆草 *Drymaria cordata*（L.）Willdenow ex Schultes 的全草。

【原植物】一年生草本。根纤细。茎匍匐，丛生，纤细，无毛，基部分枝，节常生不定根。叶片卵状心形，顶端凸尖，具 3 ～ 5 基出脉；叶柄短；托叶数片，小形，白色，刚毛状。聚伞花序顶生；苞片针状披针形，边缘膜质；花梗细弱，短于花萼，被白色腺毛；萼片披针状卵形，草质，边缘膜质，具 3 条脉，被腺柔毛；花瓣白色，倒卵状楔形，稍短于萼片，顶端 2 深裂；雄蕊稍短于萼片，花丝基部渐宽，花药黄色，圆形，2 室；子房卵圆形；花柱 3，基部合生。蒴果卵形，3 瓣裂；种子近圆形，表面具小疣。花期 4 ～ 10 月，果期 6 ～ 12 月。

【分布生境】分布于云南临沧，以及德宏盈江，保山腾冲，大理鹤庆、宾川，文山西畴，红河金平、河口等地；生于海拔 400 ～ 2200m 的林下、林缘、路旁、草地或江边。

【性味、功效与主治】苦、涩，凉；清热解毒，消肿止痛；用于肝炎，痢疾，跌打损伤，毒蛇咬伤。

【用法用量】水煎服，干品 15 ～ 30g；或捣烂绞汁服，鲜品 30 ～ 60g。外用，适量，捣烂或取汁涂敷于患处。

【民间经验方】

1. 肝炎，痢疾：小野豌豆 15 ～ 30g，水煎服。
2. 跌打损伤，毒蛇咬伤：小野豌豆鲜品适量，捣烂外敷于患处。

【化学成分】含胡椒酰胺酸酯、棕榈酸、α-菠菜甾醇、琥珀酸、对羟基桂皮酸和硝酸钾等成分。

【药理作用】有抗炎、抗氧化的作用。

小铜锤

【佤族名】Dong ndaix（动待）。

【别名】过海龙、黄花一草光、黄花草、遍地红。

【来源】菊科金纽扣属植物美形金纽扣 *Acmella calva*（DC.）R. K. Jansen 的全草。

【原植物】多年生草本。茎匍匐或平卧，微紫色，无毛或近无毛；节上常生不定根。单叶对生；叶柄被短毛；叶片披针形，顶端渐尖，基部楔形，边缘有尖锯齿或常近缺刻，细侧脉 2 ～ 3 对。头状花序卵状圆锥形，腋生或顶生；总苞片 2 列，约 8 个，几等长，绿色，卵状长圆形，边缘有毛；花梗先端常被短柔毛；长舌状花，黄色，1 列，雌性；盘花两性，管状，具 4 ～ 5 个短裂片。瘦果长圆形，褐色，有白色的细边，两面常有少数疣点及疏短毛或无毛，边缘有缘毛或无毛，先端有 2 个不等长的细芒，易脱落。花果期 5 ～ 12 月。

【分布生境】分布于云南楚雄，以及普洱思茅、景东，西双版纳勐海，文山麻栗坡等地；生于海拔 1500m 以下的山谷、溪边、沟边、田间、林缘等处。

【性味、功效与主治】辛、麻，温，有小毒；通经活络，消肿散瘀，麻醉止痛，祛风除湿；用于跌打损伤，牙痛，胃痛，痛经，风湿性关节痛，毒蛇咬伤。

【用法用量】水煎服或泡酒、研末，3 ～ 9g。外用，适量，研末或鲜品捣敷。

【民间经验方】

跌打损伤：小铜锤 30g，小接骨丹 50g，蓖麻叶 25g，白花丹 25g，酢浆草 30g，小黄散叶 50g，红蒿树叶 30g，包谷酒少许，均取鲜品，切细，捣烂，加酒，拌匀，文火加热后，放入布袋，压扁包敷于患处，每日换药 1 次。

【化学成分】主要含酰胺类化合物。

【药理作用】有镇痛、抗多种耐药菌等作用。

小紫珠

【佤族名】Kaox lai ling ding（考来宁定）。

【别名】红泡果、鸡米树。

【来源】唇形科紫珠属植物老鸦糊 *Callicarpa giraldii* Hesse ex Rehder 的全株。

【原植物】灌木。小枝圆柱形，灰黄色，被星状毛。叶片纸质，宽椭圆形至披针状长圆形，顶端渐尖，基部楔形或下延成狭楔形，边缘有锯齿，表面黄绿色，稍有微毛，背面淡绿色，疏被星状毛和细小黄色腺点，侧脉 8 ～ 10 对，主脉、侧脉和细脉在叶背隆起，细脉近平行。聚伞花序 4 ～ 5 次分歧，被毛与小枝同；花萼钟状，疏被星状毛，老后常脱落，具黄色腺点，萼齿钝三角形；花冠紫色，稍有毛，具黄色腺点；子房被毛。果实球形，初时疏被星状毛，熟时无毛，紫色。花期 5 ～ 6 月，果期 7 ～ 11 月。

【分布生境】分布于云南各地（除迪庆外）；生于海拔 400 ～ 3400m 的疏林或灌木丛中。

【性味、功效与主治】苦、涩，平；消炎定痛，止血生肌，解毒透疹，杀虫；用于小儿口腔溃疡，刀枪伤，小儿麻疹不透，风疹，吐血，咯血，便血，崩漏，痈疽，喉痹，肿毒，下瘘，狂犬病，皮肤瘙痒。

【用法用量】水煎服，15 ～ 30g，或研末。外用，捣烂外敷或水煎熏洗。

【民间经验方】

皮肤瘙痒：小紫珠叶水煎熏洗。

【化学成分】含酚类、鞣质、有机酸、糖类等成分。

【药理作用】有抗炎、抗菌、止血、抗氧化等作用。

小黑药

【佤族名】Si ndah saex nkoug（西达色共）。

【别名】铁脚威灵、铜脚威灵、威灵菊。

【来源】菊科羊耳菊属植物显脉羊耳菊 *Duhaldea nervosa*（Wall. ex DC.）Anderb. 的根。

【原植物】多年生草本。根状茎粗短，有单生或少数簇生的茎，以及被长茸毛的芽。茎直立，全部被黄褐色长硬毛，上部或从中部起有细长分枝，下部有较密的叶。叶多少开展，椭圆形、披针形或倒披针形，基部叶较小；边缘从中部以上有浅或明显的锯齿，上部急狭，顶端稍尖，两面有基部疣状的糙毛，但叶脉在下面有开展的长密毛。头状花序在枝端单生或少数排列成伞房状。总苞半球形；总苞片 4 ～ 5 层，外层稍短，椭圆披针形，上部或顶端叶质，被长糙毛，下部革质，但最外层常较长，椭圆状或线状披针形，全部叶质，内层线状披针形，顶端紫红色，近膜质，有柔毛和缘毛；舌状花较总苞长 2 倍，舌片白色，线状椭圆形；管状花花冠黄色，有尖卵圆三角形裂片；冠毛白色，后稍带黄色，约与管状花花冠等长有达20个糙毛。瘦果圆柱形，有细沟，被绢毛。花期7～10月，果期9～12月。

【分布生境】分布于云南昆明、迪庆、丽江，以及大理宾川、鹤庆、祥云，楚雄大姚，红河蒙自等地；生于低山地区杂木林下、草坡和湿润草地。

【性味、功效与主治】辛、苦，温；祛风除湿，活络止痛，健胃消食；用于体虚多汗，感冒咳嗽，风湿性关节炎，脚气水肿，食积腹胀，胃痛。

【用法用量】水煎服，15～30g。

【民间经验方】

1. 消化不良：小黑药15g，山楂20g，水煎服。

2. 食疗：①小黑药适量，鸡1只或肉适量，炖服，用于妇女产后的滋补。②小黑药适量，白酒泡服，可活血补肾。

【化学成分】含挥发油，主要为百里香酚、异丁酸百里香酯。

【药理作用】有平喘、祛痰、消炎、抑菌、镇痛、抗牙本质过敏症等作用。

小腊合

【佤族名】Ling lax siah（林拉西丫）。

【别名】长荚油麻藤、老鸦花藤、大血藤、乌龙过江。

【来源】豆科油麻藤属植物大果油麻藤 *Mucuna macrocarpa* Wall. 的藤茎。

【原植物】大型木质藤本。茎具纵棱脊和褐色皮孔，被伏贴灰白色或红褐色细毛，尤以节上为密，老茎常光秃无毛。羽状复叶具3小叶；托叶脱落；小叶纸质或革质，顶生小叶椭圆形、卵状椭圆形、卵形或稍倒卵形，先端急尖或圆，具短尖头，很少微缺，基部圆或稍微楔形；侧生小叶极偏斜；上面无毛或被灰白色或带红色伏贴短毛，在脉上和嫩叶上常较密；侧脉每边5～6；花序通常生在老茎上，有5～12节。花多聚生于顶部，每节有2～3花，常有恶臭；花梗密被伏贴的淡褐色或深褐色短毛和稀疏深褐色或红褐色细刚毛；苞片和小苞片脱落；花萼密被伏贴的深褐色或淡褐色短毛和灰白或红褐色脱落的刚毛，花萼宽杯形；花冠暗紫色，但旗瓣带绿白色。果木质，带形，密被直立红褐色细短毛，部分近于无毛，具不规则的脊和皱纹，具6～12颗种子，暗褐色或黑色。花期4～5月，果期6～7月。

【分布生境】分布于云南福贡、屏边、广南、景东、景洪、勐海、凤庆等地；生于海拔1150～2200m的潮湿山沟底、路边阳处灌丛。

【性味、功效与主治】苦，温；强筋壮骨，调经补血；用于小儿麻痹后遗症，贫血，月经不调，风湿筋骨疼痛。

【用法用量】水煎服，100～150g。外用，适量。

【民间经验方】

风湿筋骨痛：小腊合鲜品适量，煎水外敷。

【化学成分】含羽扇烯酮、β-谷甾醇等成分。

【药理作用】有调节免疫功能等作用。

山乌龟

【佤族名】Gla si yiex（革啦西爷）。

【别名】小黑藤、地不容。

【来源】防己科千金藤属植物一文钱 *Stephania delavayi* Diels. 的根。

【原植物】纤细草质藤本。茎、枝细瘦，有条纹，均无毛。叶薄纸质，三角状近圆形，长通常3～5cm，有时可达7cm。宽与长近相等或稍过之，顶端钝圆，常有小凸尖，基部近截平，二侧圆，两面无毛；下面粉绿色；掌状脉约9～10条，纤细，连同很密的网状小脉均在下面微凸起，干时褐色，明显可见；叶柄通常与叶片近等长，在叶片上明显盾状着生。复伞形聚伞花序腋生或生于腋生、具小型叶的短枝上，总梗长约1～3.5cm或过之，伞梗3～7，均纤细；花梗纤细；雄花萼片6（很少8），排成2轮，倒卵状楔形或阔倒卵状楔形，较少倒卵圆形，质地薄；花瓣3～4，稍肉质，近倒三角形或阔楔形，聚药雄蕊长0.7mm；雌花萼片和花瓣均3片，很少4片，形状和大小均与雄花的相似；心皮无毛，柱头常3裂，裂片长而尖。核果红色，无毛；果核倒卵形，长约4～5mm，背部有2行小横肋状雕纹，每行约5～8条，很少达10条，胎座迹穿孔。

【分布生境】分布于云南昆明、大理、普洱、迪庆、丽江、西双版纳、楚雄等地；生于海拔1700～2700m的中山常绿阔叶林中。

【性味、功效与主治】苦，寒；理气止痛，祛风湿，解表，健胃；用于胃痛，急慢性肠胃炎，风湿性关节炎。

【用法用量】水煎服，干品1～3g，鲜品2～6g；或开水冲服，干粉1～3g。

【民间经验方】

1. 支气管炎：山乌龟1～3g，大百解10g，水煎服。

2. 气胀腹部疼痛及胃部疼痛：山乌龟15g，研成粉末，每日2～3次，每次

1.5g，用生姜煎汤送服。

【**化学成分**】含地不容碱、16-氧地不容碱、轮环藤宁碱、高阿罗莫灵碱等成分。

【**药理作用**】有升高白细胞等作用。

山玉兰

【**佤族名**】Kaox hyioux（考优）。

【**别名**】优昙花、波罗花。

【**来源**】木兰科长喙木兰属植物山玉兰 *Lirianthe delavayi*（Franch.）N. H. Xia & C. Y. Wu. 的茎皮、花。

【**原植物**】常绿乔木。树皮灰色或灰黑色，粗糙而开裂。嫩枝榄绿色，被淡黄褐色平伏柔毛，老枝粗壮，具圆点状皮孔。叶厚革质，卵形、卵状长圆形，先端圆钝，很少有微缺，基部宽圆，有时微心形，边缘波状，叶面初被卷曲长毛，后无毛，中脉在叶面平坦或凹入，残留有毛，叶背密被交织长绒毛及白粉，后仅脉上残留有毛；侧脉每边 11 ～ 16 条，网脉致密，干时两面凸起；叶柄初密被柔毛；托叶痕几达叶柄全长。花梗直立，花芳香，杯状；花被片 9 ～ 10，外轮 3 片淡绿色，长圆形，向外反卷，内两轮乳白色，倒卵状匙形，内轮的较狭；雄蕊约 210 枚，两药室隔开，药隔伸出成三角锐尖头；雌蕊群卵圆形，顶端尖，具约 100 枚雌蕊，被细黄色柔毛。聚合果卵状长圆体形，蓇葖狭椭圆体形，背缝线两瓣全裂，被细黄色柔毛，顶端缘外弯。花期 4 ～ 6 月，果期 8 ～ 10 月。

【**分布生境**】分布于云南楚雄、昆明、大理，以及红河蒙自等地；于海拔 1100 ～ 2100m 的地区栽培。

【**性味、功效与主治**】苦、辛，温；温中理气，燥湿消瘀；用于胸痛胀满，反胃呕吐，宿食不消，泄泻痢疾，气逆作喘。花或花蕾用于鼻窦炎，鼻炎，支气管炎，咳嗽。

【**用法用量**】水煎服，10 ～ 20g。

【**民间经验方**】

鼻窦炎，鼻炎：山玉兰花蕾 10g，配伍鬼针草等水煎服。

【**化学成分**】树皮含挥发油 0.05%，另外含生物碱。

【**药理作用**】有减轻炎症部位的肿胀和疼痛等作用。

山芝麻

【佤族名】Had loi（哈来）。

【别名】假兰麻、牛釜尾、野芝麻。

【来源】锦葵科山芝麻属植物山芝麻 *Helicteres angustifolia* Linn. 的根。

【原植物】小灌木。小枝被灰绿色短柔毛。叶狭矩圆形或条状披针形，顶端钝或急尖，基部圆形，上面无毛或几无毛，下面被灰白色或淡黄色星状茸毛，间或混生刚毛。聚伞花序有2至数朵花；花梗通常有锥尖状的小苞片4枚；萼管状，被星状短柔毛，5裂，裂片三角形；花瓣5片，不等大，淡红色或紫红色，比萼略长，基部有2个耳状附属体；雄蕊10枚，退化雄蕊5枚，线形，甚短；子房5室，被毛，较花柱略短，每室有胚珠约10个。蒴果卵状矩圆形，顶端急尖，密被星状毛及混生长绒毛；种子小，褐色，有椭圆形小斑点。花期几乎全年。

【分布生境】分布于云南东南部，以及西双版纳等地；生于海拔100～800m的路边灌丛中。

【性味、功效与主治】苦，寒；清热解毒，通大便，消肿；用于高热不退，感冒，扁桃体炎，肿痛。

【用法用量】水煎服，鲜品25～50g。外用，鲜品适量，捣烂外敷。

【民间经验方】

肺结核：山芝麻6g，龟甲、鳖甲各3g，蜂蜜30g，水煎服。

【化学成分】含三萜类化合物、甾体类化合物、倍半萜醌类化合物、香豆素类化合物、有机酸及挥发油等成分。

【药理作用】有抗菌、抗炎、抗氧化、降低转氨酶等作用。

山羊头

【佤族名】Hnu daong（奴刀）。

【别名】金花果、薯莨、山羊头。

【来源】薯蓣科薯蓣属植物薯莨 *Dioscorea cirrhosa* Lour. 的块茎。

【原植物】藤本，粗壮。块茎一般生长在表土层，为卵形、球形、长圆形或葫芦状，外皮黑褐色，凹凸不平，断面新鲜时红色，干后紫黑色。茎绿色，无毛，右旋，有分枝，下部有刺。单叶，在茎下部的互生，中部以上的对生；叶片革质或近革质，长椭圆状卵形至卵圆形，或为卵状披针形至狭披针形，顶端渐尖或骤尖，基部圆形，有时呈三角状缺刻，全缘，两面无毛，表面深绿色，背面粉绿色，基出脉 3 ～ 5，网脉明显。雌雄异株；雄花序为穗状花序，通常排列呈圆锥花序，有时穗状花序腋生，雄花的外轮花被片为宽卵形或卵圆形，内轮倒卵形，小，雄蕊 6，稍短于花被片；雌花序为穗状花序，单生于叶腋，雌花的外轮花被片为卵形，厚，较内轮大。蒴果不反折，近三棱状扁圆形；种子着生于每室中轴中部，四周有膜质翅。花期 4 ～ 6 月，果期 7 月至翌年 1 月仍不脱落。

【分布生境】分布于云南大部分地区；生于海拔 800 ～ 1300m 的山坡、路旁、河谷边的杂木林中、阔叶林中、灌丛中或林边。

【性味、功效与主治】微苦、涩，寒；清热解毒，凉血收敛；用于痢疾，腹泻，胃、十二指肠溃疡。

【用法用量】水煎服，干品 25 ～ 50g，鲜品 50 ～ 75g。

【民间经验方】

痢疾，腹泻：山羊头 25g，配伍黄连、白头翁等，水煎服。

【化学成分】含缩合鞣质及苷类化合物等成分。

【药理作用】有缩短小鼠的出血和凝血时间等作用。

山红稗

【佤族名】Goi saig（拐赛）。

【别名】山稗子、红果莎、红稗、水高粱。

【来源】莎草科薹草属植物浆果薹草 *Carex baccans* Nees. 的根、种子。

【原植物】根状茎木质。秆密丛生，直立而粗壮，三棱形，无毛，中部以下生叶。叶基生和秆生，长于秆，平张，下面光滑，上面粗糙，基部具红褐色、分裂成网状的宿存叶鞘。苞片叶状，长于花序，基部具长鞘。圆锥花序复出；支圆锥花序 3 ～ 8 个，单生，轮廓为长圆形，下部的 1 ～ 3 个疏远，其余的甚接近；小苞片鳞片状，披针形，革质，仅基部 1 个具短鞘，其余无鞘，顶端具芒；支花序柄坚挺，通常不伸出苞鞘之外；花序轴钝三棱柱形，几无毛；小穗多数，全部从内无花的囊状枝先出叶中生出，圆柱形，两性，雄雌顺序；雄花部分纤细，具少数花，长为雌花部分的 1/2 或 1/3；雌花部分具多数密生的花。小坚果椭圆形，三棱形，成熟时褐色，基部具短柄，顶端具短尖；花柱基部不增粗，柱头 3 个。花果期 8 ～ 12 月。

【分布生境】分布于云南昆明、丽江、大理、西双版纳等地；生于河边、村旁、路旁及山坡疏林中。

【性味、功效与主治】根苦、涩，凉；种子甘、辛，平；调经止血，透疹止咳，补中利水；用于鼻衄，便血，麻疹，百日咳，脱肛。

【用法用量】水煎服，10 ～ 15g。

【民间经验方】

1. 不孕症：山红稗根 15g，小红参 10g，胡椒 7 粒，水煎服，每日 3 次。

2. 支气管炎：山红稗 5g，小白及 3g，野百合 3g，大树理肺散 3g，扫把根 4g，水煎服，每日 3 次。

3. 皮肤瘙痒：山红稗鲜品适量，配木贼、细蒿子水煎外洗。

4. 食疗：山红稗果 100g，与猪大肠炖服，用于脱肛。

【化学成分】含糖类、香豆素、苷类、黄酮类化合物等成分。

【药理作用】有调节血糖、止血、增强免疫力等作用。

山苏木

【佤族名】Kaox mgam si niex（靠岗西里）。

【别名】小青皮、小仙人掌、香疙瘩、干香树、土檀香、豆瓣香。

【来源】檀香科沙针属植物沙针 *Osyris lanceolata* Hochst. & Steud. 的根、叶。

【原植物】灌木或小乔木。枝细长，嫩时呈三棱形。叶薄革质，灰绿色，椭圆状披针形或椭圆状倒卵形，顶端尖，有短尖头，基部渐狭，下延而成短柄。花小；雄花 2 ～ 4 朵集成小聚伞花序；花被裂片 3；花盘肉质，弯缺；雄蕊 3 枚，花丝很短，不育子房呈微小的突起，位于花盘中央；雌花单生，偶 4 或 3 朵聚生；苞片 2 枚；花梗顶部膨大；花盘、雄蕊如同雄花，但雄蕊不育；两性花：外形似雌花，但具发育的雄蕊；胚珠通常 3 枚，柱头 3 裂。核果近球形，顶端有圆形花盘残痕，成熟时橙黄色至红色，干后浅黑色，直径 8 ～ 10mm。花期 4 ～ 6 月，果期 10 月。

【分布生境】分布于云南各地；生于海拔 1500 ～ 2500m 的次生阔叶林、松林中。

【性味、功效与主治】微苦、辛，凉；调经止痛，疏风解表，消炎，解毒；用于胃痛，感冒，心腹疼痛，月经不调。

【用法用量】水煎服，干品 15 ～ 30g，鲜品 30 ～ 60g。

【民间经验方】

胃痛：山苏木 20g，土木香 10g，水煎服。

【化学成分】含儿茶素、阿夫儿茶精 -3-O-L- 鼠李糖、阿夫儿茶精 -（4α-8）- 儿茶素、儿茶素 -3-O-L- 鼠李糖、二氢山柰酚 3-O-L- 鼠李糖、反式 - 植醇、24- 乙基胆甾烷 -5,22- 二烯 -3β- 醇 - 棕榈酸酯、2- 十八烯酸、芒柄花萜醇、3β- 谷甾醇、胡萝卜苷等成分。

【药理作用】有抗炎、抗菌、抗病毒等作用。

山茅草

【佤族名】Bloung（不拢）。

【别名】白茅根、茅根草。

【来源】禾本科白茅属植物白茅 *Imperata cylindrica*（L.）Beauv. 的根茎。

【原植物】多年生，具粗壮的长根状茎。秆直立，具 1 ～ 3 节，节无毛。叶鞘聚集于秆基，甚长于其节间，质地较厚，老后破碎呈纤维状；叶舌膜质，紧贴其背部或鞘口具柔毛，扁平，质地较薄；秆生叶窄线形，通常内卷，顶端渐尖呈刺状，下部渐窄，或具柄，质硬，被有白粉，基部上面具柔毛。圆锥花序稠密，基盘具丝状柔毛；两颖草质及边缘膜质，近相等，具 5 ～ 9 脉，顶端渐尖或稍钝，常具纤毛，脉间疏生长丝状毛，第一外稃卵状披针形，长为颖片的 2/3，透明膜质，无脉，顶端尖或齿裂，第二外稃与其内稃近相等，长约为颖之半，卵圆形，顶端具齿裂及纤毛。颖果椭圆形，胚长为颖果之半。花果期 4 ～ 6 月。

【分布生境】分布于云南大部分地区；多生于石灰岩、玄武岩高山地区的向阳坡地草丛中。

【性味、功效与主治】甘，寒；利尿，消炎，清热，散瘀；用于急性肾炎，浮肿，吐血，鼻衄，麻疹。

【用法用量】水煎服，鲜品 100 ～ 250g。

【民间经验方】

肾炎，浮肿：山茅草鲜品 100g，水煎服。

【化学成分】含挥发油等成分。

【药理作用】有利尿、止血等作用。

山桃

【佤族名】 Kaox die（考地）。

【别名】 毛桃、白桃、桃子。

【来源】 蔷薇科李属植物山桃 *Prunus davidiana*（Carr.）Franch. 的种仁、叶、树皮、寄生。

【原植物】 落叶小乔木。小枝绿色或半边红褐色，无毛，冬芽有细柔毛；叶互生，在短枝上呈簇生状；叶片椭圆状披针形至倒卵状披针形，中部最阔，先端渐尖，基部阔楔形，边缘具细锯齿，两面无毛；叶柄具腺点。花通常单生；萼片 5，基部合生成短萼筒，红色，外面有绒毛；花瓣 5，倒卵形，粉红色；雄蕊多数，着生于萼筒边缘；子房 1 室，花柱细长，柱头小，圆头状。核果近球形，有短绒毛；果肉白色或黄色，核有不规则的凹点及深沟。种子 1 枚，扁卵状心形。花期 4 月，先叶开放，果熟期 6 ～ 7 月。

【分布生境】 分布于云南全省；在海拔 1600 ～ 2200m 的地区有栽培或野生。

【性味、功效与主治】 种仁苦、甘，平；活血祛瘀，润肠通便，止咳平喘；用于经闭，痛经，癥瘕痞块，肺痈，肠痈，跌仆损伤，肠燥便秘，咳嗽气喘。叶苦，平；祛风除湿，清热解毒，杀虫；用于头痛，疟疾，湿疹，皮炎，癣疮。树皮用于一切风症，胃痛。

【用法用量】 水煎服，叶鲜品适量。外洗，或捣烂敷于患处。

【民间经验方】

1. 水肿：树萝卜根 50g，山桃树树皮 50g，藤三七根 50g，芭蕉芯 50g，红糖 50g，均取鲜品，洗净，开水煎煮，每日 3 次，7 ～ 15 天为一疗程。

2. 风湿性关节炎：鹅掌草根 50g，蚂蚱腿（一种寄生草）30g，松树寄生 30g，桃树寄生 30g，鱼子兰根 30g，滇紫草根 50g，伞草 25g，酒 500mL，均取干品，切碎，混合，用酒浸泡一夜后即可服用，每日 3 次，每次 25mL。

【化学成分】 种仁含苦杏仁苷、柠檬甾二烯醇、野樱苷、蛋白质、不饱和脂肪酸等成分。

【药理作用】 有抗凝血、抗血栓形成、抗炎等作用。

山慈菇

【佤族名】Si yag（西亚）。

【别名】冰球子、滇独蒜兰。

【来源】兰科独蒜兰属植物云南独蒜兰 *Pleione yunnanensis*（Rolfe）Rolfe 的球茎。

【原植物】地生或附生草本。假鳞茎卵形、狭卵形或圆锥形，上端有明显的长颈，绿色，顶端具 1 枚叶。叶在花期极幼嫩或未长出，长成后披针形至狭椭圆形，纸质，先端渐尖或近急尖，基部渐狭成柄；叶柄长 1 ～ 6cm。花葶从无叶的老假鳞茎基部发出，直立，基部有数枚膜质筒状鞘，顶端具 1 花，罕为 2 花；花苞片倒卵形或倒卵状长圆形，草质或膜质，明显短于花梗和子房，先端钝；花梗和子房长 3 ～ 4.5cm；花淡紫色、粉红色或有时近白色，唇瓣上具有紫色或深红色斑；中萼片长圆状倒披针形，先端钝；侧萼片长圆状披针形或椭圆状披针形，稍斜歪，常近等长于并稍宽于中萼片，先端钝；花瓣倒披针形，展开，先端钝，基部明显楔形；唇瓣近宽倒卵形，明显或不明显 3 裂；侧裂片直立，多少围抱蕊柱；中裂片先端微缺，边缘具不规则缺刻或多少呈撕裂状；唇盘上通常具 3 ～ 5 条褶片自基部延伸至中裂片基部；褶片近全缘或略呈波状并有细微缺刻；蕊柱长 1.8 ～ 2.3cm，多少弧曲，两侧具翅；翅自中部以下甚狭，向上渐宽，在顶端围绕蕊柱，宽达 5 ～ 6mm，有不规则齿缺。蒴果纺锤状圆柱形。花期 4 ～ 5 月，果期 9 ～ 10 月。

【分布生境】分布于云南丽江、大理、文山，以及怒江贡山、迪庆维西、红河蒙自等大部分地区；生于海拔 1100 ～ 3500m 的林下和林缘多石地上或苔藓覆盖的岩石上，也见于草坡稍荫蔽的砾石地上。

【性味、功效与主治】苦，凉；润肺化痰，止咳，止血生肌；用于肺结核，气管炎，消化道出血。

【用法用量】水煎服或研粉服，3 ～ 9g。

【民间经验方】

肺结核，气管炎：山慈菇研末吞服，或用蜂蜜调服。

【化学成分】含菲类、联苄类、苷类、木脂素类、蒽醌类、黄酮类、甾体类化合物等成分。

【药理作用】有抗肿瘤、影响造血功能、抗氧化、降脂、激活酪氨酸酶、降血压等作用。

千年健

【佤族名】Graox glong（告各龙）。

【别名】香芋、团芋。

【来源】天南星科千年健属植物千年健 *Homalomena occulta*（Lour.）Schott 的茎。

【原植物】多年生草本。根茎匍匐，粗1.5cm，肉质根圆柱形，粗约3～4mm，密被淡褐色短绒毛，须根稀少，纤维状。常具高30～50cm的直立的地上茎。鳞叶线状披针形，向上渐狭，锐尖。叶柄长25～40cm，下部具宽3～5mm的鞘。叶片膜质至纸质，箭状心形至心形，有时更大，先端骤狭渐尖；Ⅰ级侧脉7对，其中3～4对基出，向后裂片下倾而后弧曲上升，上部的斜伸，Ⅱ、Ⅲ级侧脉极多数，近平行，细弱。花序1～3，生鳞叶之腋，序柄短于叶柄，长10～15cm；佛焰苞绿白色，长圆形至椭圆形，花前席卷成纺锤形，盛花时上部略展开成短舟状，具长约1cm的喙；肉穗花序具短梗或否，长3～5cm；雌花序长1～1.5cm，粗4～5mm；雄花序长2～3cm，粗3～4mm。子房长圆形，基部一侧具假雄蕊1枚，柱头盘状；子房3室，胚珠多数，着生于中轴胎座上。种子褐色，长圆形。花期7～9月。

【分布生境】分布于云南西双版纳、红河等地；生于海拔80～1100m的沟谷密林下，竹林和山坡灌丛中。

【性味、功效与主治】辛、微苦，温；强筋骨，活血止痛；用于关节疼痛，四肢麻木，跌打瘀肿。

【用法用量】水煎服，6～9g。外用，鲜品配方捣烂敷于患处。

【民间经验方】

关节疼痛，四肢麻木：千年健9g，玉带草15g，追风散15g，小黑药20g，排香草20g，水煎服，每日1剂，每日3次。

【化学成分】根状茎含挥发油，其中主要成分为α-蒎烯、β-蒎烯、柠檬烯、芳樟醇、橙花醇、香叶醇、丁香油酚、香叶醛、β-松油醇、异龙脑、松油烯-4-醇、广藿香醇等。

【药理作用】有抗组胺、抗凝血、抗菌、抗病毒、抗炎、镇痛等作用。

千里光

【佤族名】Rib hnu（日木奴）。

【别名】九里光、风藤草、九里明。

【来源】菊科千里光属植物千里光 *Senecio scandens* Buch.–Ham. ex D. Don 的根、全草。

【原植物】多年生攀缘草本。根状茎木质，粗。茎伸长，弯曲，多分枝，被柔毛或无毛，老时变木质，皮淡色。叶具柄，叶片卵状披针形至长三角形，顶端渐尖，基部宽楔形、截形、戟形或稀心形，通常具浅或深齿，稀全缘，有时具细裂或羽状浅裂，至少向基部具 1 ～ 3 对较小的侧裂片，两面被短柔毛至无毛；羽状脉，侧脉 7 ～ 9 对，弧状，叶脉明显；叶柄具柔毛或近无毛，无耳或基部有小耳；上部叶变小，披针形或线状披针形，长渐尖。头状花序有舌状花，多数，在茎枝端排列成顶生复聚伞圆锥花序；分枝和花序梗被密至疏短柔毛；花序梗具苞片，小苞片通常 1 ～ 10，线状钻形；总苞圆柱状钟形，具外层苞片；苞片约 8，线状钻形；总苞片 12 ～ 13，线状披针形，渐尖，上端和上部边缘有缘毛状短柔毛，草质，边缘宽干膜质，背面有短柔毛或无毛，具 3 脉；舌状花 8 ～ 10；舌片黄色，长圆形，钝，具 3 细齿，具 4 脉；管状花多数；花冠黄色，檐部漏斗状；裂片卵状长圆形，尖，上端有乳头状毛；花药基部有钝耳；耳长约为花药颈部 1/7；附片卵状披针形；花药颈部伸长，向基部略膨大；花柱分枝顶端截形，有乳头状毛。瘦果圆柱形，被柔毛；冠毛白色。

【分布生境】分布于云南各地；生于海拔 550 ～ 3200m 的林缘和灌丛中。

【性味、功效与主治】苦，寒；祛风除湿，清热明目，解表止痒；用于风湿骨痛，跌打损伤，疮疖，急性结膜炎。

【用法用量】水煎服，9 ～ 15g。

【民间经验方】

1. 皮肤瘙痒，皮炎，湿疹，脓疱疮：千里光鲜叶水煎外洗，每日 2 次。

2. 眼异物撞伤：千里光鲜品适量，切断，水煎煮，倒出药水用其热气熏眼睛，待药水凉后再洗眼睛，每日 3 次。对眼内充血疗效较好，一般 2 ～ 3 服可愈。

3. 产后保健：千里光配荨麻、金竹叶、桃叶、血满草、石榴叶、侧柏叶等诸药鲜品各适量，煮水外洗患处。

4. 急性结膜炎：千里光 15g，白虎草 10g，薄荷 6g，水煎服，每日 3 次。

5. 眼睛红肿：千里光 15g，木贼 15g，树薄荷 10g，水煎服，每日 3 次。

6. 食疗：千里光根 30g，鸡蛋数枚，舂细一起蒸服，用于心脏病。

【化学成分】全草含大量毛茛黄素、菊黄质，还含有生物碱、挥发油、黄酮苷、鞣质、酚类化合物等成分。花含类胡萝卜素等成分。

【药理作用】有抗菌、抗钩端螺旋体等作用。

飞龙掌血

【佤族名】Daex giam noung（德个母龙）。

【别名】见血飞、血见愁、见血散、散血丹、飞龙斩血。

【来源】芸香科飞龙掌血属植物飞龙掌血 *Toddalia asiatica*（L.）Lam. 的根、叶。

【原植物】木质藤本。枝干均密被倒钩刺，老枝褐色，幼枝淡绿色或黄绿色，具白色皮孔。叶互生，具柄，3 出复叶；小叶片椭圆形、倒卵形、长圆形至倒披针形，先端急尖或微尖，基部楔形，边缘具细圆锯齿或皱纹，革质，两面无毛，有隐约的腺点。花单性，白色、青色或黄色；苞片极细小；萼片 4 ～ 5，边缘被短茸毛；花瓣 4 ～ 5，初时外面被短的微柔毛；雄花常成腋生的伞房状圆锥花序，雄蕊 4 ～ 5，较花瓣长；雌花常成聚伞状圆锥花序，花较少，不育雄蕊 4 ～ 5，子房被毛。果橙黄色至朱红色，有深色腺点，果皮肉质，表面有 3 ～ 5 条微凸起的肋纹。种子肾形，黑色。花期 10 ～ 12 月，果期 12 月至翌年 2 月。

【分布生境】分布于云南各地；生于海拔 560 ～ 2600m 的林下、林缘、荆棘灌丛。

【性味、功效与主治】辛、微苦，温；散瘀消肿，祛风除湿，止痛；用于跌打损伤，风湿性关节疼痛，胃痛，刀伤出血，闭经，痛经。

【用法用量】水煎服，15 ～ 50g。外用，研末、撒敷或调敷。

【民间经验方】

1. 风湿关节疼痛，胃痛，跌打损伤，刀伤出血，闭经，痛经：飞龙掌血干品 9 ～ 30g，或鲜品 30 ～ 60g，水煎或酒泡内服。外用，研末撒敷或调敷。

2. 跌打损伤，风湿关节疼痛：飞龙掌血 5 ～ 10g，水煎服或泡酒服。

3. 食疗：飞龙掌血鲜品适量，与白酒泡服；用于胃痛，跌打损伤。

【化学成分】根含白屈菜红碱、二氢白屈菜红碱等成分。

【药理作用】有抗炎、镇痛、止血、凝血、抗菌、抗氧化等作用。

飞扬草

【佤族名】Rid ndoh ndao jong（日木夺刀宗）。

【别名】大飞羊、大飞扬草、奶汁草。

【来源】大戟科大戟属植物飞扬草 *Euphorbia hirta* L. 的全草。

【原植物】一年生草本。根纤细，常不分枝，偶 3 ～ 5 分枝。茎单一，自中部向上分枝或不分枝，被褐色或黄褐色的多细胞粗硬毛。叶对生，披针状长圆形、长椭圆状卵形或卵状披针形，先端极尖或钝，基部略偏斜；边缘于中部以上有细锯齿，中部以下较少或全缘；叶面绿色，叶背灰绿色，有时具紫色斑，两面均具柔毛，叶背面脉上的毛较密；叶柄极短。花序多数，于叶腋处密集成头状，基部无梗或仅具极短的柄，变化较大，且具柔毛；总苞钟状，被柔毛，边缘 5 裂，裂片三角状卵形；腺体 4，近于杯状，边缘具白色附属物；雄花数枚，微达总苞边缘；雌花 1 枚，具短梗，伸出总苞之外；子房三棱状，被少许柔毛；花柱 3，分离；柱头 2 浅裂。蒴果呈三棱状，被短柔毛，成熟时分裂为 3 个分果爿。种子近圆状四棱，每个棱面有数个纵槽，无种阜。花果期 6 ～ 12 月。

【分布生境】分布于云南西双版纳、普洱、红河、文山、昆明、楚雄、大理、丽江等地；生于海拔 900 ～ 2100m 的向阳荒地、路边、山坡、山谷。

【性味、功效与主治】辛，凉；清热解毒，利湿止痒，止血消肿；用于皮炎，皮肤瘙痒，细菌性痢疾，急性肠炎。

【用法用量】水煎服，6 ～ 9g。外用，适量，水煎洗。

【民间经验方】

皮炎，皮肤瘙痒：飞扬草适量，水煎洗。

【化学成分】含黄酮苷类化合物黄鼠李苷、槲皮苷，以及三萜类化合物蒲公英酮及蒲公英醇；此外，尚含 β - 谷甾醇、菠菜甾醇等成分。鲜花含鞣花酸等成分。

【药理作用】有抗菌、利尿及止泻等作用。

马尾黄连

【佤族名】Nyiex mgoux si ndiang（聂沟西叠）。

【别名】马尾连、草黄连、土黄连。

【来源】毛茛科唐松草属植物多叶唐松草 *Thalictrum foliolosum* DC. 的根及

根茎。

【原植物】植株全部无毛。茎上部有长分枝；茎中部以上叶为三回三出或近羽状复叶。小叶草质，顶生小叶菱状椭圆形或卵形，顶端钝或圆形，基部浅心形或圆形，三浅裂，裂片有少数钝齿，脉平或背面稍隆起，脉网稍明显；叶柄有狭鞘。圆锥花序生茎或分枝顶端，有多数花；萼片4，淡黄绿色，早落，狭椭圆形；雄蕊多数，花药狭长圆形，顶端有短尖头，花丝丝形；心皮4～6，子房无柄，花柱与子房近等长，柱头生花柱腹面，线形。瘦果纺锤形，有8条纵肋。花期8～9月。

【分布生境】分布于云南昆明、玉溪、保山、普洱、红河、怒江等地；生于海拔1500～3200m的山地林中或草坡。

【性味、功效与主治】苦，寒；清热燥湿，泻火解毒；用于肠炎，痢疾，黄疸，小儿高热，感冒。

【用法用量】水煎服，10～15g。

【民间经验方】

1. 高血压：马尾黄连15g，鬼针草10g，水煎服，每日2次。

2. 湿热带下：马尾黄连15g，龙胆草15g，鸡根10g，水煎服，每日3次。

【化学成分】含木兰花碱、小檗碱、掌叶防己碱和药根碱等成分。

【药理作用】马尾连水煎剂对白喉杆菌、肺炎双球菌、金黄色葡萄球菌、变形杆菌、福氏痢疾杆菌均有抑制作用。

马齿苋

【佤族名】Rib si viag（日栖瓦）。

【别名】马齿菜、马苋菜、长命苋。

【来源】马齿苋科马齿苋属植物马齿苋 *Portulaca oleracea* L. 的全草。

【原植物】一年生草本。全株无毛。茎平卧或斜倚，伏地铺散，多分枝，圆柱形，淡绿色或带暗红色。叶互生，有时近对生，叶片扁平，肥厚，倒卵形，似马齿状，顶端圆钝或平截，有时微凹，基部楔形，全缘，上面暗绿色，下面淡绿色或带暗红色，中脉微隆起；叶柄粗短。花无梗，常3～5朵簇生枝端，午时盛开；苞片2～6，叶状，膜质，近轮生；萼片2，对生，绿色，盔形，左右压扁，顶端急尖，背部具龙骨状凸起，基部合生；花瓣5，稀4，黄色，倒卵形，顶端微凹，基部合生；雄蕊通常8，或更多，花药黄色；子房无毛，花柱比雄蕊稍长，柱头

4～6裂，线形。蒴果卵球形，盖裂；种子细小，多数，偏斜球形，黑褐色，有光泽，具小疣状凸起。花期5～8月，果期6～9月。

【分布生境】分布于云南全省；生于路旁、田间、园圃等向阳处。

【性味、功效与主治】酸，寒；收敛止泻，散血消肿；用于痢疾，跌打瘀血肿痛。

【用法用量】水煎服，干品15～25g，鲜品50～100g。外用，鲜品适量，捣烂敷于患处或水煎洗。

【民间经验方】

1. 细菌性痢疾，肠炎：马齿苋鲜品750g，蒸3～4分钟，捣烂取汁150mL左右，每次服50mL，每日3次。

2. 食疗：①荠菜、马齿苋各150g，精盐、醋、芝麻油适量，加水煮汤食用；用于清热解毒，凉血止血。②马齿苋、蒲公英一起放入锅中，加水，煮沸，过滤，留药汁；粳米淘洗干净，与药汁加适量水熬煮成粥食用。本方常用于清热解毒。

【化学成分】含左旋去甲肾上腺素、多巴胺、多巴；尚含维生素A、维生素B_1、维生素B_2、维生素C、胡萝卜素、皂苷、鞣质、树脂、脂肪、有机酸等成分。此外，还含生物碱、香豆素、黄酮类化合物、强心苷、蒽醌类等成分。

【药理作用】有抑菌、降血压、利尿及促进肠蠕动等作用。

马缨丹

【佤族名】Rib gad（日木改）。

【别名】龙船花、五彩花、红花刺。

【来源】马鞭草科马缨丹属植物马缨丹 *Lantana camara* L. 的全草。

【原植物】直立或蔓性灌木。植株有臭味，有时呈藤状。茎、枝均呈四方形，有糙毛，常有下弯的钩刺或无刺。单叶对生；叶片卵形至卵状长圆形，基部楔形或心形，边缘有钝齿，先端渐尖或急尖，表面有粗糙的皱纹和短柔毛，背面具小刚毛，侧脉约5对。头状花序腋生；花序柄粗壮，长于顺柄；苞片披针形，长为花萼的1～3倍，有短柔毛；花萼筒状，先端有极短的齿；花冠黄色、橙色、粉红色至深红色，花冠管两面均有细短毛；雄蕊4，内藏果实圆球形，成熟时紫黑色。全年开花。

【分布生境】分布于云南德宏、保山、西双版纳、普洱等地；常生于海拔80～1500m的海边沙滩、路边及空旷地，庭园有栽培。

【性味、功效与主治】苦，寒；退热，消肿，止痒；用于疟疾，肺结核，淋巴结核，流行性感冒，腮腺炎。

【用法用量】水煎服，干品 30g，鲜品 60g。外用，适量，舂细兑酒外包患处。

【民间经验方】

腮腺炎：马缨丹鲜品，舂细兑酒，外包患处。

【化学成分】带花的全草含脂类、脂肪酸、α-香树脂醇、β-谷甾醇、葡萄糖、麦芽糖、鼠李糖等成分。

【药理作用】有抑制脂质过氧化物形成、显著提高谷胱甘肽过氧化物酶活性等作用。

马蹄香

【佤族名】Gaing kee（埂克）。

【别名】臭狗药、臭药、乌参、大救驾。

【来源】败酱科缬草属植物蜘蛛香 *Valeriana jatamansi* Jones 的全草。

【原植物】植株高 20～70cm。根茎粗厚，块柱状，节密，有浓烈香味；茎 1 至数株丛生。基生叶发达，叶片心状圆形至卵状心形，边缘具疏浅波齿，被短毛或有时无毛，叶柄长为叶片的 2～3 倍；茎生叶不发达，每茎 2 对，有时 3 对，下部的心状圆形，近无柄，上部的常羽裂，无柄。花序为顶生的聚伞花序，苞片和小苞片长钻形，中肋明显，最上部的小苞片常与果实等长；花白色或微红色，杂性；雌花小，不育花药着生在极短的花丝上，位于花冠喉部；雌蕊伸长于花冠之外，柱头深 3 裂；两性花较大，雌雄蕊与花冠等长。瘦果长卵形，两面被毛。花期 5～7 月，果期 6～9 月。

【分布生境】分布于云南南部、西部等地区；生于海拔 2500m 以下山顶草地、林中或溪边。

【性味、功效与主治】苦、辛，温；健胃消食，理气止痛，止泻；用于消化不良，胃痛，腹胀腹痛。

【用法用量】水煎服，15～30g。

【民间经验方】

1. 湿疹，皮肤瘙痒：马蹄香配九里光、芸香草加水煮沸外洗患处。
2. 胃炎：马蹄香 10g，三桠苦 10g，水煎服，每日 2 次。
3. 胃胀痛：马蹄香 15g，草果 1 个（烧焦），水煎服，每日 2 次。

4. 食疗：马蹄香适量，与猪蹄同炖服，可补虚。

【化学成分】根和根茎含挥发性成分，主要为 α - 蒎烯、柠檬烯、1,8- 桉叶素、对 - 聚伞花素、乙酸龙脑酯、龙脑、橙花叔醇、橄榄醇、4- 甲氧基 -8- 戊基 -1- 萘酸、二十烷酸甲酯、乙酰缬草三酯、二氢异缬草三醌、缬草三酯、异戊酰氧基羟基二氢异缬草三酯、缬草苦苷、蒙花苷、异戊酸酯。

【药理作用】有抗焦虑、抗抑郁、抗菌、控制血糖水平、改善胃肠道环境和功能等作用。

马鞭草

【佤族名】Rib aing lig（日不安里）。

【别名】狗牙草、马鞭子、马鞭稍。

【来源】马鞭草科马鞭草属植物马鞭草 *Verbena officinalis* L. 的全草。

【原植物】多年生草本。茎四方形，近基部可为圆形，节和棱上有硬毛。叶片卵圆形至倒卵形或长圆状披针形，基生叶的边缘通常有粗锯齿和缺刻，茎生叶多数 3 深裂，裂片边缘有不整齐锯齿，两面均有硬毛，背面脉上尤多。穗状花序顶生和腋生，细弱，结果时长达 25cm，花小，无柄，最初密集，结果时疏离；苞片稍短于花萼，具硬毛；花萼有硬毛，有 5 脉，脉间凹穴处质薄而色淡；花冠淡紫至蓝色，外面有微毛，裂片 5；雄蕊 4，着生于花冠管的中部，花丝短；子房无毛。果长圆形，外果皮薄，成熟时 4 瓣裂。花期 6 ～ 8 月，果期 7 ～ 10 月。

【分布生境】分布于云南各地；生于海拔 300 ～ 2900m 的路旁、沟边、荒坡、草地。

【性味、功效与主治】苦，凉；清热解毒，利水消肿，活血散瘀；用于尿路感染，尿血，肾炎水肿，流行性感冒，痢疾。

【用法用量】水煎服，15 ～ 30g。孕妇慎用。

【民间经验方】

1. 感冒引起的头痛，全身酸痛：马鞭草根 30g，鬼针草 50g，胡椒 7 粒，丁香 5 粒，生姜片适量，大葱适量，红糖适量，水煎服，每日 1 剂，分 3 次服。

2. 尿道炎：马鞭草根 20g，崩大碗 20g，薏苡仁根 20g，车前草 25g，小狗响铃草 20g，水煎服，每日 1 剂，分 3 次服，通常 3 ～ 5 剂可痊愈。

3. 风热感冒：马鞭草 15g，冰片叶 10g，红糖适量，水煎服，每日 3 次。

4. 疟疾：马鞭草 15g，三台红花 15g，南板蓝 10g，水煎服，每日 3 次。

5. 泌尿系感染：马鞭草 15 ～ 30g，水煎服，每日 3 次。

【化学成分】全草含马鞭草苷、挥发油、鞣质及 5- 羟基马鞭草苷，另含苦杏仁酶等成分。根和茎含水苏糖等成分。叶含腺苷和 β - 胡萝卜素等成分。另外发现该植物含强心苷等成分。

【药理作用】有消炎、止痛、止血、抗菌等作用；所含马鞭草苷对交感神经末梢小量兴奋、大量抑制作用。

天冬

【佤族名】Mgai noung（该农）。

【别名】明天冬。

【来源】百合科天门冬属植物天门冬 *Asparagus cochinchinensis*（Lour.）Merr. 的根。

【原植物】攀缘植物。根在中部或近末端呈纺锤状膨大。茎平滑，常弯曲或扭曲，分枝具棱或狭翅。叶状枝通常每 3 枚成簇，扁平或由于中脉龙骨状而略呈锐三棱形，稍镰刀状；茎上的鳞片状叶基部延伸为硬刺，在分枝上的刺较短或不明显。花通常每 2 朵腋生，淡绿色；花梗关节一般位于中部，有时位置有变化。浆果熟时红色，有 1 颗种子。花期 5 ～ 6 月，果期 8 ～ 10 月。

【分布生境】分布于云南昆明、大理、西双版纳、普洱，以及红河屏边，迪庆维西、德钦、香格里拉等地；生于阴湿的山野林边、草丛或灌木丛中，也有栽培。

【性味、功效与主治】甘、苦，寒；滋阴清热，清肺降火，润燥生津；用于肺结核，疮痈肿毒，肺热，百日咳。

【用法用量】水煎服，15 ～ 20g。

【民间经验方】

1. 肺结核：天冬 15g，百部 15g，鱼子兰 10g，车前草 10g，水煎服，每日 3 次。

2. 肺热：天冬 15g，麦冬 15g，车前草 10g，水煎服，每日 2 次。

3. 食疗：天冬 20g，麦门冬 30g，白萝卜 100g，猪肺 500g，调味料适量，炖服。本方具有滋阴补肺的功效，适用于低热、盗汗之肺结核病患者。

【化学成分】含甾体皂苷、寡糖、葡萄糖、果糖、蔗糖、5- 甲氧基甲基糖醛、β - 谷甾醇、瓜氨酸、天冬酰胺，以及天冬多糖 A、天冬多糖 B、天冬多糖 C、天冬多糖 D 等成分。

【药理作用】有抗菌、抗肿瘤、镇咳祛痰，以及杀灭蚊和蝇幼虫的作用。

天南星

【佤族名】Mgah ra（嘎呀）。

【别名】蛇芋、麻蛇饭。

【来源】天南星科天南星属植物一把伞南星 *Arisaema erubescens*（Wall.）Schott 的块茎。

【原植物】块茎扁球形，表皮黄色，有时淡红紫色。鳞叶绿白色、粉红色，有紫褐色斑纹。叶 1，极稀 2，叶柄中部以下具鞘，鞘部粉绿色，上部绿色，有时具褐色斑块；叶片放射状分裂，裂片无定数；幼株少则 3 ～ 4 枚，多年生植株有多至 20 枚的，常 1 枚上举，余放射状平展，披针形、长圆形至椭圆形，无柄，长渐尖，具线形长尾或否。花序柄比叶柄短，直立，果时下弯或否；佛焰苞绿色，背面有清晰的白色条纹，或淡紫色至深紫色而无条纹，管部圆筒形，喉部边缘截形或稍外卷；檐部通常颜色较深，三角状卵形至长圆状卵形，有时为倒卵形，先端渐狭，略下弯，有线形尾尖或否；肉穗花序单性，花密；雌花序长约 2cm，粗 6 ～ 7mm；各附属器棒状，圆柱形。果序柄下弯或直立，浆果红色；种子 1 ～ 2，球形，淡褐色。花期 5 ～ 7 月，果 9 月成熟。

【分布生境】分布于云南昆明、曲靖、丽江、普洱等地；生于海拔 3200m 以下的林下、灌丛、草坡、荒地。

【性味、功效与主治】苦、辛，温，有毒；祛风散结，消肿止痛；用于疔疮痈肿，毒蛇咬伤，神经性皮炎，慢性面神经麻痹。

【用法用量】水煎服，3 ～ 9g，一般制后用。外用，适量，捣烂敷于患处或捣烂取汁配方搽患处。

【民间经验方】

神经性皮炎：天南星捣烂取汁，配方搽患处。

【化学成分】含皂苷、安息香酸、氨基酸、甘露醇、生物碱、β - 谷甾醇等成分。

【药理作用】有祛痰、镇静、镇痉、镇痛等作用，鲜天南星水提取液对小鼠实验性肿瘤有明显抑制作用。

天绿地红

【佤族名】Rib nkin lag（日木金拉）。

【别名】紫背黄芩、一支箭、挖耳草、夜行草。

【来源】唇形科黄芩属植物异色黄芩 *Scutellaria discolor* Wall. ex Benth. 的全草。

【原植物】多年生草本。根茎匍匐，节上密生纤维状须根。茎上升或直立，四棱形，具槽，密被微柔毛，通常带红色，不分枝或间有花序分叉，近基部具叶且多少木质化，上部无叶。茎叶通常 2 ～ 4 对，罕有 6 ～ 7 对，密集于茎基部如基生叶状，或彼此远离，叶片坚纸质，椭圆形、卵圆形或宽椭圆形，先端浑圆或钝，基部心形或浅心形，边缘具波状圆齿，上面绿色，密被极细的微柔毛间杂有短柔毛，下面绿色或常带紫色，有时灰绿色，被短柔毛，尤以脉上者为甚，侧脉 4 ～ 5 对，与中脉均上面略凹陷下面突出，在叶缘的内方网结，扁平，密被短柔毛；苞叶细小，草质，卵圆形至椭圆形，先端钝，基部圆状截形，无柄或具短柄。花互生或少数在花序下部者对生，组成背腹向的总状花序或因花序分叉而多少呈圆锥状，花葶状；苞片小，狭卵圆形或卵圆形，全缘，被短柔毛；总梗与序轴均密被微柔毛；花梗通常带紫色，密被短柔毛。花萼外被短柔毛及具腺短柔毛，内面无毛，盾片开张，半圆形，被短柔毛，果时增大，盾片高起且外卷，与萼几等长；花冠紫色；冠筒外面疏被短柔毛及具腺短柔毛，内面前方基部被微柔毛或短柔毛，余部无毛，基部成膝曲状，由下向上渐渐增大；冠檐二唇形，外面疏被短柔毛及具腺短柔毛，内面被微柔毛或短柔毛，上唇盔状，先端微凹，下唇中裂片卵状圆形，两侧裂片卵圆形或长圆状卵圆形；子房具瘤。小坚果成熟时褐色或棕褐色，卵状椭圆形，具瘤，腹面中央隆起，其上有一小果脐。花期 6 ～ 11 月，果实渐次成熟。

【分布生境】分布于云南昆明、文山、普洱等地；生于海拔 610 ～ 1800m 间的山地林下、溪边或草坡上。

【性味、功效与主治】苦，寒；解表退热，止咳，清热解毒；用于口腔炎，咽喉肿痛，感冒高热，痈疽疔疮。

【用法用量】水煎服，25 ～ 50g。

【民间经验方】

1. 中耳炎：天绿地红捣汁滴耳。
2. 感冒，高热，肠胃炎，咽喉肿痛，痈疽疔疮：天绿地红 25 ～ 50g，水煎服。

【化学成分】含黄酮类化合物等成分。

【药理作用】有抗肿瘤、调节免疫功能、抗病毒、修复神经等作用。

无花果

【佤族名】Kaox nao（靠脑）。

【别名】明目果、天仙子。

【来源】桑科榕属植物无花果 *Ficus carica* L. 的果实。

【原植物】落叶灌木，多分枝。树皮灰褐色，皮孔明显。小枝直立，粗壮。叶互生，厚纸质，广卵圆形，长宽近相等，通常 3 ～ 5 裂，小裂片卵形，边缘具不规则钝齿，表面粗糙，背面密生细小钟乳体及灰色短柔毛，基部浅心形，基生侧脉 3 ～ 5 条，侧脉 5 ～ 7 对；叶柄粗壮；托叶卵状披针形，红色。雌雄异株，雄花和瘿花同生于一榕果内壁，雄花生内壁口部，花被片 4 ～ 5，雄蕊 3，有时 1 或 5，瘿花花柱侧生，短；雌花花被与雄花同，子房卵圆形，光滑，花柱侧生，柱头 2 裂，线形。榕果单生叶腋，大而梨形，顶部下陷，成熟时紫红色或黄色，基生苞片 3，卵形；瘦果透镜状。花果期 5 ～ 7 月。

【分布生境】分布于云南各地；生于海拔 1800m 左右，或栽培。

【性味、功效与主治】甘，平；清热润肠，散瘀消肿，健胃清肠；用于肠燥便秘，筋骨疼痛，喉痒，乳汁不下，急性胃肠炎。

【用法用量】水煎服，25 ～ 50g，或泡酒内服。外用，鲜品适量，捣烂敷于患处。

【民间经验方】

1. 筋骨疼痛：无花果鲜品适量，捣烂敷于患处。

2. 食疗：①无花果鲜果 2 枚，鱼腥草 20g，猪肺 1 个，炖服，用于肺热咳嗽。②无花果根或果实炖猪瘦肉服，用于筋骨疼痛。③无花果 30g，羊乳适量，乌贼骨适量或无花果 5 个，阳雀花根 30g，炖肉服，用于乳汁不下，缺乳。④无花果 60g，奶浆藤 30g，炖猪脚服，用于缺乳。

【化学成分】果实含有机酸类，其中有大量枸橼酸，少量延胡索酸、琥珀酸、丙二酸、奎宁酸、莽草酸。此外还含 B 族维生素及无花果朊酶。挥发油中有补骨脂素、佛手柑内酯等成分。

【药理作用】有抗肿瘤、抑菌、降血压、缓泻、助消化、溶解寄生虫等作用。

无根藤

【佤族名】 Hnu gon ndoui（奴公兑）。

【别名】 无头草、无爷藤、金丝藤、无头藤、无娘藤。

【来源】 樟科无根藤属植物无根藤 *Cassytha filiformis* L. 的全草。

【原植物】 寄生缠绕草本，借盘状吸根攀附于寄主植物上。茎线形，绿色或绿褐色，稍木质，幼嫩部分被锈色短柔毛，老时毛被稀疏或变无毛。叶退化为微小的鳞片。穗状花序，密被锈色短柔毛；苞片和小苞片微小，宽卵圆形，褐色，被缘毛。花小，白色，无梗。花被裂片 6，排成二轮，外轮 3 枚小，圆形，有缘毛，内轮 3 枚较大，卵形，外面有短柔毛，内面几无毛；子房卵珠形，几无毛，花柱短，略具棱，柱头小，头状。果小，卵球形，包藏于花后增大的肉质果托内，但彼此分离，顶端有宿存的花被片。花果期 5 ～ 12 月。

【分布生境】 分布于云南南部；生于海拔 980 ～ 1600m 的山坡灌丛或疏林中。

【性味、功效与主治】 甘、微苦，凉，有小毒；清热利湿，消炎止痛，凉血止血；用于急性黄疸型肝炎，泌尿系统结石，肾炎水肿，感冒发热，疟疾。

【用法用量】 水煎服，15 ～ 25g。

【民间经验方】

急性黄疸型肝炎：无根藤 15g，龙胆草 15g，青叶胆 10g，水煎服。

【化学成分】 含无根藤碱、无根藤定碱、六驳碱和南天宁碱等。

【药理作用】 有抗菌作用。

云实

【佤族名】 Si gu（洗沽）、Kaox pag gloung（考帕共）。

【别名】 药王子、铁场豆、马豆、水皂角、天豆。

【来源】 豆科云实属植物云实 *Biancaea decapetala*（Roth）O. Deg. 的种子。

【原植物】 藤本。树皮暗红色；枝、叶轴和花序均被柔毛和钩刺。二回羽状复叶长 20 ～ 30cm；羽片 3 ～ 10 对，对生，具柄，基部有刺 1 对；小叶 8 ～ 12 对，膜质，长圆形，长 10 ～ 25mm，宽 6 ～ 12mm，两端近圆钝，两面均被短柔毛，老时渐无毛；托叶小，斜卵形，先端渐尖，早落。总状花序顶生，直立，长 15 ～ 30cm，具多花；总花梗多刺；花梗长 3 ～ 4cm，被毛，在花萼下具关节，故花易脱落；萼片5，长圆形，被短柔毛；花瓣黄色，膜质，圆形或倒卵形，长10～12mm，盛开时反卷，基部具短柄；雄蕊与花瓣近等长，花丝基部扁平，下部被绵毛；子房无毛。荚果长圆状舌形，长6～12cm，宽2.5～3cm，脆革质，栗褐色，无毛，有光泽，沿腹缝线膨胀成狭翅，成熟时沿腹缝线开裂，先端具尖喙；种子6～9颗，椭圆状，长约11mm，宽约6mm，种皮棕色。花果期4～10月。

【分布生境】分布于云南各地；生于海拔700～1500（～2300）m的山坡灌丛中及平原、丘陵、河旁等地。

【性味、功效与主治】辛、苦，温；祛风除湿，解毒消肿，止痢杀虫；用于风寒感冒。

【用法用量】水煎服，9～30g。

【民间经验方】

风寒感冒：云实根、紫苏叶各9g，白芷、川芎各6g，水煎服。

【化学成分】含多种卡山烷型二萜、油脂、鞣质等成分。

【药理作用】有抗寄生虫、抗肿瘤、调节免疫功能等作用。

云南五味子

【佤族名】Blix nblaeng lig（不李板里）。

【别名】吊山花椒、山花椒、白五味子、五香血藤、吊吊香。

【来源】木兰科五味子属植物滇五味子 *Schisandra henryi* subsp. *yunnanensis*（A. C. Smith）R. M. K. Saunders 的果实、藤茎。

【原植物】落叶本质藤本。小枝扭曲，稍具纵棱，散生长圆形皮孔。单叶互生；叶近革质；叶片阔卵形，先端渐尖或急尖，基部阔楔形至平截，全缘或微波状，上面绿色，无毛，散布粉白色斑晕，下面粉绿色，稍带白霜。花单性，雌雄异株；单生于叶腋；花黄色；花被片8～10，稀13；雄蕊多数，分离，3～4列；雌蕊心皮多数，近球形。聚合果，熟后红色。种子种皮有明显瘤状突起。花期5～6月，果期7～10月。

【分布生境】分布于云南南部；生于海拔1100～2300m的阔叶林中。

【性味、功效与主治】果实酸，温；藤茎苦、辛，温；散瘀消肿，收敛生津；用于跌打损伤，神经衰弱，妇科病。

【用法用量】水煎服，藤茎10～20g，果实5～10g。

【民间经验方】

1. 保肝：云南五味子果实 5g，水泡服，每日 2 次。

2. 自汗：云南五味子果实 10g，麦芽 10g，龙眼肉 10g，大枣 3 个，冰糖适量，水煎服，每日 1 次。

3. 风湿骨痛：云南五味子藤 15g，七叶莲 15g，三条筋 10g，防风 10g，生姜 3 片，水煎服，每日 3 次。

4. 乳腺炎：云南五味子鲜叶捣烂外敷于患处。

5. 食疗：云南五味子根 30g，野花椒 20g，鸡 1 只，取药液煮鸡肉服食，用于产后贫血、产后虚弱、缺铁性贫血。

【化学成分】含木脂素、苹果酸、柠檬酸、酒石酸、多糖、挥发油等成分。

【药理作用】有调节脂代谢、肝脏解毒、调节免疫功能、保护心血管等作用。

云南松

【佤族名】Kao ji（考机）。

【别名】青松、飞松、长毛松。

【来源】松科松属植物云南松 *Pinus yunnanensis* Franch. 的寄生松节油、松香、松花粉等。

【原植物】乔木。树皮褐灰色，深纵裂，裂片厚或裂成不规则的鳞状块片脱落。枝开展，稍下垂。一年生枝粗壮，淡红褐色，无毛，二、三年生枝上苞片状的鳞叶脱落露出红褐色内皮。冬芽圆锥状卵圆形，粗大，红褐色，无树脂，芽鳞披针形，先端渐尖，散开或部分反曲，边缘有白色丝状毛齿。针叶通常 3 针一束，稀 2 针一束，常在枝上宿存三年，先端尖，背腹面均有气孔线，边缘有细锯齿；横切面扇状三角形或半圆形，二型皮下层细胞，第一层细胞连续排列，其下有散生细胞，树脂道约 4 ～ 5 个，中生与边生并存（中生者通常位于角部）；叶鞘宿存。雄球花圆柱状，生于新枝下部的苞腋内，聚集成穗状。球果成熟前绿色，熟时褐色或栗褐色，圆锥状卵圆形，有短梗；中部种鳞矩圆状椭圆形，鳞盾通常肥厚、隆起，稀反曲，有横脊，鳞脐微凹或微隆起，有短刺；种子褐色，近卵圆形或倒卵形，微扁；子叶 6 ～ 8 枚，边缘具疏毛状细锯齿；初生叶窄条形，较柔软。花期 4 ～ 5 月，球果于次年 10 月成熟。

【分布生境】分布于云南各地；生于海拔 1000 ～ 2800m 的山坡上。

【性味、功效与主治】苦，温；消炎解毒；用于肾炎。

【用法用量】水煎服，干品 25 ～ 50g，或泡酒内服；鲜品适量，捣烂敷于患处。

【民间经验方】

肾炎：云南松上寄生 25g，水煎服。

【化学成分】松节油含 α - 蒎烯和 β - 蒎烯及少量左旋莰烯、二戊烯等成分。松香含松香酸酐及游离的松香酸、树脂烃、槲皮素、山柰醇的苷和苦味物质等成分。松花粉含油脂和色素等成分。

【药理作用】有镇痛、抗炎、镇咳、祛痰、抗突变、降血脂、降血压、抑菌等作用。

云南移校

【佤族名】Kaox mang gog（考麻果）。

【别名】云南移果、酸木瓜。

【来源】蔷薇科移校属植物云南移校 *Docynia delavayi*（Franch.）C. K. Schneid. 的果实、树皮。

【原植物】常绿乔木。枝条稀疏；小枝粗壮，圆柱形，幼时密被黄白色绒毛，逐渐脱落，红褐色，老枝紫褐色。冬芽卵形，先端渐尖，鳞片外被柔毛。叶片披针形或卵状披针形，先端急尖或渐尖，基部宽楔形或近圆形，全缘或稍有浅钝齿，上面无毛，深绿色，革质，有光泽，下面密被黄白色绒毛；叶柄密被绒毛；托叶小，披针形，早落。花 3 ～ 5 朵，丛生于小枝顶端；花梗短粗，近于无毛，果期伸长，密被绒毛；苞片膜质，披针形，早落；花萼筒钟状，外面密被黄白色绒毛；萼片披针形或三角披针形，先端渐尖或急尖，全缘，比萼筒稍短，内外两面均密被绒毛；花瓣宽卵形或长圆倒卵形，基部有短爪，白色；雄蕊 40 ～ 45，花丝长短不等，比花瓣短约 1/3；花柱 5，基部合生并密被绒毛，与雄蕊近等长或稍短，柱头棒状。果实卵形或长圆形，黄色，幼果密被绒毛，成熟后微被绒毛或近于无毛，通常有长果梗，外被绒毛；萼片宿存，直立或合拢。花期 3 ～ 4 月，果期 5 ～ 6 月。

【分布生境】分布于云南各地；生于海拔 1000 ～ 3000m 的山谷、溪旁或灌丛中。

【性味、功效与主治】树皮苦、涩，凉；收敛，杀菌；用于烧烫伤，黄水疮，湿疹，腹泻，赤白痢疾。果酸，凉；舒筋活络，祛风除湿；用于风湿骨痛。

【用法用量】水煎服，适量。外用，适量，熬膏涂患处。

【民间经验方】

1. 烧烫伤，黄水疮，湿疹：云南移栐树皮适量，熬膏涂患处。

2. 烫伤：云南移栐鲜果 1000g，切片，放入大锅内烧煮至熟烂，去渣汤浓缩成浆糊，在伤口处涂搽，每日 2 ～ 3 次，对大面积烧伤可获得良好效果。

3. 食疗：①云南移栐树皮 15g，红糖适量，水煎服。②移栐果适量，用冷开水浸泡，放一定量红糖，发酵成醋，可开胃降压。

【化学成分】果实含多种维生素、氨基酸及植物多酚等成分；树皮含黄酮类化合物等成分。

【药理作用】有镇痛、抗炎、抗肿瘤、抗氧化等作用。

云南萝芙木

【佤族名】Si ndah mad（西大玛）。

【别名】勒毒、辣多（傣语）、矮陀陀。

【来源】夹竹桃科萝芙木属植物萝芙木 *Rauvolfia verticillata*（Lour.）Baill. 的根。

【原植物】灌木，除花冠筒内面被长柔毛外，其余皆无毛。茎麦秆色或灰白色，被稀疏的皮孔。叶膜质，椭圆形或披针状椭圆形，先端长渐尖，基部楔形；中脉在叶面微凹，在叶背凸起，侧脉两面明显，12 ～ 17 对，不伸至叶缘。聚伞花序，花稠密，多达 150 朵；总花梗 4 ～ 9 条，从上部小枝的腋间生出；花萼钟状，裂片 5 枚；花冠白色，花冠筒中央膨大，内面密被长柔毛，裂片广卵形，长宽约相等；雄蕊着生于花冠筒膨大处，花药背部着生；花盘环状，高达子房的一半；子房由 2 个离生心皮所组成，花柱圆柱状，柱头棒状，基部具一环状薄膜。核果红色，扁平，椭圆形。花期 3 ～ 12 月，果期 5 月至翌年春季。

【分布生境】分布于云南普洱，以及西双版纳景洪、勐海，文山西畴，红河屏边等地；生于海拔 600 ～ 1300m 的亚热带山地林下、山坡草丛或灌木丛中，有栽培。

【性味、功效与主治】苦，寒；降压，退热，止痛；用于高血压，疟疾，急性胃肠炎，毒蛇咬伤。

【用法用量】水煎服，12 ～ 15g。

【民间经验方】

高血压：云南萝芙木 15g，水煎服。

【化学成分】含利血平、萝芙木碱、蛇根碱、育亨宾等多种生物碱。

【药理作用】有降血压、减慢心率、镇定、终止中期妊娠等作用。

木姜子

【佤族名】Kaox si laex（考西乐）。

【别名】山胡椒、木香子、木樟子、山姜子。

【来源】樟科木姜子属植物山鸡椒 *Litsea cubeba*（Lour.）Pers. 的根、叶、果实、茎皮、花。

【原植物】落叶灌木或小乔木。幼树树皮黄绿色，光滑，老树树皮灰褐色。小枝细长，绿色，无毛，枝、叶具芳香味。顶芽呈圆锥形，外面具柔毛。叶互生，披针形或长圆形，先端渐尖，基部楔形，纸质，上面深绿色，下面粉绿色，两面均无毛，羽状脉，侧脉每边 6 ～ 10 条，纤细，中脉、侧脉在两面均突起；叶柄纤细，无毛。伞形花序单生或簇生，总梗细长；苞片边缘有睫毛；每一花序有花 4 ～ 6 朵，先叶开放或与叶同时开放，花被裂片 6，宽卵形；能育雄蕊 9，花丝中下部有毛，第 3 轮基部的腺体具短柄；退化雌蕊无毛；雌花中退化雄蕊中下部具柔毛；子房卵形，花柱短，柱头头状。果近球形，无毛，幼时绿色，成熟时黑色，果梗先端稍增粗。花期 2 ～ 3 月，果期 7 ～ 8 月。

【分布生境】分布于云南大部分地区；生于海拔 100 ～ 2900m 的疏林中。

【性味、功效与主治】辛、苦、辣，温；祛风散寒，理气止痛；用于胃寒腹痛，寒疝腹痛，呕吐泄泻。

【用法用量】水煎服，15 ～ 30g。

【民间经验方】

1. 流行性感冒，胃痛，消化不良：木姜子根 15 ～ 30g，果实 3 ～ 9g，水煎服。

2. 风湿骨痛，跌打损伤：木姜子鲜叶适量，捣烂敷于患处。

3. 食疗：①木姜子果实适量，与鱼及其他佐料共煮，健脾开胃。②木姜子果实与蒜、姜、辣椒、酱油、醋等共同凉拌，开胃理气。

【化学成分】鲜果含挥发油、脂肪油；主要成分为柠檬醛、柠檬烯、芳樟醇、甲基庚烯酮、α - 蒎烯、樟烯、对聚伞花素等；脂肪油的不皂化物中有谷甾醇。叶含挥发油很少，主要含桉叶素、丁香烯、乙酸龙脑脂、柠檬烯、γ - 榄香烯、乙酸香叶酯等成分。

【药理作用】果有抗血小板聚集、抗心肌缺血和心肌梗死、平喘和抗过敏、抗菌、溶石等作用。叶有抑菌和祛痰的作用。

木紫珠

【佤族名】Kaox si oui bai yong（考昔畏败勇）。

【别名】大树紫珠、紫珠树。

【来源】唇形科紫珠属植物木紫珠 *Callicarpa arborea* Roxb. 的根、叶。

【原植物】乔木。幼枝呈四棱形，叶柄、花序均密生黄褐色粉状分枝茸毛。叶对生；叶柄粗壮，上面有沟槽；叶片革质，椭圆形或长椭圆形，顶端渐尖，基部楔形、宽楔形或钝圆，表面深绿色，具光泽，幼时有毛，老后脱落，背面密生黄褐色星状茸毛，边缘近全缘；侧脉 8 ～ 10 对。聚伞花序 6 ～ 8 次分歧；花序梗四棱形，长于或等于叶柄，具线形小苞片；花萼杯状，萼齿 4 裂，钝三角形或不明显，外面密生灰白色星状茸毛；花冠先端 4 裂，紫色至淡紫色，有细毛。果实球形，成熟时紫褐色，干后变黑色。花期 5 ～ 7 月，果期 8 ～ 12 月。

【分布生境】分布于云南中南部、东南部；生于海拔 100 ～ 1800m 的次生林中。

【性味、功效与主治】苦，平；凉血，止血，消炎止痛；用于外伤出血，消化道出血，妇女崩漏。

【用法用量】水煎服，15 ～ 30g。外用，适量，研粉敷于患处。

【民间经验方】

外伤出血，消化道出血，妇女崩漏：木紫珠 15 ～ 30g，水煎服。

【化学成分】地上部分含地黄苷、异地黄苷、丁香酸、桦木醇、乌苏酸、叶黄素、谷甾醇、胡萝卜苷等成分。叶含马斯里酸、齐墩果酸、熊果酸、表羽扇豆醇、羽扇豆醇乙酸酯、β - 香树脂醇乙酸酯、β - 谷甾醇乙酸酯、乙酸甲酯及 β - 谷甾醇等成分。树皮中含白桦脂酸甲酯和降香萜烯醇等成分。

【药理作用】有抗肿瘤、抗真菌、抗纤维化等作用。

木蝴蝶

【佤族名】Dei ndag si vai（歹答西腕）。

【别名】破故纸、王蝴蝶、千层纸、土黄柏、兜铃、海船、刀壳树。

【来源】紫葳科木蝴蝶属植物木蝴蝶 *Oroxylum indicum*（L.）Kurz 的树皮。

【原植物】直立小乔木。树皮灰褐色。大型奇数 2 ～ 3（～ 4）回羽状复叶，着生于茎干近顶端；小叶三角状卵形，顶端短渐尖，基部近圆形或心形，偏斜，两面无毛，全缘，叶片干后发蓝色，侧脉 5 ～ 6 对网脉在叶下面明显。总状聚伞花序顶生，粗壮；花大、紫红色；花萼钟状，紫色，膜质，果期近木质，光滑，顶端平截，具小苞片；花冠肉质；檐部下唇 3 裂，上唇 2 裂，裂片微反折，花冠在傍晚开放，有恶臭气味；雄蕊插生于花冠筒中部，花丝微伸出花冠外，花丝基部被绵毛，花药椭圆形，略叉开；花盘大，肉质，5 浅裂；花柱柱头 2 片开裂。蒴果木质，常悬垂于树梢，2 瓣开裂，果瓣具有中肋，边缘肋状凸起；种子多数，圆形，连翅长 6 ～ 7cm，宽 3.5 ～ 4cm，周翅薄如纸，故有千张纸之称。

【分布生境】分布于云南西双版纳、德宏、普洱、临沧，以及红河河口、文山西畴等地；生于海拔 500 ～ 900m 的热带及亚热带低丘河谷密林，以及公路边丛林中，常单株生长；亦有栽培。

【性味、功效与主治】苦、甘，平；清热解毒，消炎，凉血；用于肝炎，膀胱炎，胃肠炎，痈疮溃烂。

【用法用量】水煎服，适量。外用，捣烂敷于患处。

【民间经验方】

1. 膀胱炎：木蝴蝶适量，与车前草等配伍，水煎服。

2. 食疗：①木蝴蝶 30g，薄荷 6g，糯米 50g，冰糖适量，先煎木蝴蝶，后下薄荷，煎取药汁，去渣，并用糯米煮成稀粥，将熟时加入上述药汁及冰糖，再煮 1 ～ 2 沸即成，可清热利咽。②双花 3g，麦冬 3g，木蝴蝶 3g，胖大海 3g，生甘草 3g，开水冲泡频服，用于咽喉肿痛。③木蝴蝶 10g，薄荷 3g，玄参 10g，麦冬 10g，蜂蜜 20g，加水适量，文火煮 15 分钟，去渣取汁，兑入蜂蜜，继续加热至沸，稍温频服，可养阴生津。

【化学成分】含黄芩苷元。

【药理作用】黄芩苷元有抗炎、抗变态反应、利尿、利胆、降胆固醇的作用。

五指毛桃

【佤族名】Kaox si npom（考斯波）。

【别名】五指牛奶、土黄芪、土五加皮、五爪龙、母猪奶、南芪。

【来源】桑科榕属植物粗叶榕 *Ficus hirta* Vahl 的根、果实。

【原植物】灌木或小乔木。嫩枝中空，小枝、叶和榕果均被金黄色开展的长硬毛。叶互生，纸质，多型，长椭圆状披针形或广卵形，边缘具细锯齿，有时全缘或3～5深裂，先端急尖或渐尖，基部圆形、浅心形或宽楔形，表面疏生贴伏粗硬毛，背面密或疏生开展的白色或黄褐色绵毛和糙毛，基生脉3～5条，侧脉每边4～7条；托叶卵状披针形，膜质，红色，被柔毛。榕果成对腋生或生于已落叶枝上，球形或椭圆球形，无梗或近无梗，幼时顶部苞片形成脐状凸起，基生苞片卵状披针形，膜质，红色，被柔毛；雌花果球形，雄花及瘿花果卵球形，无柄或近无柄，幼嫩时顶部苞片形成脐状凸起，基生苞片早落，卵状披针形，先端急尖，外面被贴伏柔毛；雄花生于榕果内壁近口部，有柄，花被片4，披针形，红色。瘦果椭圆球形，表面光滑，花柱贴生于一侧微凹处，细长，柱头棒状。

【分布生境】分布于云南西双版纳，以及德宏盈江、红河绿春；生于海拔540～1520m的村寨附近或山坡林边，有时附生它树。

【性味、功效与主治】甘、酸，温；祛风湿，祛瘀消肿，补血下乳；用于跌打损伤，关节肿痛，产后缺乳。

【用法用量】水煎服，15～20g。

【民间经验方】

1. 骨折：五指毛桃适量，配糯米藤、小铜锤、车前草、大接骨丹等，诸药鲜品捣烂敷于患处后，外层再用松明薄片包扎固定。

2. 食疗：①五指毛桃60g，乌骨鸡1只（约500g），加水适量，煮至烂熟，用盐调味，温热服食，用于各种癌症化疗期间短气乏力、纳差消瘦者。②五指毛桃根适量，猪蹄1只，白酒适量为引，加水炖服，用于风湿关节痛。

【化学成分】含氨基酸、糖类、甾体、香豆素等成分。

【药理作用】有止咳、抑菌等作用。

少花龙葵

【佤族名】Bai di kao（白地考）。

【别名】美洲龙葵、龙葵。

【来源】茄科茄属植物少花龙葵 *Solanum americanum* Mill. 的全草。

【原植物】纤弱草本。茎无毛或近于无毛。叶薄，卵形至卵状长圆形，先端渐尖，基部楔形下延至叶柄而成翅，叶缘近全缘，波状或有不规则的粗齿，两面均具疏柔毛，有时下面近于无毛；叶柄纤细，具疏柔毛。花序近伞形，腋外生，纤细，具微柔毛，着生1～6朵花，花小；萼绿色，5裂达中部，裂片卵形，先端钝，具缘毛；花冠白色，筒部隐于萼内，冠檐5裂，裂片卵状披针形；子房近圆形。浆果球状，幼时绿色，成熟后黑色；种子近卵形，两侧压扁。几乎全年开花结果。

【分布生境】分布于云南德宏，以及红河河口，西双版纳景洪、勐腊等地；生于海拔100～1400m的菜地沟边、溪边、密林阴湿处、林缘、荒地。

【性味、功效与主治】苦，寒；清热解毒；用于感冒，发热，牙痛，喉痛，咳嗽，失眠，高血压，疮痈肿毒。

【用法用量】水煎服，15～30g。外用，适量，捣烂敷于患处。

【民间经验方】

1. 疮痈肿毒：少花龙葵适量，捣烂敷于患处。

2. 食疗：少花龙葵的嫩叶可作蔬菜食用，煮汤、素炒、凉拌，可清热解毒。

【化学成分】含龙葵碱、澳洲茄胺、龙葵定碱、皂苷、维生素C、树脂等成分。

【药理作用】有抗炎、升高血糖、祛痰、镇咳、抑菌等作用。

日本薯蓣

【佤族名】Houmlung 翁路。

【别名】野山药、野白菇。

【来源】薯蓣科薯蓣属日本薯蓣 *Dioscorea japonica* Thunb. 的块根。

【原植物】缠绕草质藤本。块茎长圆柱形，垂直生长，外皮棕黄色，干时皱缩，断面白色，或有时带黄白色。茎绿色，有时带淡紫红色，右旋。单叶，在茎下部的互生，中部以上的对生；叶片纸质，变异大，通常为三角状披针形、长椭圆状狭三角形至长卵形，有时茎上部的为线状披针形至披针形，下部的为宽卵心形，顶端长渐尖至锐尖，基部心形至箭形或戟形，有时近截形或圆形，全缘，两面无毛；叶腋内有各种大小形状不等的珠芽。雌雄异株；雄花序为穗状花序，近直立，2至数个或单个着生于叶腋；雄花绿白色或淡黄色，花被片有紫色斑纹，外轮为宽卵形，内轮为卵状椭圆形，稍小；雄蕊6。雌花序为穗状花序，1～3个着生于叶腋；雌花的花被片为卵形或宽卵形，6个退化雄蕊与花被片对生。蒴果不反折，三棱状扁圆形或三棱状圆形；种子着生于每室中轴中部，四周有膜质翅。花期5～10月，果期7～11月。

【分布生境】分布于云南永善等地；生于海拔150～1200m的向阳山坡、山谷、溪沟边、路旁的杂木林下或草丛中。

【性味、功效与主治】甘，平；健脾补肺，益胃补肾；用于急性胃肠炎，腹泻。

【用法用量】水煎服，9 ～ 18g。

【民间经验方】

急性肠炎腹泻：日本薯蓣 15g，配伍黄连等药，水煎服。

【化学成分】含甾体皂苷类、黄酮类、二萜类、二苯乙烷（烯）类、菲类、二苯庚烷类、苯丙素类、蒽醌类化合物，以及含氮化合物、有机酸、酯等成分。

【药理作用】有降血压、增强免疫、加强白细胞的吞噬等作用。

水冬瓜树

【佤族名】Kaox nao（考脑）。

【别名】蟆木、梨仔、冬瓜树。

【来源】桦木科桤木属植物尼泊尔桤木 *Alnus nepalensis* D.Don. 的树皮。

【原植物】乔木。树皮灰色或暗灰色，平滑。枝条暗褐色，无毛。幼枝褐色，疏被黄色短柔毛或近无毛。芽具柄，具 2 枚芽鳞，光滑。叶厚纸质，倒卵状披针形、倒卵形、椭圆形或倒卵状矩圆形，顶端骤尖或锐尖，较少渐尖，基部楔形或宽楔形，很少近圆形，边缘全缘或具疏细齿，上面绿色，微光亮，无毛，下面粉绿色，密生腺点，幼时疏被长柔毛，以后沿脉被黄色短柔毛，脉腋间具簇生的髯毛，侧脉 8 ～ 16 对；叶柄粗壮，近无毛。雄花序多数，排成圆锥状，下垂。果序多数，呈圆锥状排列，矩圆形；序梗短；果苞木质，宿存，顶端圆，具 5 枚浅裂片；小坚果矩圆形，膜质翅宽为果的 1/2，较少与之等宽。

【分布生境】分布于云南各地；生于海拔 500 ～ 3600m 的湿润坡地或沟谷台地林中，有时组成纯林。

【性味、功效与主治】苦、涩，平；清热解毒，消炎，利尿，接骨，止泻；用于黄疸型肝炎，骨折，腹泻，痢疾。

【用法用量】水煎服，10 ～ 30g。外用，鲜品捣烂外敷于患处。

【民间经验方】

1. 腹泻：水冬瓜树 15g，金花果 15g，土茯苓 15g，水煎服，每日 3 次。

2. 黄疸型肝炎：水冬瓜树 100g，黄牛肉 300g，取鲜皮刮掉外层，切片，牛肉切小块煮烂食肉喝汤，每日 1 剂，分 3 次服用。

3. 膀胱炎：水冬瓜树树根 30g，羊耳菊根 30g，响铃草 10g，水煎服，每日

3次。

【化学成分】树皮及木质部含β-谷甾醇，以及五环三萜类、黄酮类、糖类等化合物。

【药理作用】有抗肿瘤、抗真菌、抗细菌、抗肝纤维化、抗肺纤维化等作用。

水红木

【佤族名】Kaox dou hmai（考豆买）。

【别名】羊脆骨、黑油果、揉揉白、揉白叶。

【来源】忍冬科荚蒾属植物水红木 *Viburnum cylindricum* Buch.–Ham. ex D. Don 的皮、叶、根。

【原植物】常绿灌木或小乔木。枝带红色或灰褐色，散生小皮孔，小枝无毛或初时被簇状短毛。冬芽有1对鳞片。叶革质，椭圆形至矩圆形或卵状矩圆形，顶端渐尖或急渐尖，基部渐狭至圆形，全缘或中上部疏生少数钝或尖的不整齐浅齿，通常无毛，下面散生带红色或黄色微小腺点（有时扁化而类似鳞片），近基部两侧各有1至数个腺体，侧脉3～5（～18）对，弧形；叶柄无毛或被簇状短毛。聚伞花序伞形式，顶圆形，无毛或散生簇状微毛，连同萼和花冠有时被微细鳞腺，总花梗第一级辐射枝通常7条，苞片和小苞片早落，花通常生于第三级辐射枝上；萼筒卵圆形或倒圆锥形，有微小腺点，萼齿极小而不显著；花冠白色或有红晕，钟状有微细鳞腺，裂片圆卵形，直立；雄蕊高出花冠约3mm，花药紫色，矩圆形。果实先红色后变蓝黑色，卵圆形；核卵圆形，扁；有1条浅腹沟和2条浅背沟。花期6～10月，果熟期10～12月。

【分布生境】除滇南热区外，云南各地均有分布；生于海拔1120～3200m的阳坡常绿阔叶林或灌丛中。

【性味、功效与主治】微苦，凉；清热解毒；用于皮肤瘙痒。

【用法用量】外用，适量，水煎洗患处。

【民间经验方】

1. 皮肤瘙痒：水红木适量，与九里光、血满草、木贼、金竹叶等煎汤外洗患处。

2. 跌打损伤：水红木根30～60g，泡酒服。

【化学成分】叶含穗花杉双黄酮、芹菜素等成分。

【药理作用】有抗骨质疏松、抗肿瘤、调节肠道菌群等作用。

水芹菜

【佤族名】Daex grei（歹滚）。

【别名】水英、野芹菜、细叶水芹。

【来源】伞形科水芹属植物水芹 *Oenanthe javanica*（Bl.）DC. 的地上部分。

【原植物】多年生草本。茎直立或基部匍匐。基生叶有柄，柄长达 10cm，基部有叶鞘；叶片轮廓三角形，一至二回羽状分裂，末回裂片卵形至菱状披针形，边缘有牙齿或圆齿状锯齿；茎上部叶无柄，裂片和基生叶的裂片相似，较小。复伞形花序顶生，花序梗长 2 ～ 16cm；无总苞；伞辐 6 ～ 16，不等长，直立和展开；小总苞片 2 ～ 8，线形；小伞形花序有花 20 余朵；萼齿线状披针形，长与花柱基相等；花瓣白色，倒卵形，有一长而内折的小舌片。果实近于四角状椭圆形或筒状长圆形，侧棱较背棱和中棱隆起，木栓质，分生果横剖面近于五边状的半圆形；每棱槽内油管 1，合生面油管 2。花期 6 ～ 7 月，果期 8 ～ 9 月。

【分布生境】分布于云南昭通、大理、昆明、西双版纳、文山，以及迪庆维西、怒江贡山等地；生于海拔 1000 ～ 2800m 的沼泽、潮湿低洼处及河沟边。

【性味、功效与主治】甘、辛，凉；清热，镇静，降压利水；用于高血压，神经衰弱失眠，水肿，淋病，跌打伤肿，无名肿痛，风湿痛。

【用法用量】水煎服，30 ～ 60g，或捣汁。外用，适量。

【民间经验方】

1. 高血压：水芹菜 30g，桑树寄生 27g，冰糖 20g，棕树根 30g，包谷须 30g，均取鲜品，切细，水煎服，每日 1 剂，分 3 次服。

2. 高血压：水芹菜 60g，棕树根 50g，包谷须 50g，桑树枝 50g，冰糖 50g，取鲜品或干品，洗净，水煎服，每日 1 剂，分 3 次服，3 ～ 5 剂为一疗程。

3. 神经衰弱失眠症：水芹菜 60g，冰糖 50g，取鲜品洗净，水煎服，每日 3 次。

4. 跌打伤肿，无名肿痛，风湿痛：水芹菜 50g，金银花根 50g，蓖麻叶 30g，炮仗果根 30g，夜蝴蝶花根 30g，血满草根 50g，桃树寄生 30g，包谷酒少许。以上药物均取鲜品，洗净，切细，捣烂成泥状，加酒拌匀，文火上加热取出放入布袋里压扁敷于患处，每日换药 1 次。

5. 食疗：水芹菜可生拌或炒食，有清热、降压的功效。

【化学成分】含 α - 蒎烯、β - 蒎烯、月桂烯、异松油烯、丁香油酚、异鼠李黄素、槲皮素、金丝桃苷、阿魏酸、水芹素等成分。

【药理作用】有降血糖、抗炎、抗多重耐药菌感染、修复胰岛功能等作用。

水茄

【佤族名】Gad soung ding（噶松顶）。

【别名】一扭茄木、天茄子、野茄子、刺茄、青茄、乌凉。

【来源】茄科茄属植物水茄 *Solanum torvum* Swartz 的根。

【原植物】灌木。小枝、叶下面、叶柄及花序柄均被具长柄，短柄或无柄稍不等长 5～9 分枝的尘土色星状毛。小枝疏具基部宽扁的皮刺，皮刺淡黄色，基部疏被星状毛，尖端略弯曲。叶单生或双生，卵形至椭圆形，先端尖，基部心脏形或楔形，两边不相等，边缘半裂或作波状，裂片通常 5～7，上面绿色，毛被较下面薄，分枝少（5～7）的无柄的星状毛较多，分枝多的有柄的星状毛较少，下面灰绿，密被分枝多而具柄的星状毛；中脉在下面少刺或无刺，侧脉每边 3～5 条，有刺或无刺。叶柄具 1～2 枚皮刺或不具。伞房花序腋外生，2～3 歧，毛被厚，总花梗长 1～1.5cm，具 1 细直刺或无，花梗被腺毛及星状毛；花白色；萼杯状，外面被星状毛及腺毛，端 5 裂，裂片卵状长圆形，先端骤尖；花冠辐形，直径约 1.5cm，筒部隐于萼内，端 5 裂，裂片卵状披针形，先端渐尖，外面被星状毛。浆果黄色，光滑无毛，圆球形，宿萼外面被稀疏的星状毛；种子盘状。全年均开花结果。

【分布生境】分布于云南东南部、南部及西南部；生于海拔 200～1650m 的热带气候区域的路旁、荒地、灌木丛中、沟谷及村庄附近等潮湿地方。

【性味、功效与主治】辛，凉，有小毒；散瘀，消肿，止痛；用于跌打瘀痛，腰肌劳损，胃痛，牙痛。

【用法用量】水煎服，干品 9～15g。外用，捣碎敷于患处。

【民间经验方】

1. 胃病，胃肠绞痛：水茄 9g，茄子根 9g，水煎服，每日 3 次。
2. 牙痛：水茄 9～15g，煎服或碾粉撒于痛处。
3. 感冒：水茄 9g，假叶树 9g，水煎服。
4. 食疗：水茄根适量泡酒服，用于腰肌劳损。

【化学成分】含圆锥茄碱等成分。

【药理作用】有抗炎、止咳化痰、抑菌的作用。其所含生物碱可使中枢神经兴奋，引起狂躁、谵妄，甚至惊厥；可使眼压升高而致视物模糊。

水麻

【佤族名】Kaox si uad（靠西外）。

【别名】野麻、麻杆果、水麻柳。

【来源】荨麻科水麻属植物水麻 *Debregeasia orientalis* C. J. Chen 的根、叶。

【原植物】灌木。小枝有贴生或近贴生的短毛。叶片纸质，长圆状披针形或线状披针形，先端渐尖，基部圆形或宽楔形，边缘有细锯齿或细牙齿，上面疏生短糙毛，常有不规则的泡状隆起，下面密被白色、灰白色或蓝灰色毡毛。雌雄异株；花序生于去年生枝条和老枝叶腋，常二回二歧分枝或二叉分枝；雄花花被片（3～）4（～5）；雄蕊 4；退化雌蕊倒卵圆形；雌花花被壶形。果序球形；瘦果的果皮和宿存花被肉质，鲜时橙黄色。花期 3～4 月，果期 5～7 月。

【分布生境】除云南西部和西南部外，云南各地均有分布；生于海拔 600～3600m 的溪谷阴湿处。

【性味、功效与主治】甘，凉；清热解表，活血，利湿；用于麻疹不透，风湿性关节炎，咳血，跌打损伤，毒疮。

【用法用量】水煎服，50～100g。外用，鲜品适量，捣烂敷于患处。

【民间经验方】

毒疮：水麻叶鲜品适量，捣烂敷于患处。

【化学成分】含芹菜素、木犀草素、咖啡酸、阿魏酸、熊果酸、齐墩果酸、β-谷甾醇、γ-松油烯、β-丁香烯、多糖等成分。

【药理作用】有调节免疫功能、抗纤维化、抗肿瘤、抗耐药菌等作用。

牛尾草

【佤族名】Rib si ndax moi（日不士打莫）。

【别名】马鹿尾、牙憋火。

【来源】唇形科香茶菜属植物牛尾草 *Isodon ternifolius*（D. Don）Kudô 的根。

【原植物】多年生粗壮草本或半灌木至灌木，有时达 7m。茎直立，具分枝，六棱形，密被绒毛状长柔毛。叶对生及 3～4 枚轮生，狭披针形、披针形、狭椭圆形、稀卵长圆形，先端锐尖或渐尖，稀钝，基部阔楔形或楔形，极少近圆形，边缘具锯齿，坚纸质至近革质，上面榄绿色，具皱纹，被疏柔毛至小长柔毛，下面较淡，网脉隆起，密被灰白色或污黄色绒毛；叶柄极短。由聚伞花序组成的穗状圆锥花序极密集，顶生及腋生，在分枝及主茎端又组成顶生的复合圆锥花序，聚伞花序小，密集，多花，具极短的梗，常连钱状排列，有时间断；苞叶叶状，披针形至卵形，乃至极小而呈苞片状；花萼钟形，密被灰白色或污黄色长柔毛，果时花萼增大，管状，直立，萼齿5，三角形，等大；花冠白色至浅紫色，上唇有紫斑，小，外面被长柔毛，冠筒基部十分浅囊状隆起，冠檐二唇形，上唇具4圆裂，外反，下唇圆状卵形，内凹。小坚果卵圆形，腹面具棱，背面圆形，无毛。花期9月至翌年2月，果期12月至翌年4月或5月。

【分布生境】分布于云南南部、西南部及东南部；生于海拔140～2200m的空旷山坡或疏林下。

【性味、功效与主治】苦，凉；清热解毒，消肿止痛；用于胃痛，感冒，咽喉炎，急性胃炎，膀胱炎。

【用法用量】水煎服，15～20g。

【民间经验方】

1. 黄疸型肝炎：牛尾草15g，红糖适量，水煎服，每日2次。

2. 外伤出血：牛尾草嫩枝叶30g，马鹿草15g，捣烂后调入白酒少许，拌匀外敷伤处。

【化学成分】根含二萜类化合物，如松香烷型二萜、贝壳杉烷型二萜等，并且含黄酮类、甾体类成分。

【药理作用】有抗肿瘤、抗炎、抗氧化等作用。

牛蒡

【佤族名】Jioudoax（玖到）。

【别名】恶实、大力子。

【来源】菊科牛蒡属植物牛蒡 *Arctium lappa* L. 的根。

【原植物】二年生草本，具粗大的肉质直根，有分枝支根。茎直立，粗壮，基部通常带紫红或淡紫红色，有多数高起的条棱，分枝斜升，多数，全部茎枝被稀疏的乳突状短毛及长蛛丝毛并混杂以棕黄色的小腺点。基生叶宽卵形，边缘有稀疏的浅波状凹齿或齿尖，基部心形，两面异色，上面绿色，有稀疏的短糙毛及黄色小腺点，下面灰白色或淡绿色，被薄绒毛或绒毛稀疏，有黄色小腺点，叶柄灰白色，被稠密的蛛丝状绒毛及黄色小腺点，但中下部常脱毛；茎生叶与基生叶同形或近同形，具等样的及等量的毛被，接花序下部的叶小，基部平截或浅心形。头状花序多数或少数在茎枝顶端排成疏松的伞房花序或圆锥状伞房花序，花序梗粗壮；总苞卵形或卵球形；总苞片多层，多数，外层三角状或披针状钻形，中内层披针状或线状钻形；全部苞近等长，顶端有软骨质钩刺；小花紫红色，花冠外面无腺点。瘦果倒长卵形或偏斜倒长卵形，两侧压扁，浅褐色，有多数细脉纹，有深褐色的色斑或无色斑；冠毛多层，浅褐色；冠毛刚毛糙毛状，不等长，基部不连合成环，分散脱落。花果期 6 ～ 9 月。

【分布生境】分布于云南昆明、曲靖、昭通、楚雄、大理、丽江等地；生于海拔 1800 ～ 2500m 的村落路旁、山坡、草地，亦有栽培。

【性味、功效与主治】苦，寒；清热利湿，消肿，解毒；用于咽喉肿痛，乳汁不通，疮痈，肾炎水肿。

【用法用量】水煎服，10 ～ 20g。

【民间经验方】

1. 咽喉肿痛：牛蒡 15g，薄荷 9g，甘草 5g，水煎服。

2. 食疗：①牛蒡 20g，茯苓 50g，与猪蹄同煮，用于全身性水肿。或牛蒡根 50g，虎掌草 25g，与猪蹄 1 只共煮，用于疮痈溃疡。②鲜牛蒡（去芦头及黑皮）250g，用鲜猪肉煮，吃肉喝汤，用于心脏病水肿、产后水肿、久病体虚。③牛蒡 50g，水案板根 15g，炖猪耳朵服，用于肾虚耳聋、头晕。④牛蒡、阳雀花根各 30g，与猪肉或猪蹄同炖，用于产后无乳。

【化学成分】根含牛蒡苷、咖啡酸、绿原酸、牛蒡菊糖、薄荷酮等成分。

【药理作用】有抑制肿瘤生长、抗菌、抗病毒、抗肾病、拮抗钙离子、降血糖及轻度利尿、泻下等作用。

毛石韦

【佤族名】Guax rang（刮然）。

【别名】石韦、小石韦。

【来源】水龙骨科石韦属植物柔软石韦 *Pyrrosia porosa*（C. Presl）Hovenk. 的全草。

【原植物】多年生草本。根状茎长而横走，密被褐棕色鳞片，鳞片呈卵状披针形，边缘有锯齿。叶一型，软革质，柄短，密被星状毛，以关节着生于根状茎上；叶片披针形至阔披针形，先端急尖，基部渐狭而下延成翼，叶脉不明显，腹面有淡黄色星状毛及黑色小凹点，上部较密，往下渐疏；背面有两层星状毛；表层的较稀，分枝较粗，褐棕色，里层的密，分枝细弱，淡黄色。孢子囊群散布于中脉两侧，各成 6 ～ 8 行，无盖。

【分布生境】分布于云南各地；生于海拔 200 ～ 2300m 的阴湿岩石缝中、老墙上或附生于树干上。

【性味、功效与主治】甘，微寒；清热，利尿，通淋；用于膀胱炎，肾炎，泌尿系结石。

【用法用量】水煎服，15 ～ 20g。

【民间经验方】

1. 肾炎，膀胱炎：毛石韦 20g，白花蛇舌草 15g，野绿谷根 15g，水煎服，每日 3 次。

2. 泌尿系结石：毛石韦 20g，过路黄 20g，车前草 15g，水煎频服。

【化学成分】含 β-谷甾醇、山柰酚、槲皮素、异槲皮苷、三叶豆苷、绿原酸、蔗糖等成分。

【药理作用】有升白细胞、增强机体抗病能力、镇咳及祛痰等作用。

长叶水麻

【佤族名】Kaox si vuad（考西佤）。

【别名】麻叶树、水珠麻。

【来源】荨麻科水麻属植物长叶水麻 *Debregeasia longifolia*（Burm. f.）Wedd. 的根、叶、果实。

【原植物】小乔木或灌木。小枝纤细，多少延伸，棕红色或褐紫色，密被伸展的灰色或褐色的微粗毛，以后渐脱落。叶纸质或薄纸质，长圆状或倒卵状披针形，先端渐尖，基部圆形或微缺，稀宽楔形，边缘具细牙齿或细锯齿，上面深绿色，疏生细糙毛，有泡状隆起，下面灰绿色，在脉网内被一层灰白色的短毡毛，在脉上密生灰色或褐色粗毛，基出脉 3 条，侧出的 2 条近直伸达中部边缘，侧脉 5 ～ 8（～ 10）对；叶柄毛被同幼枝；托叶长圆状披针形，先端 2 裂至上部的近 1/3 处，背面被短柔毛。花序雌雄异株，稀同株；苞片长三角状卵形，背面被短柔毛，雄花花被片 4，三角状卵形，背面稀疏的贴生细毛；雄蕊 4 枚；退化雌蕊倒卵珠形，近无柄，密生雪白色的长绵毛；子房倒卵珠形，压扁，具短柄；柱头短圆锥状，其上着生画笔头状的长毛柱头组织，宿存。瘦果带红色或金黄色，干时变铁锈色，葫芦状，下半部紧缩成柄，宿存花被与果实贴生。花期7～9月，果期9月至次年2月。

【分布生境】除云南东北部外，云南各地均有分布；生于海拔800～2100m的河谷、溪边或林缘潮湿地。

【性味、功效与主治】辛、苦，凉；清热解毒，止咳；用于风热感冒，膀胱炎，肺结核，肺热咳嗽。

【用法用量】水煎服，成人10～20g，儿童5～10g。

【民间经验方】

1. 伤风感冒，膀胱炎，肺结核，肺燥，咳嗽：长叶水麻15～20g，水煎服。
2. 小儿体弱感冒：长叶水麻果10g，水煎服。

【化学成分】含黄酮类、黄酮苷类及酚酸类化合物，如没食子酸、3,5二甲氧基没食子酸4-O-β-D-吡喃葡萄糖苷和（－）-表儿茶素。

【药理作用】有细胞周期G2/M期抑制活性及抗肿瘤活性。

月叶西番莲

【佤族名】Gei luox ya（介罗桠）。

【别名】蝴蝶暗消、藤子暗消、苦胆七、燕子尾、羊蹄暗消。

【来源】西番莲科西番莲属植物月叶西番莲 *Passiflora altebilobata* Hemsl. 的根、叶。

【原植物】草质藤本。茎具条纹。幼枝被稀疏白色平展柔毛。叶纸质，先端深2裂，基部圆形，下面近顶端具有4个小腺体；叶柄从基部往上1/2～1/3处具有2个腺体。花序近无梗，成对生于纤细卷须的两侧，有2～6朵花；花梗疏被白色柔毛；花白色；萼片5枚，外面顶端不具腺体和角状附属器，被毛；花瓣5枚；外副花冠裂片2轮，丝状，外轮裂片长约5mm，内轮裂片长约1mm；内副花冠褶状；具花盘；雄蕊5枚；子房卵状椭圆球形，无柄，无毛；花柱3枚，分离。浆果球形，光滑，具白色脉纹。种子多数，近圆形，扁平，棕黄色。花期4～5月。

【分布生境】分布于云南玉溪、普洱、西双版纳等地；生于海拔600～1500m的山谷、水旁或向阳山坡杂木林中。

【性味、功效与主治】甘、苦，平；根消食健胃，行气止痛；用于肝炎，消化不良，胃痛，腹胀，腹泻，腹痛，跌打损伤，风湿骨痛，小儿脱肛。

【用法用量】水煎服，10 ～ 15g。外用，鲜品适量，捣敷。

【民间经验方】

1. 毒蛇咬伤：月叶西番莲鲜叶捣烂敷于患处。

2. 食疗：月叶西番莲 15g 研末，炖肉服，用于小儿脱肛。

【药理作用】有抗焦虑、抗炎、抗氧化、抗菌等作用。

月季花

【佤族名】Bai bi ga（摆必噶）。

【别名】四季花、月月红、月贵花、月记、月月开。

【来源】蔷薇科蔷薇属植物月季花 *Rosa chinensis* Jacq. 的根、花。

【原植物】直立灌木。小枝粗壮，圆柱形，近无毛，有短粗的钩状皮刺或无刺。小叶 3 ～ 5，稀 7，小叶片宽卵形至卵状长圆形，先端长渐尖或渐尖，基部近圆形或宽楔形，边缘有锐锯齿，两面近无毛，上面暗绿色，常带光泽，下面颜色较浅，顶生小叶片有柄，侧生小叶片近无柄，总叶柄较长，有散生皮刺和腺毛；托叶大部贴生于叶柄，仅顶端分离部分成耳状，边缘常有腺毛。花几朵集生，稀单生；花梗近无毛或有腺毛，萼片卵形，先端尾状渐尖，有时呈叶状，边缘常有羽状裂片，稀全缘，外面无毛，内面密被长柔毛；花瓣重瓣至半重瓣，红色、粉红色至白色，倒卵形，先端有凹缺，基部楔形；花柱离生，伸出萼筒口外，约与雄蕊等长。果卵球形或梨形，红色，萼片脱落。花期 4 ～ 9 月，果期 6 ～ 11 月。

【分布生境】我国各地普遍栽培；生于山坡或路旁。

【性味、功效与主治】甘，温。花活血调经，用于闭经，痛经，月经不调，腰痛，痈疖肿毒，淋巴结结核。根祛瘀生新，用于跌打损伤，崩漏，遗精。根外用于疔疮肿痛。

【用法用量】煎汤或开水泡服，干品 3 ～ 6g，鲜品 9 ～ 15g。外用，鲜品适量捣烂敷于患处，或干品研末调搽患处。

【民间经验方】

1. 口腔炎，口腔溃疡：月季花根鲜品 15g，水煎服。

2. 食疗：月季花鲜品 10 ～ 20g，当归 30g，红糖 50g，水煎服，每日 2 次，用于闭经、痛经、月经量少、腰痛。

【化学成分】花含挥发油，主要为牻牛儿醇、橙花醇、香茅醇及葡萄糖苷；另含没食子酸、槲皮苷、鞣质、色素等成分。

【药理作用】有较强的抗真菌作用。

乌榾

【佤族名】Kaox nyiex gong（靠聂共）。

【别名】十年果、麻栗、山蒲桃、野冬青果。

【来源】桃金娘科蒲桃属植物乌墨 *Syzygium cumini*（L.）Skeels 的树皮。

【原植物】乔木。嫩枝圆形，干后灰白色。叶对生；叶片革质，阔椭圆形至狭椭圆形，先端圆或钝，有一个短的尖头，基部阔楔形，全缘，上面干后褐绿色或黑褐色，略发亮，下面稍浅色，两面多细小腺点；羽状脉较密。圆锥花序腋生或生于花枝上，偶有顶生；有短花梗，花白色，3～5朵簇生；萼管倒圆锥形，萼齿很不明显；花瓣4，卵形略圆；雄蕊多数，花药丁字着生，纵裂；子房下位，花柱与雄蕊等长。浆果卵圆形或壶形，上部宿存萼筒，种子1颗。花期2～3月。

【分布生境】分布于云南普洱，以及玉溪新平、红河屏边、西双版纳景洪、临沧沧源、怒江泸水、文山富宁等地；生于海拔190～1800m的疏林或旷野。

【性味、功效与主治】涩，温；收敛止泻，止血；用于红、白痢疾。

【用法用量】水煎服，15～30g，或研末。外用，适量，研末调敷。

【民间经验方】

1. 胃炎，腹泻，痢疾：乌榾20～30g，切片，水煎服。

2. 食疗：乌榾100g，研粉，猪肉500g，炖服，不放盐，分12次食用喝汤，用于肺结核。

【化学成分】含齐墩果酸、山楂酸、阿江榄仁酸、香豆酸、咖啡酸、槲皮素、山柰酚、β-谷甾醇、豆甾醇、多糖等成分。

【药理作用】有调节糖脂代谢、抗炎、抗氧化、抗菌等作用。

凤仙花

【佤族名】Dai jaong graong（呆种搞）。

【别名】金凤花、灯盏花、指甲花、金童花、竹盏花。

【来源】凤仙花科凤仙花属植物凤仙花 *Impatiens balsamina* L. 的全草。

【原植物】一年生草本。茎粗壮，肉质，直立，不分枝或有分枝，无毛或幼时被疏柔毛，基部具多数纤维状根，下部节常膨大。叶互生，最下部叶有时对生；叶片披针形、狭椭圆形或倒披针形，先端尖或渐尖，基部楔形，边缘有锐锯齿，向基部常有数对无柄的黑色腺体，两面无毛或被疏柔毛，侧脉4～7对；叶柄上面有浅沟，两侧具数对具柄的腺体。花单生或2～3朵簇生于叶腋，无总花梗，白色、粉红色或紫色，单瓣或重瓣；花梗密被柔毛；苞片线形，位于花梗的基部；侧生萼片2，卵形或卵状披针形，唇瓣深舟状，被柔毛，基部急尖成内弯的距；旗瓣圆形，兜状，先端微凹，背面中肋具狭龙骨状突起，顶端具小尖，翼瓣具短柄，2裂，下部裂片小，倒卵状长圆形，上部裂片近圆形，先端2浅裂，外缘近基部具小耳；雄蕊5，花丝线形，花药卵球形，顶端钝；子房纺锤形，密被柔毛。蒴果宽纺锤形，两端尖，密被柔毛。种子多数，圆球形，黑褐色。花期7～10月。

【分布生境】云南各地均有栽培。

【性味、功效与主治】微苦，温，有小毒；活血化瘀，消炎止痛；用于跌打损伤，疮痈，无名肿毒，风湿关节痛。

【用法用量】外用，鲜品适量，捣烂外包患处。孕妇禁用。

【民间经验方】

1. 闭经：凤仙花20g，胡椒3～5粒，白酒少许为引，水煎服，每日3次。
2. 痈疮：凤仙花鲜品适量，捣烂外包患处。

【化学成分】含各种花色素苷、矢车菊素、飞燕草素、蹄纹天竺素、锦葵花素、山柰酚、槲皮素、萘醌等成分。

【药理作用】有抑制细菌、癣菌等作用。

心叶藤

【佤族名】Si ndah si aoh ndaex vaic（士打昔奥待歪）。

【别名】盾翅藤。

【来源】金虎尾科盾翅藤属植物倒心盾翅藤 *Aspidopterys obcordata* Hemsl. 的根、茎。

【原植物】木质藤本。枝条被黄褐色绒毛。叶片厚纸质或薄革质，扁圆状、圆状或倒卵状倒心形，先端有明显的心形凹陷，具三角状短尖头，基部圆形或浅心形，叶面无毛，背面被黄色绒毛；叶柄密被黄褐色绒毛。圆锥花序腋生，短于叶或与叶等长，密被黄褐色柔毛；花梗纤细，下部具关节；萼片5，长圆形，先端钝，有缘毛；花瓣5，白色或淡黄色，倒卵状长圆形，无毛；雄蕊10；子房3裂，无毛。翅果略呈长圆形或近圆形，侧翅顶端微凹，背翅稍明显。花期2～3月，果期4～5月。

【分布生境】分布于云南普洱景东、孟连，红河金平，西双版纳景洪、勐腊，德宏瑞丽等地；生于海拔450～1800m的山坡混交林、疏林或灌丛中。

【性味、功效与主治】辛、涩，凉；清热解毒，消炎利尿；用于小便黄，尿道感染，膀胱炎。

【用法用量】水煎服，干品25～50g，鲜品50～100g。

【民间经验方】

小便热涩疼痛，尿路结石：心叶藤50g，野芦谷根20g，鸭跖草20g，圆锥南蛇藤20g，水煎服。

【化学成分】含木栓酮、豆甾醇、无羁萜-3-β-醇等成分。

【药理作用】对肾脏有一定的保护作用，具有预防肾结石的功效。

双参

【佤族名】Brang breg nbrieb（斑白博）。

【别名】对对参、子母参、合合参、青阳参、合包参。

【来源】川续断科双参属植物大花双参 *Triplostegia grandiflora* Gagnep. 的根。

【原植物】柔弱多年生直立草本。主根红棕色，常二歧，稍肥厚，略呈纺锤形，成对生长，一个较大，一个较小。根茎纤维状，具2～4节。茎纤细，单一，直立，微四棱形，具沟，被白色长柔毛和糙毛，有时夹有腺毛。叶对生，基部相连；下部叶轮廓倒卵形至倒卵状披针形，先端圆，基部渐狭，无柄，2～3对羽状深裂或浅裂，中裂片大，宽椭圆形，两侧裂片渐小或呈牙齿状，边缘锯齿状或具钝齿，上面浓绿色，下面苍白色，粗糙而厚，两面被长柔毛，茎上部叶依次渐小成苞片状。花成疏松顶生二歧聚伞圆锥花序，第一至二回分枝细长，密被白色平展毛和腺毛；分枝处各有一对苞片，线形，顶端钝，边缘有浅齿或全缘，具1脉；下部苞叶状，边缘浅裂或锯齿状，密被白色平展毛和腺毛；小总苞萼状，4裂，裂片披针形，端急尖，密被黑色腺毛；萼筒卵形，具8条肋，檐部具5齿，齿端急尖，被长硬毛；花冠白色带粉红色，基部狭筒状，上部漏斗形，近辐射对称，外面微被白色柔毛，裂片5，长为花冠的1/3，先端钝。瘦果包于囊苞内，果时囊苞4裂，裂片先端直尖，无曲钩。花果期7～10月。

【分布生境】分布于云南昆明、玉溪、昭通、丽江、楚雄、大理、文山、迪庆等地；生于海拔 2000 ～ 3000m 的山谷林、林缘、草坡等处。

【性味、功效与主治】甘、微苦，平；健脾益肾，活血调经，止崩，解毒，温补；用于肾虚腰痛，贫血，阳痿，崩漏。

【用法用量】水煎服，20 ～ 30g。

【民间经验方】

1. 不孕症：双参 20g，小红参 10g，胡椒 7 粒，水煎服，每日 3 次。

2. 肺结核咳嗽：双参 10g，大树理肺散 10g，聂良各 10g，水煎服，每日 3 次。

3. 食疗：①双参 20g，与肉同炖服，用于头晕头痛。②双参 50g，蒸猪肝服，用于肝炎。③双参 30g，炖猪蹄或小嫩鸡食用，可补虚。

【化学成分】含大黄双参苷 A、甲基马钱子苷、马钱子苷酸、当药苷、胡萝卜苷、三萜皂苷等成分。

【药理作用】有抗炎、镇痛等作用。

玉叶金花

【佤族名】Dai nblag（呆布拉）。

【别名】白纸扇、月亮翻白叶。

【来源】茜草科玉叶金花属植物玉叶金花 *Mussaenda pubescens* W. T. Aiton 的根。

【原植物】攀缘灌木。嫩枝被贴伏短柔毛。叶对生或轮生，膜质或薄纸质，卵状长圆形或卵状披针形，顶端渐尖，基部楔形，上面近无毛或疏被毛，下面密被短柔毛；叶柄被柔毛；托叶三角形，深 2 裂，裂片钻形。聚伞花序顶生，密花；苞片线形，有硬毛；花梗极短或无梗；花萼管陀螺形，被柔毛，萼裂片线形，通常比花萼管长 2 倍以上，基部密被柔毛，向上毛渐稀疏；花叶阔椭圆形，有纵脉 5 ～ 7 条，顶端钝或短尖，基部狭窄，柄两面被柔毛；花冠黄色，花冠管外面被贴伏短柔毛，内面喉部密被棒形毛，花冠裂片长圆状披针形，渐尖，内面密生金黄色小疣突；花柱短，内藏。浆果近球形，疏被柔毛，顶部有萼檐脱落后的环状疤痕，干时黑色，果柄疏被毛。花期 6 ～ 7 月。

【分布生境】分布于云南、广东、广西等地；生于灌丛、溪谷、山坡或村旁。

【性味、功效与主治】微涩、辛、甘，平；止泻，消炎，止痛；用于消化不良，腹泻，劳伤腰痛。

【用法用量】水煎服，9 ～ 15g。外用，适量捣敷。

【民间经验方】

1. 白痢，消化不良，腹泻：玉叶金花 9 ～ 15g，水煎服。

2. 劳伤腰痛：玉叶金花 100g，爬树龙 50g，野棉花根 50g，白花丹 30g，盐肤木根 30g，蓖麻叶 30g，包谷酒适量。以上药物均用鲜品，切细，捣烂成泥状加入适量酒（引子）拌匀，文火加热，取出并放入布袋，压扁，敷于患处，每日换药 2 次。本方用于各种扭伤及腰脊劳损等症，疗效较好。

【化学成分】花含有皂苷类化合物，如玉叶金花苷，还含豆甾醇、熊果酸、咖啡酸等。叶含有酚类化合物、氨基酸、有机酸和糖类化合物等。

【药理作用】有抗炎、镇痛、抗病毒、抑菌等作用。

玉米

【佤族名】Sivong（西网）。

【别名】玉米、包谷、珍珠米。

【来源】禾本科玉蜀黍属植物玉蜀黍 *Zea mays* L. 的根、叶、花柱（玉米须）。

【原植物】一年生高大草本。秆直立，通常不分枝，基部各节具气生支柱根。叶鞘具横脉；叶舌膜质；叶片扁平宽大，线状披针形，基部圆形呈耳状，无毛或具疣柔毛，中脉粗壮，边缘微粗糙。顶生雄性圆锥花序大型，主轴与总状花序轴及其腋间均被细柔毛；雄性小穗孪生，小穗柄一长一短，被细柔毛；两颖近等长，膜质，约具 10 脉，被纤毛；外稃及内稃透明膜质，稍短于颖；花药橙黄色；雌花序被多数宽大的鞘状苞片所包藏；雌小穗孪生，成 16 ～ 30 纵行排列于粗壮之序轴上，两颖等长，宽大，无脉，具纤毛；外稃及内稃透明膜质，雌蕊具极长而细弱的线形花柱。颖果球形或扁球形，成熟后露出颖片和稃片之外，其大小随生长条件不同产生差异，胚长为颖果的 1/2 ～ 2/3。花果期秋季。

【分布生境】云南全省均有栽培。

【性味、功效与主治】甘，平；消炎，利尿，平肝利胆，降血压；用于淋沥，肾炎，水肿，痢疾，高血压等。

【用法用量】水煎服，15 ～ 30g。

【民间经验方】

1. 淋沥砂石，痛不可忍：玉米叶适量，水煎服。

2. 砂淋，吐血，水肿：玉米根适量，水煎服。

3. 肾炎，水肿，痢疾，高血压：玉米须适量，水煎服。

4. 食疗：①玉米须和猪肉煎汤可治糖尿病。②玉米须、老茶树根各适量，代茶饮，长期服用可降血糖。

【化学成分】花柱含大量硝酸钾、维生素 K_3、维生素 E、β-谷甾醇、豆甾醇、苹果酸、枸橼酸、酒石酸、草酸等成分。叶含磷酸丙酮酸盐羧基酶、苹果酸酯脱氢酶等成分。

【药理作用】有显著降血压、利尿、加速血液凝固及利胆等作用。

玉带草

【佤族名】Hlax ma（辣马）。

【别名】吉祥草。

【来源】天门冬科吉祥草属植物吉祥草 *Reineckia carnea*（Andr.）Kunth 的全草。

【原植物】草本，蔓延于地面，逐年向前延长或发出新枝，每节上有一残存的叶鞘，顶端的叶簇由于茎的连续生长，有时似长在茎的中部。叶每簇有 3 ～ 8 枚，条形至披针形，先端渐尖，向下渐狭成柄，深绿色。穗状花序，上部的花有时仅具雄蕊；花芳香，粉红色；裂片矩圆形，先端钝，稍肉质；雄蕊短于花柱，花丝丝状，花药近矩圆形，两端微凹，子房长 3mm，花柱丝状。浆果，熟时鲜红色。花果期 7 ～ 11 月。

【分布生境】分布于昆明、曲靖、丽江、大理、楚雄、怒江、迪庆、临沧、普洱等地；生于海拔 1000 ～ 3200m 的密林下、灌木丛中或草地。

【性味、功效与主治】甘、淡，凉；舒筋活络，祛风除湿，镇痛；用于跌打损伤，肺结核，慢性支气管炎，风湿性关节炎，哮喘等。

【用法用量】水煎服，10 ～ 15g，或泡酒服。

【民间经验方】

1. 风湿性关节炎：玉带草适量泡酒服。

2. 食疗：①玉带草 50 ～ 60g，同羊肉煮服，连续服用，用于瘫痪。②鲜品玉带草 30 ～ 60g，炖肉同服，用于肺结核、咳嗽、风湿疼痛。③玉带草 15g，地榆 10g，白芍 10g，马蹄香 10g，用鸡肉或猪肉炖服，用于月经不调、经闭、少腹牵痛。

【化学成分】含甾体类化合物、黄酮类化合物、木脂素、萜类化合物、有机酸等成分。带根全草含薯蓣皂苷元和吉祥草皂苷元等成分。

【药理作用】有降血糖、抗肿瘤、抗氧化、抗炎等作用。

艾叶

【佤族名】Si nbia siah（西别拢）。

【别名】艾蒿、青蒿子。

【来源】菊科蒿属植物艾 *Artemisia argyi* H. Lév. & Vaniot 的叶。

【原植物】多年生草本，植株有浓烈香气。茎高有明显纵棱。茎、枝均被灰色蛛丝状柔毛。叶上面被灰白色短柔毛，背面密被灰白色蛛丝状密绒毛；基生叶具长柄，花期萎谢；茎下部叶近圆形或宽卵形，羽状深裂，每侧具裂片 2 ～ 3 枚；中部叶卵形、三角状卵形或近菱形，一至二回羽状深裂至半裂，每侧裂片 2 ～ 3 枚；上部叶与苞片叶羽状半裂、浅裂或 3 深裂，或不分裂。头状花序椭圆形，数枚至 10 余枚在分枝上排成小型的穗状花序或复穗状花序，并在茎上通常再组成狭窄、尖塔形的圆锥花序；总苞片 3 ～ 4 层；雌花 6 ～ 10 朵，花冠狭管状，紫色。瘦果长卵形或长圆形。花果期 7 ～ 10 月。

【分布生境】分布于云南各地，栽培或野生；生于海拔 1200m 左右的山坡草地、路旁或田地。

【性味、功效与主治】苦、辛，凉；清热解毒，消炎止痛；用于急性尿道炎，膀胱炎，心腹热痛，扁桃体炎。

【用法用量】水煎服，9 ～ 15g。

【民间经验方】

月经不调：①艾叶 3 ～ 9g，水煎服。②艾叶适量，煎汁去渣，予鸡蛋 2 个，加红糖同煮食。

【化学成分】含挥发油、黄酮类化合物成分，尚含 β - 谷甾醇、豆甾醇、棕榈酸乙酯、油酸乙酯、亚油酸乙酯、反式苯亚甲基丁二酸，以及镍、钴、铝、铬、硒、铜、锌、铁、锰、钙、镁等元素。

【药理作用】有抗炎、抗肿瘤、抗菌、抗氧化、镇咳平喘、镇痛、防治蚊虫叮咬、抗过敏、调节免疫、抗血栓、抗疲劳等作用。

艾纳香

【佤族名】Hlax si ndah du（辣昔打堵）。

【别名】大风艾、冰片叶、真金草。

【来源】菊科艾纳香属植物艾纳香 *Blumea balsamifera*（L.）DC. 的全草。

【原植物】多年生草本或亚灌木。茎粗壮，直立，茎皮灰褐色，有纵条棱，木质部松软，白色，有髓部，节间上部的节间较短，被黄褐色密柔毛。下部叶宽椭圆形或长圆状披针形，基部渐狭，具柄，柄两侧有 3 ～ 5 对狭线形的附属物，顶端短尖或钝，边缘有细锯齿，上面被柔毛，下面被淡褐色或黄白色密绢状绵毛，中脉在下面凸起，侧脉 10 ～ 15 对，弧状上升，不抵边缘，有不明显的网脉；上部叶长圆状披针形或卵状披针形，基部略尖，无柄或有短柄，柄的两侧常有 1 ～ 3 对狭线形的附属物，顶端渐尖，全缘、具细锯齿或羽状齿裂，侧脉斜上升，通常与中脉成锐角。头状花序多数，排列成开展具叶的大圆锥花序；花序梗被黄褐色密柔毛；总苞钟形，稍长于花盘；总苞片约 6 层，草质，外层长圆形，顶端钝或短尖，背面被密柔毛，中层线形，顶端略尖，背面被疏毛，内层长于外层 4 倍；花托蜂窝状，无毛；花黄色，雌花多数，花冠细管状，檐部 2 ～ 4 齿裂，裂片无毛；两性花较少数，与雌花几等长，花冠管状，向上渐宽，檐部 5 齿裂，裂片卵形，短尖，被短柔毛。瘦果圆柱形，具 5 条棱，被密柔毛。冠毛红褐色，糙毛状。花期几乎全年。

【分布生境】分布于云南曲靖、文山、红河、楚雄、普洱、西双版纳、临沧、保山等地；生于海拔 190 ～ 1800m 的林下、林缘、灌丛下、山坡草地、河谷或路边。

【性味、功效与主治】苦、辛，凉，芳香；祛风开窍，调经活血，散瘀消肿；用于感冒，风湿痛，跌打瘀肿，产后风痛，痛经，腹痛，腹泻。

【用法用量】水煎服，10 ～ 20g。外用，煎煮，洗患处。

【民间经验方】

1. 感冒咽痛：艾纳香适量，一半鲜用，一半放入火灰中烫热后，二者用开水泡服。

2. 风湿疼痛：艾纳香鲜品适量，煮水外洗痛处。

3. 脚癣，脚气病：艾纳香配芸香草、细蒿子，均用鲜品，煎煮后用药液泡脚。

【化学成分】叶含（2R,3R）- 二氢槲皮素 -4′- 甲基醚、（2R,3R）- 二氢槲皮素 -4′,7- 二甲基醚、艾纳香内酯 A、艾纳香内酯 B、艾纳香内酯 C、艾纳香素、（2R,3R）-5′- 甲氧基 -3,5,7,2′- 四羟基黄烷酮、（2S）-5,7,2′,5′- 四羟基黄烷酮、柳杉二醇、龙脑等成分。

【药理作用】有降血压、扩张血管、抑制交感神经系统、保肝等作用。

石枫药

【佤族名】 Hlax du mgouih（拉杜贵）。

【别名】 虾子草、鸡口舌、小凉药。

【来源】 茜草科耳草属植物纤花耳草 *Hedyotis tenellifloa* Blume 的全草。

【原植物】 柔弱披散多分枝草本。全株无毛。枝的上部方柱形，有 4 锐棱，下部圆柱形。叶对生，无柄，薄革质，线形或线状披针形，顶端短尖或渐尖，基部楔形，微下延，边缘干后反卷，上面变黑色，密被圆形、透明的小鳞片，下面光滑，颜色较淡；中脉在上面压入，侧脉不明显；托叶基部合生，略被毛，顶部撕裂，裂片刚毛状。花无梗，1 ～ 3 朵簇生于叶腋内，有针形，边缘有小齿的苞片；萼管倒卵状，萼檐裂片 4，线状披针形，具缘毛；花冠白色，漏斗形，顶端钝；雄蕊着生于冠管喉部。蒴果卵形或近球形，宿存萼檐裂片成熟时仅顶部开裂；种子每室多数，微小。花期 4 ～ 11 月。

【分布生境】 分布于云南普洱、红河、西双版纳、德宏、大理等地；生于山坡、路旁或较干旱的矮草地。

【性味、功效与主治】 苦、辛，凉；清热解毒，消肿止痛；用于中暑，胃肠热痛，尿黄，尿少，阑尾炎，痢疾，跌打肿痛，毒蛇咬伤。

【用法用量】 水煎服，干品 30 ～ 60g，鲜品 30 ～ 90g。外用，鲜品适量，捣碎配方包敷患处。

【民间经验方】

跌打肿痛：石枫药鲜品适量，捣碎敷于患处。

【化学成分】 含三萜类化合物、环烯醚萜苷类化合物、黄酮类化合物、酚酸类化合物、多糖等成分。

【药理作用】 有护肝、抗多重耐药菌、调节免疫功能等作用。

石参

【佤族名】 Ga ga siah（嘎嘎下）。

【别名】 石光棍、岩参。

【来源】 苦苣苔科吊石苣苔属植物齿叶吊石苣苔 *Lysionotus serratus* D.Don 的全株。

【原植物】附生亚灌木。茎节稍膨大，分枝或不分枝。叶 3 枚轮生或对生；叶片草质，稀纸质，形状多弯，椭圆状卵形、椭圆形、长椭圆形或狭长圆形，先端急尖或短渐尖，基部楔形，边缘牙齿或波状小齿。花序生茎顶部叶腋，有 3 ～ 15 花；苞片宽卵形、三角形或卵形，顶端钝或圆形，无毛；花萼 5 裂达基部，裂片狭长圆形或长椭圆形，先端尖，有 3 条明显的纵脉；花冠淡紫色或白色，外面被柔毛或短腺毛，内面下部有稀疏短腺毛，筒狭漏斗形，上唇 2 裂，下唇 3 裂；雄蕊 2；花盘环状，边缘近全缘；雌蕊无毛。蒴果线形。种子纺锤形，两端有毛。花期 6 ～ 7 月，果期 7 ～ 8 月。

【分布生境】分布于云南各地；生于海拔 900 ～ 2200m 的山地林中树上或石上。

【性味、功效与主治】苦，平；舒筋活络，接骨止痛，清热解毒；用于跌打劳伤，风湿性关节炎，风温感冒。

【用法用量】水煎服，干品 9 ～ 15g，鲜品 20 ～ 50g。外用，适量，捣敷。

【民间经验方】

1. 骨折，风湿性关节炎，风温感冒：石参鲜品 30 ～ 50g，水煎服，或泡酒，外用适量。

2. 跌打损伤：①石参 20g，树葱 15g，续断 25g，水煎服。②石参 50g，鸡脚七 50g，藤子鱼子兰 50g，藤仲 50g，白葡萄根 50g，苳叶鱼子兰 50g，隔夜找娘 50g，鲜品捣敷。

【化学成分】含黄酮类化合物、石吊兰素、硬脂酸、β-谷甾醇、茴香酸、棕榈酸等成分。

【药理作用】有抗炎、抗氧化、抗菌等作用。

石胡荽

【佤族名】Si ndah saex sang（西达色桑）。

【别名】地胡椒、球子草、鹅不食草。

【来源】菊科石胡荽属植物石胡荽 *Centipeda minima*（L.）A. Braun & Asch. 的全草。

【原植物】一年生小草本。茎多分枝，匍匐状，微被蛛丝状毛或无毛。叶互生，楔状倒披针形，顶端钝，基部楔形，边缘有少数锯齿，无毛或背面微被蛛丝状毛。头状花序小，扁球形，直径约 3mm，单生于叶腋，无花序梗或极短；总苞半球形；总苞片2层，椭圆状披针形，绿色，边缘透明膜质，外层较大；边缘花雌性，多层，花冠细管状，淡绿黄色，顶端2～3微裂；盘花两性，花冠管状，顶端4深裂，淡紫红色，下部有明显的狭管。瘦果椭圆形，具4棱，棱上有长毛，无冠状冠毛。花果期6～10月。

【分布生境】分布于云南景洪、勐腊、大关、贡山等地；生于海拔800～1000m的山坡草丛、河边灌丛中、湿润草地及路边阴湿处。

【性味、功效与主治】辛，温；散瘀消肿，通窍散寒，祛风利湿；用于跌打损伤，感冒，百日咳，风湿关节痛，毒蛇咬伤。

【用法用量】水煎服，干品6～15g，鲜品15～30g。外用，鲜品适量，捣烂敷于患处。

【民间经验方】

1. 胃溃疡方：石胡荽100g，取鲜品洗净，加红糖适量，水煎煮，每日1剂，分3次服。

2. 过敏性鼻炎方：石胡荽50g，粘头发果根50g，取鲜品或干品，洗净切断，水煎煮，每日1剂，分3次服。

3. 手足癣：车前草100g，倒钩草100g，石胡荽100g，千里光200g，万年青草100g，均取鲜品，洗净，水煎煮后浸泡患处，每日泡洗1次。本方对水疱型趾间糜烂有良好治疗效果。

【化学成分】含棕榈酸蒲公英甾醇酯、乙酸蒲公英甾醇酯、蒲公英甾醇、豆甾醇、山金车二醇、谷甾醇、十九酸三十四醇酯、2-异丙基-5-甲基氢醌-4-O-β-D-吡喃木糖苷、2α,3β,19α,23-四羟基-12-乌苏烯-28-酸-28-O-β-D-吡喃木糖苷、川陈皮素、羽扇豆醇、短叶老鹳草素、堆心菊灵、四氢堆心菊灵、α-莎草酮、芹菜素、山金车内酯等成分。

【药理作用】有显著抗过敏、抑制肿瘤生长、止咳、祛痰、平喘等作用。

石莲花

【佤族名】Mgai rang（改让）。

【别名】九死还魂草、神仙一把抓。

【来源】卷柏科卷柏属植物垫状卷柏*Selaginella pulvinata*（Hook. et Grev.）Maxim.的全草。

【原植物】土生或石生，旱生复苏植物，呈垫状，无匍匐根状茎或游走茎。根托只生于茎的基部，根多分叉，密被毛，与茎及分枝密集形成树状主干，高数厘米。主茎自近基部羽状分枝，不呈“之”字形，禾秆色或棕色，不具沟槽，光滑，维管束 1 条；侧枝 4 ～ 7 对，二至三回羽状分枝，小枝排列紧密，主茎上相邻分枝相距约 1cm，分枝无毛，背腹压扁。叶全部交互排列，二形，叶质厚，表面光滑，不具白边，主茎上的叶略大于分枝上的叶，相互重叠，绿色或棕色，斜升，边缘撕裂状。分枝上的腋叶对称，卵圆形到三角形，边缘撕裂状并具睫毛。小枝上的叶斜卵形或三角形，覆瓦状排列，背部不呈龙骨状，先端具芒，基部平截（具簇毛），边缘撕裂状，并外卷；侧叶不对称，小枝上的叶距圆形，略斜升，先端具芒，边缘全缘，基部上侧扩大，加宽，覆盖小枝，基部上侧边缘不为全缘，呈撕裂状，基部下侧不呈耳状，边缘不为全缘，呈撕裂状，下侧边缘内卷。孢子叶穗紧密，四棱柱形，单生于小枝末端；孢子叶一形，不具白边，边缘撕裂状，具睫毛；大孢子叶分布于孢子叶穗下部的下侧或中部的下侧或上部的下侧；大孢子黄白色或深褐色；小孢子浅黄色。

【分布生境】分布于云南昆明、文山、大理、迪庆、楚雄、丽江、西双版纳；生于海拔 1000 ～ 1900m 的石灰岩上。

【性味、功效与主治】辛，平；生用破血，炒用止血；用于分娩困难。

【用法用量】沸水泡饮，15 ～ 30g。

【民间经验方】

1. 妇女分娩困难：石莲花沸水泡饮。
2. 月经不调：石莲花 15g，小红参 10g，胡椒 7 粒，水煎服，每日 3 次。
3. 子宫出血：石莲花烧炭研末备用，每次 5g，开水送服。
4. 子宫脱垂：石莲花 10g，响铃草 6g，叶子兰 6g，水煎服，每日 3 次。

【化学成分】含海藻糖、穗花杉双黄酮、扁柏双黄酮、异柳杉双黄酮及苏铁双黄酮等成分。

【药理作用】有免疫及抗肿瘤、降血糖、抗菌、抗病毒、止血等作用。

石菖蒲

【佤族名】Rib nbraig rang（日木布惹让）。

【别名】山菖蒲、钱蒲、菖蒲、九节菖蒲、小石菖蒲。

【来源】天南星科菖蒲属植物金钱蒲 *Acorus gramineus* Soland. 的根茎。

【原植物】多年生草本。根茎较短，长 5 ～ 10cm，横走或斜伸，芳香，外皮淡黄色；根肉质，多数；须根密集；根茎上部多分枝，呈丛生状。叶基对折，两侧膜质叶鞘棕色，下部上延至叶片中部以下，渐狭，脱落；叶片质地较厚，线形，绿色，极狭，先端长渐尖，无中肋，平行脉多数；叶状佛焰苞短，为肉穗花序长的 1 ～ 2 倍，稀比肉穗花序短，狭。肉穗花序黄绿色，圆柱形。果黄绿色。花期 5 ～ 6 月，果 7 ～ 8 月成熟。

【分布生境】分布于云南西北地区至云南东南地区；生于海拔 1800m 以下的水旁湿地及石上。

【性味、功效与主治】辛，温；开窍，益智，豁痰，宽胸，祛湿，解毒；用于神志不清，健忘，多梦，耳聋，胸腹胀闷，胃脘疼痛，痈疖。

【用法用量】水煎服，5 ～ 10g。外用，鲜品捣烂外敷。

【民间经验方】

1. 神志不清，健忘，多梦，耳聋，胸腹胀闷，胃脘疼痛：石菖蒲 5 ～ 10g。

2. 痈疖：石菖蒲根茎鲜品，捣烂外敷。

3. 食疗：石菖蒲、姜黄、紫菀、紫丹参、茜草各适量，共研细末，装入鸡肚内炖服，用于哮喘、咳嗽痰多。

【化学成分】含 α - 细辛醚和 β - 细辛醚、欧细辛醚、顺式 -4- 丙烯基藜芦醚、4- 烯丙基藜芦醚、榄香脂素、细辛醛、二聚细辛醚、α - 毕澄茄油烯和 β - 毕澄茄油烯、丁香烯、β - 古芸烯、伸缩术烯、橙花叔醇、愈创奥醇、金钱蒲烯酮、1,2- 二甲氧基 -4-（E-3- 甲基环氧乙烷基）苯、1,2,4- 三甲氧基 -5-（E-3- 甲基环氧乙烷基）苯等成分。

【药理作用】有镇静、扩张冠状血管、抗真菌等作用。

石椒草

【佤族名】Rib si ndah bre（日西搭摆）。

【别名】白虎草、石胡椒、蛇皮草、苦黄草、羊不食草。

【来源】芸香科石椒草属植物石椒草 *Boenninghausenia sessilicarpa* Levl. 的全草。

【原植物】多年生草本，基部木质化。全株揉烂有臭味。羽状复叶，小叶片细裂，薄纸质或膜质，倒卵形，先端圆，基部楔形，表面绿色，背面灰绿色，有细小腺点。顶生聚伞花序，花枝基部通常有小叶；花较小，白色及淡红色；花瓣 4，长圆形或倒卵状长圆形。果时花萼宿存；子房无柄或具极短的柄；种子肾形，褐黑色。花期 8 ～ 9 月，果期 10 ～ 11 月。

【分布生境】分布于云南西北部、中部、东北部，以及红河、泸水等地；生于海拔 2000 ～ 2800m 的石灰岩灌丛及山沟林缘。

【性味、功效与主治】辛、苦，凉；清热解毒，活血止痛；用于上呼吸道感染，痈肿疮毒，大叶性肺炎，睾丸炎，胰腺炎引起的睾丸鞘膜积液，肾炎。

【用法用量】水煎服，10 ～ 20g。

【民间经验方】

乳腺炎：石椒草 15g，穿山甲壳（代）10g，金花果 15g，锅铲叶 20g，用鲜品或干品均可，切断水煎，穿山甲片（代）焙黄研成粉，与药液吞服，每日 1 剂，分 3 次服。

【化学成分】含芸香苷、石椒草碱、石椒草内酯 A、芸香内酯、东莨菪素、7,7′- 二甲氧基 -6,8′- 双香豆素、5,8- 二甲氧基 -2,2′- 二甲基吡喃并 [5′,6:6,7] 香豆素。

【药理作用】有抗菌、解痉、抑制钙通道等作用。

龙血树

【佤族名】Kaox hnam si yong（考南西勇）。

【别名】剑叶木、乌猿蔗、山铁树。

【来源】天门冬科龙血树属植物柬埔寨龙血树 *Dracaena cambodiana* Pierre ex Gagnep. 的树干。

【原植物】乔木状。茎不分枝或分枝。树皮带灰褐色。幼枝有密环状叶痕。叶聚生于茎、枝顶端，几乎互相套叠，剑形，薄革质，向基部略变窄而后扩大，抱茎，无柄。圆锥花序，花序轴无毛或近无毛；花每 3 ～ 7 朵簇生，绿白色或淡黄色；花被片下部约 1/4 ～ 1/5 合生成短筒；花丝扁平，无红棕色疣点；花柱稍短于子房。浆果直径约 1cm。花期 7 月。

【分布生境】分布于云南普洱，以及西双版纳景洪、临沧镇康等地；生于海拔 900 ～ 1700m 的石灰岩山上，勐腊有栽培。

【性味、功效与主治】涩、苦，温；消炎止痛，活血化瘀；用于跌打损伤，肠胃炎，胃溃疡，产后虚弱。

【用法用量】水煎服，10 ～ 15g。外用，适量，兑白酒擦患处。

【民间经验方】

1. 贫血：龙血树 15g，小红参 20g，大红参 3g，鸡血藤 20g，红糖适量为引，水煎服，每日 3 次。

2. 胃炎：龙血树 10g，岩七 10g，黑胡椒适量，水煎服，每日 3 次。

【化学成分】树脂主要含血竭红素、白素。用乙醇与乙醚提取，浓缩得血红色血竭产品。其中主要含五个芳香族类化合物，此外还有皂苷类化合物、甾体类化合物、萜类化合物和挥发油、蒽醌类等 30 多个成分。

【药理作用】有较强的抗真菌作用及防腐活性。

龙芽草

【佤族名】Brang breg dieg（搬白叠）。

【别名】仙鹤草、狼牙草、黄龙尾。

【来源】蔷薇科龙牙草属植物龙牙草 *Agrimonia pilosa* Ldb. 的全草。

【原植物】多年生草本。根多呈块茎状，周围长出若干侧根，根茎短，基部常有 1 至数个地下芽；被疏柔毛及短柔毛，稀下部被稀疏长硬毛。叶为间断奇数羽状复叶，通常有小叶 3 ～ 4 对，稀 2 对，向上减少至 3 小叶，叶柄被稀疏柔毛或短柔毛；小叶片无柄或有短柄，倒卵形、倒卵椭圆形或倒卵披针形，顶端急尖至圆钝，稀渐尖，基部楔形至宽楔形，边缘有急尖到圆钝锯齿，上面被疏柔毛，稀脱落几无毛，下面通常脉上伏生疏柔毛，稀脱落几无毛，有显著腺点；托叶草质，绿色，镰形，稀卵形，顶端急尖或渐尖，边缘有尖锐锯齿或裂片，稀全缘，茎下部托叶有时卵状披针形，常全缘。花序穗状总状顶生，分枝或不分枝，花序轴被柔毛，花梗被柔毛；苞片通常深 3 裂，裂片带形，小苞片对生，卵形，全缘或边缘分裂；花三角卵形；花瓣黄色，长圆形。果实倒卵圆锥形，外面有 10 条肋，被疏柔毛，顶端有数层钩刺，幼时直立，成熟时靠合。花果期 5 ～ 12 月。

【分布生境】分布于云南各地；常生于海拔 100 ～ 3800m 的溪边、路旁、草地、灌丛、林缘及疏林下。

【性味、功效与主治】苦、涩，微温；收敛，止血；用于胃肠出血，咯血，尿血，子宫出血，眩晕。

【用法用量】水煎服，15 ～ 20g。

【民间经验方】

1. 食疗：龙芽草鲜品捣烂后，加温水 1 杯，搅拌取汁，加适量红糖调服，每日 3 次，用于肺结核咯血。

2. 胃出血：龙芽草 20g，水煎服，每日 3 次。

3. 腹泻：龙芽草 15g，三棵针 10g，一包针 10g，水煎服，每日 3 次。

【化学成分】地上部分含木樨草素、芹菜素、槲皮素、没食子酸及仙鹤草酚等。根含仙鹤草内酯、花旗松素、没食子酸、三萜类化合物、植物甾醇等成分。

【药理作用】有抗肿瘤、抗寄生虫、抗凝血和抗血栓形成等作用。

龙葵

【佤族名】Daex kaox（德考）。

【别名】野茄秧、小果果、天茄菜。

【来源】茄科茄属植物龙葵 *Solanum nigrum* L. 的全草。

【原植物】一年生直立草本。茎无棱或棱不明显，绿色或紫色，近无毛或被微柔毛。叶卵形，先端短尖，基部楔形至阔楔形而下延至叶柄，全缘或每边具不规则的波状粗齿，光滑或两面均被稀疏短柔毛，叶脉每边 5 ～ 6 条。蝎尾状花序腋外生，由 3 ～ 6（～ 10）花组成，花梗近无毛或具短柔毛；萼小，浅杯状，齿卵圆形，先端圆，基部两齿间连接处成角度；花冠白色，筒部隐于萼内，冠檐 5 深裂，裂片卵圆形；花丝短，花药黄色，约为花丝长度的 4 倍，顶孔向内；子房卵形，花柱中部以下被白色绒毛，柱头小，头状。浆果球形，熟时黑色。种子多数，近卵形，两侧压扁。

【分布生境】分布于云南全省；生于海拔 100 ～ 3400m 的杂草丛中和田边地角。

【性味、功效与主治】苦，寒；排石散结；用于泌尿系结石，痈肿疮毒。

【用法用量】水煎服，15 ～ 30g。

【民间经验方】

1. 食疗：①龙葵鲜品适量煮汤，用于胃炎、咽喉炎。②龙葵鲜果加案板叶适量，炒鸡蛋服，用于肝炎、肝痛。

2. 泌尿系结石：龙葵根 9g，石韦 15g，车前草 15g，金钱草 15g，水煎服。

【化学成分】含龙葵碱、澳茄胺、龙葵定碱、皂苷、维生素 A、维生素 C 等成分。

【药理作用】有抗炎、镇咳、祛痰、抑菌等作用。

叶下珠

【佤族名】Guax si mei（挂西梅）。

【别名】叶下果、珍珠草、叶后珠。

【来源】大戟科叶下珠属植物叶下珠 *Phyllanthus urinaria* L. 的全草。

【原植物】一年生草本。茎通常直立，基部多分枝，枝倾卧而后上升。枝具翅状纵棱，上部被一纵列疏短柔毛。叶片纸质，因叶柄扭转而呈羽状排列，长圆形或倒卵形，顶端圆、钝或急尖而有小尖头，下面灰绿色，近边缘或边缘有 1 ～ 3 列短粗毛；侧脉每边 4 ～ 5 条，明显；叶柄极短；托叶卵状披针形。花雌雄同株；雄花 2 ～ 4 朵簇生于叶腋，通常仅上面 1 朵开花，下面的很小；花梗基部有苞片 1 ～ 2 枚；萼片 6，倒卵形，顶端钝；雄蕊 3，花丝全部合生成柱状；花粉粒长球形，通常具 5 孔沟，少数 3、4、6 孔沟，内孔横长椭圆形；花盘腺体 6，分离，与萼片互生；雌花单生于小枝中下部的叶腋内；萼片 6，近相等，卵状披针形，边缘膜质，黄白色；花盘圆盘状，边全缘；子房卵状，有鳞片状凸起，花柱分离，顶端 2 裂，裂片弯卷。蒴果圆球状，红色，表面具一小凸刺，有宿存的花柱和萼片，开裂后轴柱宿存。种子橙黄色。花期 4 ～ 6 月，果期 7 ～ 11 月。

【分布生境】分布于云南南部、东南部和东北部；生于海拔 100 ～ 1900m 的田边草丛、旷地。

【性味、功效与主治】甘、微苦，凉；清热解毒，消炎利尿；用于急性肾炎，膀胱炎，膀胱结石，肠炎，痢疾，黄疸型肝炎；外用于毒蛇咬伤。

【用法用量】水煎服或捣烂敷于患处，干品 15 ～ 30g。

【民间经验方】

1. 黄疸型肝炎：叶下珠鲜品 30 ～ 60g，或干品 15 ～ 30g，水煎服。

2. 毒蛇咬伤：叶下珠鲜品适量，捣碎敷伤口周围。

3. 食疗：①叶下珠鲜品 20 ～ 30g 水煎代茶饮，用于肝炎。②叶下珠鲜品 30g 煎水，配伍草果、砂仁等与猪肝一起煮熟，服猪肝，用于肝炎。

【化学成分】含酚类、三萜类及生物碱类化合物等成分。

【药理作用】有抗菌、抗炎、抗病毒作用。

田基黄

【佤族名】 Si ndah saex gain（土打舌改艾）。

【别名】 斑鸠窝、雀舌草、七寸金、一条香、对叶草。

【来源】 金丝桃科金丝桃属植物地耳草 *Hypericum japonicum* Thunb.ex Murray 的全草。

【原植物】 一年生小草本。全株无毛。根多须状。茎丛生，直立或斜上，有 4 棱，基部节处生细根。单叶对生；无叶柄；叶片卵形或广卵形，先端钝，基部抱茎，斜上，全缘，上面有微细透明油点。聚伞花序顶生而成叉状分歧；花小；花梗线状；萼片 5，披针形或椭圆形，先端急尖，上部有腺点；花瓣 5，黄色，卵状长椭圆形，约与萼片等长；雄蕊 5 ～ 30 枚，基部连合成 3 束，花丝丝状，基部合生；子房上位，1 室，卵形至椭圆形，花柱 3，丝状。蒴果椭圆形，成熟时开裂为 3 果瓣，外围近等长的宿萼；种子多数。花期 5 ～ 6 月，果期 9 ～ 10 月。

【分布生境】 分布于云南昆明、玉溪、曲靖、保山、昭通、文山、西双版纳、大理、德宏、怒江等地；生于田野较湿润处。

【性味、功效与主治】 甘、微苦，凉；清热利湿，解毒消肿，消炎止痛；用于肝炎，早期肝硬化，阑尾炎，扁桃体炎，小儿口腔溃疡，痈疖肿毒，带状疱疹，毒蛇咬伤，跌打损伤。

【用法用量】 水煎服，15 ～ 30g，鲜品 30 ～ 60g，大剂可用至 90 ～ 120g，或捣汁。外用，适量，捣烂外敷，或水煎洗。

【民间经验方】

1. 肝炎：田基黄 15g，马蹄金 15g，青叶胆 10g，奶浆草 10g，水煎服，每日 3 次。
2. 尿道炎：田基黄 15g，海金沙藤 15g，车前草 15g，水煎服，每日 3 次。
3. 肺炎：田基黄鲜品适量，泡开水频服。
4. 眼睛疼痛：田基黄 15g，叶子兰 5g，藤三七 5g，水煎服，每日 3 次。
5. 食疗：鲜田基黄 120g，鸡蛋 2 枚，同煮至鸡蛋熟，去渣及壳，吃蛋喝汤，每日 1 次，连服 5 ～ 7 日，用于湿热之阳黄证。

【化学成分】 含槲皮苷、异槲皮苷、槲皮素 -7- 鼠李糖苷、3,5,7,3′,4′- 五羟基黄酮 -7- 鼠李糖苷、田基黄灵素、田基黄棱素 A、田基黄棱素 B、湿生金丝桃素 B、绵马酸 BBB、田基黄绵马素 A、田基黄绵马素 B、田基黄绵马素 C、白绵马素 iBiB、田基黄灵素 G、地耳草素 A、地耳草素 B、地耳草素 C、地耳草素 D 等成分。

【药理作用】有抗病毒、调节免疫功能等作用。

生藤

【佤族名】Blix rung moi（布里荣梅）。

【别名】冷水发汗、水逼药。

【来源】萝藦科须药藤属植物须药藤 *Stelmatocrypton khasianum*（Kurz）Baill. 的根。

【原植物】缠绕木质藤本，具乳汁。茎浅棕色，具有突起的皮孔，嫩枝有短柔毛，茎与根有香气。叶近革质，椭圆形或长椭圆形，顶端渐尖，基部楔形，两面无毛，叶鲜时绿色，干后淡棕红色；侧脉每边约 7 条。花小，黄绿色，4 ～ 5 朵排列为具短梗的腋生聚伞花序；花萼裂片宽卵形，钝头，无毛，花萼内面具有 5 个腺体；花冠近钟状，花冠筒短，裂片卵圆形，向右覆盖；副花冠裂片卵形；子房具 2 个离生心皮，无毛，柱头盘状五角形，顶部微凸起，2 裂。蓇葖叉生成直线，熟时开裂，外果皮无毛。种子顶端具长白色绢质种毛。

【分布生境】分布于云南普洱、西双版纳、昆明，以及临沧双江、玉溪峨山、红河蒙自、文山富宁等地；生于海拔 700 ～ 2100 m 的山坡、山谷杂木林中或路旁灌木丛中。

【性味、功效与主治】甘、辛，温；解表温胃，祛风通络；用于流行性感冒，气管炎，胃寒痛，风湿腰腿痛。

【用法用量】水煎服，9 ～ 15g。

【民间经验方】

风湿性心脏病：生藤 15g，丹参 15g，玉竹 15g，桂枝 10g，龙眼肉 10g，生姜 8g。以上药物水煎 25 分钟，内服，每日 1 剂，分早、中、晚 3 次服下，连服 5 日。

【化学成分】含 2- 羟基 -4- 甲氧基苯甲醛等成分。

【药理作用】有抗菌等作用。

仙茅

【佤族名】 Bloung yia（不拢呀）。

【别名】 独茅根、茅爪子、婆罗门参、野猫草。

【来源】 石蒜科仙茅属植物仙茅 *Curculigo orchioides* Gaertn. 的根。

【原植物】 多年生草本。根茎延长，圆柱状，肉质，外皮褐色；根粗壮，肉质，地上茎不明显。叶 3 ～ 6 片根出，狭披针形，先端渐尖，薹部下延成柄，再向下扩大呈鞘状，绿白色，边缘膜质；叶脉显明，有中脉；两面疏生长柔毛，后渐光滑。花腋生；花梗藏在叶鞘内；花杂性，上部为雄花，下部为两性花；苞片披针形，绿色，膜质，被长柔毛；花被下部细长管状，长约 2cm 或更长，上部 6 裂，裂片披针形，内面黄色，外面白色，有长柔毛；雄蕊 6，花丝短；子房狭长，被长柔毛。浆果椭圆形，稍肉质，先端有喙，被长柔毛。种子稍呈球形，亮黑色，有喙，表面有波状沟纹。花期 6 ～ 8 月。

【分布生境】 分布于云南西双版纳、文山，以及怒江碧江，德宏芒市，普洱孟连，红河绿春、屏边、河口，昭通绥江等地；生于海拔 1650m 以下的林中、草地或荒坡上。

【性味、功效与主治】 辛，温，有小毒；补肾壮阳，散寒除湿；用于肾虚，阳痿，慢性肾炎，风湿性关节炎，心腹冷痛，肾炎。

【用法用量】 水煎服，5 ～ 15g，或酒浸服，亦入丸、散。

【民间经验方】

1. 肾炎：仙茅鲜品 100g，鲜小红参 100g，鲜含羞草根 100g，洗净，切碎，混合，开水煎煮，每日 1 剂，分 3 次服，10 ～ 15 天为 1 个疗程，1 ～ 2 个疗程可获得满意效果。

2. 食疗：仙茅鲜品适量，煮鸡或鱼，用于肾虚腰痛。

【化学成分】 含仙茅苷 A、仙茅苷 B、地衣二醇葡萄糖苷、地衣二醇 -3- 木糖葡萄糖苷、石蒜碱、N- 乙酰基 -N- 羟基 -2- 氨基甲酸甲酯、环木菠萝烯醇、β - 谷甾醇、豆甾醇、3- 甲氧基 -5- 乙酰基 -31- 三十三碳烯、21 - 羟基四十烷 -20- 酮等成分。

【药理作用】 有增强免疫功能、镇静、催眠、镇痛、解热、耐缺氧、抗高温、抗炎、抗菌、抗肿瘤、扩张冠脉、强心等作用，并有雄性激素样作用。

白及

【佤族名】Hlax si ang gax（拉西昂嘎）。

【别名】小白鸡、白芨、白极。

【来源】兰科白及属植物小白及 *Bletilla formosana*（Hayata）Schltr. 的根茎。

【原植物】多年生草本。地下块茎扁圆形或不规则菱形，肉质，黄白色，生有多数须根，常数个并生，其上显有多个同心环形叶痕，形似“鸡眼”又似“螺丝”。叶 3 ～ 6 片，披针形或广披针形，先端渐尖，基部下延成鞘状抱茎。总状花序顶生，花淡紫红色；花被片狭椭圆形，唇瓣倒卵形，具白色带淡红色紫脉，中部以上 3 裂。蒴果纺锤状，有 6 条纵棱。花期 4 ～ 5 月，果期 7 ～ 9 月。

【分布生境】分布于云南昆明、玉溪、曲靖、昭通、大理、迪庆、文山、丽江、楚雄、西双版纳、怒江等地；生于海拔 500 ～ 2600m 的山坡、荒地、杂草丛中及疏林下阴湿处。

【性味、功效与主治】苦、甘、涩，微寒；补肺生肌，化瘀止血；用于肺结核咯血，肠胃出血，烫伤，烧伤。

【用法用量】水煎服或捣烂外敷，15 ～ 20g。

【民间经验方】

1. 食疗：①白及粉 15g，糯米 100g，大枣 5 个，蜂蜜 25g，用糯米、大枣、蜂蜜加水煮至将熟时，将白及粉放入粥中，改文火稍煮片刻，待粥汤黏稠时即可，补肺止血，养胃生肌。②白及适量，捣碎炖鸡服食，用于肺虚咳嗽。③白及配鸡蛋一起蒸服食用，用于肺肝疼痛。

2. 肺结核病：白及 20g，猫耳朵花根 10g，翻白叶根 10g，蜂蜜适量，多用鲜品，亦可用干品，洗净切片，每日 1 剂，水煎分 3 次服。

【化学成分】块茎含联苄类、联菲类、双菲醚类、菲类糖苷、苄类、蒽类、酸类、醛类化合物等成分。

【药理作用】有抗肿瘤、抗菌、止血、保肝和保护胃黏膜等作用。

白云花根

【佤族名】Nbi rang（比热）。

【别名】土全归、毛爪参、白毛参、岩川。

【来源】伞形科独活属植物鹤庆独活 *Heracleum rapula* Franch. 的根。

【原植物】多年生草本，高 80 ～ 120cm。茎圆筒形，有沟纹或棱，从中部分枝，幼时疏生长硬毛。茎下部叶三出式羽状分裂，裂片有柄，上面疏生细刚毛，下面淡绿色，沿叶脉被较密的细刚毛，基部心形，边缘具不显著的细锯齿，5 浅裂，裂片三角形；叶柄被硬毛，基部椭圆形；茎上部叶逐渐简化，有短柄或无，仅具叶鞘。复伞形花序顶生和侧生；总苞片缺；伞辐 20 ～ 25；小总苞片 4 ～ 6，线形，短于花柄；花柄约 20，粗糙；萼齿细小，不显著；花柱基扁圆锥形；子房疏生短毛。果实倒卵状圆形，无毛；棱槽内油管 1，其长度为果体长度的 3/4，合生面油管 2，棒状，胚乳腹面平直。果期 10 月。

【分布生境】分布于云南丽江，以及大理鹤庆等地；生于海拔 2000 ～ 2200m 的山坡沟边或石灰岩草木丛中、稻田边。

【性味、功效与主治】苦、辛，温；祛风止痛活络，止咳平喘；用于风寒咳嗽，风湿筋骨疼痛，腰痛，白带，跌打损伤，胃痛，慢性支气管炎，哮喘，妇科疾病。

【用法用量】水煎服，10 ～ 20g。

【民间经验方】

1. 食疗：白云花根 10 ～ 20g，研细粉配肉蒸服，用于妇人带下、阴道炎、腰痛。

2. 跌打损伤：白云花根 15g，土牛膝根 15g，当归尾 15g，红花 10g，水煎服，滴酒为引。

【化学成分】含香豆素类物质，如欧芹酚甲醚、印度榅桲素、欧前胡内酯、异茴芹香豆素、独活属醇、8- 牻牛儿醇基补骨酯素、香柑内酯、花椒毒素、花椒毒酚、异独活内酯、异栓翅芹醇等成分，尚含少量挥发油。

【药理作用】有抑菌、抗炎、平喘、镇痛等作用。

白毛蛇

【佤族名】Guax kaox（挂靠）。

【别名】白毛骨碎补、阴石蕨、草石蚕。

【来源】骨碎补科阴石蕨属植物圆盖阴石蕨 *Davallia tyermannii*（T. Moore）H. J. Veitch 的根状茎。

【原植物】植株高达 20cm。根状茎长而横走，密被蓬松的鳞片；鳞片线状披针形，基部圆盾形，淡棕色，中部颜色略深。叶远生；柄棕色或深禾秆色，光滑或仅基部被鳞片；叶片长三角状卵形，长宽几相等，或长稍过于宽，先端渐尖，基部心脏形，三至四回羽状深裂；羽片约10对，近互生至互生，斜向上，彼此密接，基部一对最大，长三角形，三回深羽裂；一回小羽片6～8对，上侧的常较短，基部一片与叶轴平行，基部下侧一片最大，椭圆披针形或三角状卵形，急尖头，基部阔楔形，有极短柄，二回羽裂；二回小羽片5～7对，椭圆形，短尖头，深羽裂或波状浅裂；裂片近三角形，全缘；羽轴下侧自第二片一回小羽片起向上明显缩小，椭圆形，钝头，基部不对称，上侧截形并紧靠羽轴，下侧楔形，羽状深裂，裂片近三角形，先端钝；第二对羽片向上远较小，椭圆披针形，一回羽状，小羽片仅上缘有2～3片小裂片，下缘多为全缘；叶革质，干后棕色或棕绿色，两面光滑。孢子囊群生于小脉顶端；囊群盖近圆形，全缘，浅棕色，仅基部一点附着，余均分离。

【分布生境】分布于云南新平等地；生于海拔300～1760m的林中树干上或石上。

【性味、功效与主治】苦、甘，平；祛风除湿，消炎止痛；用于牙根肿痛，风湿性关节炎，跌打损伤，便秘。

【用法用量】水煎服，干品15～25g，鲜品25～50g。外用，鲜品适量，捣烂敷于患处。

【民间经验方】

跌打损伤：白毛蛇鲜品适量，配方捣烂敷于患处。

【化学成分】含黄酮苷、酚类、有机酸、氨基酸、糖类化合物等成分。

【药理作用】有促进成骨分化、抗炎、调节免疫功能、抗氧化、抗衰老等作用。

白头婆

【佤族名】Si ndah saex blouih vaig（西达色布吕外）。

【别名】山兰、细黑升麻、细升麻。

【来源】菊科泽兰属植物白头婆 *Eupatorium japonicum* Thunb. 的全草。

【原植物】多年生草本。根茎短，有多数细长侧根。茎直立，下部或至中部或全部淡紫红色，基部通常不分枝，或仅上部有伞房状花序分枝，全部茎枝被白色皱波状短柔毛，花序分枝上的毛较密，茎下部或全部花期脱毛或疏毛。叶对生，有叶柄，柄质地稍厚；中部茎叶椭圆形或长椭圆形或卵状长椭圆形或披针形，基部宽或狭楔形，顶端渐尖，羽状脉，侧脉约7对，在下面突起。头状花序在茎顶或枝端排成紧密的伞房花序，少有大型复伞房花序；总苞钟状，含5个小花；总苞片覆瓦状排列，3层；外层极短，披针形；中层及内层苞片渐长，长椭圆形或长椭圆状披针形；全部苞片绿色或带紫红色，顶端钝或圆形；花白色或带红紫色或粉红色，花冠外面有较稠密的黄色腺点。瘦果淡黑褐色，椭圆状，5棱，被多数黄色腺点，无毛；冠毛白色。花果期6～11月。

【分布生境】分布于云南大部分地区；生于海拔500～3200m的林下、灌丛中、山坡草地或路边、溪旁。

【性味、功效与主治】苦、辛，温；散瘀消肿，止痛；用于跌打损伤，上腹部胀满不适，寒湿腰痛。

【用法用量】水煎服，9～15g。外用，鲜品适量，捣敷患处。

【民间经验方】

跌打损伤：白头婆鲜品适量，捣烂敷于患处。

【化学成分】含挥发油，如己醛、莰烯、苯甲醛、β-蒎烯、月桂烯、柠檬烯、α-松油烯、紫苏烯、橙花醇、丁香烯氧化物、大牻牛儿烯等成分。根含兰草素等成分。

【药理作用】有抗癌、抗菌等作用。

白花丹

【佤族名】Ribi ai tox baing（日埃陀扁）、Aitoxbaing（岩陀扁）。

【别名】假茉莉、白雪花、白花岩陀、白花九股牛。

【来源】白花丹科白花丹属植物白花丹 *Plumbago zeylanica* L. 的根或花或全草。

【原植物】常绿半灌木，直立，多分枝。枝条开散或上端蔓状，常被明显钙质颗粒，除具腺外无毛。叶薄，通常长卵形，先端渐尖，下部骤狭成钝或截形的基部而后渐狭成柄；叶柄基部无或有常为半圆形的耳。穗状花序通常含（3）25～70枚花；花轴长与总花梗皆有头状或具柄的腺；苞片狭长卵状三角形至披针形，先端渐尖或有尾尖；小苞线形；花萼萼筒中部直径约2mm，先端有5枚三角形小裂片，几全长沿绿色部分着生具柄的腺；花冠白色或微带蓝白色，冠檐裂片倒卵形，先端具短尖；雄蕊约与花冠筒等长，花药蓝色；子房椭圆形，有5棱，花柱无毛。蒴果长椭圆形，淡黄褐色；种子红褐色，先端尖。花期10月至翌年3月，果期12月至翌年4月。

【分布生境】分布于云南文山、红河、普洱、西双版纳、玉溪、楚雄、大理、保山等地；生于海拔 100 ～ 1600m 的村寨附近，野生或栽培。

【性味、功效与主治】辛、苦、涩，温，有毒；舒筋活血，散瘀消肿，祛风，解毒；用于跌打损伤，风湿性关节炎，肿毒恶疮。

【用法用量】水煎服，9 ～ 15g。外用，适量，水煎洗，或捣敷，或涂擦。

【民间经验方】

跌打损伤，风湿性关节炎，肿毒恶疮：白花丹嫩茎叶适量，配方捣烂敷于患处或水煎洗；或取根 9 ～ 15g，水煎服。

【化学成分】根中含白花丹素、3- 氯白花丹素、3,3- 双白花丹素、茅膏醌、毛鱼藤酮、异白花丹酮、白花丹酮、马替柿醌、2- 甲基 -5,8- 二羟基萘醌、亚甲基 -3,3′- 双白花丹素、白花丹醌、异柿萘醇酮、1,2（3）- 四氢 -3,3′- 双白花丹素、谷甾醇。地上部分分离出 3,6′- 双白花丹素、羽扇豆醇、α - 香树脂醇、β - 香树脂醇、蒲公英甾醇、ψ - 蒲公英甾醇等成分。全草含白花丹素、β - 谷甾醇、香草酸、白花丹酸等成分。

【药理作用】有调节免疫功能、抗炎等作用。

白花树

【佤族名】Dai mgriex（代叶）。

【别名】老白花、羊蹄甲。

【来源】豆科羊蹄甲属植物宫粉羊蹄甲 *Bauhinia variegata* L. 的树皮、花。

【原植物】落叶乔木。树皮暗褐色，近光滑；幼嫩部分常被灰色短柔毛。枝广展，硬而稍呈“之”字曲折，无毛。叶近革质，广卵形至近圆形，宽度常超过长度，基部浅至深心形，有时近截形，先端 2 裂达叶长的 1/3，裂片阔，钝头或圆，两面无毛或下面略被灰色短柔毛；基出脉（9 ～）13 条；叶柄被毛或近无毛。总状花序侧生或顶生，极短缩，呈伞房花序式，少花，被灰色短柔毛；总花梗短而粗；苞片和小苞片卵形，极早落；花大，近无梗；花蕾纺锤形；萼佛焰苞状，被短柔毛，一侧开裂为一广卵形裂片；花瓣倒卵形或倒披针形，具瓣柄，紫红色或淡红色，杂以黄绿色及暗紫色的斑纹，近轴一片较阔；能育雄蕊 5，花丝纤细，无毛，长约 4cm；退化雄蕊 1 ～ 5，丝状，较短；子房具柄，被柔毛，尤以缝线上被毛较密，柱头小。荚果带状，扁平，具长柄及喙。种子 10 ～ 15 颗，近圆形，扁平。花期全年，3 月最盛；果期 6 ～ 8 月。

【分布生境】分布于云南蒙自、建水、瑞丽、龙陵等地；生于海拔 150 ～ 1500m 的疏林或林缘。

【性味、功效与主治】苦、涩，平；收敛健胃，消炎解毒；用于消化不良，急性胃肠炎。

【用法用量】水煎服，10 ～ 50g。

【民间经验方】

1. 痢疾：白花树树皮 50g，锥栗树皮 50g，碎米果树根 50g，红包谷 30g，红糖适量，用鲜品或干品均可，洗净，红包谷炒糊，开水煎内服，每日服 3 次。

2. 食疗：新鲜花适量，炖鸡蛋服，用于胃热。

【化学成分】树皮含皂苷、多糖等成分。花中含山柰酚 -3- 半乳糖苷和山柰酚 -3- 鼠李糖苷等黄酮类化合物等成分。

【药理作用】有调节糖脂代谢、抗肿瘤、抗炎等作用。

白花蛇舌草

【佤族名】Rib ndag si uing（日不打昔吻）。

【别名】二叶律。

【来源】茜草科耳草属植物白花蛇舌草 *Scleromitrion diffusum*（Willd.）R. J. Wang 的全草。

【原植物】一年生无毛纤细披散草本。茎稍扁，从基部开始分枝。叶对生，无柄，膜质，线形，顶端短尖，边缘干后常背卷，上面光滑，下面有时粗糙；中脉在上面下陷，侧脉不明显；托叶长 1 ～ 2mm，基部合生，顶部芒尖。花 4 数，单生或双生于叶腋；花梗略粗壮，罕无梗或偶有长达 10mm 的花梗；萼管球形，萼檐裂片长圆状披针形，顶部渐尖，具缘毛；花冠白色，管形，喉部无毛，花冠裂片卵状长圆形，顶端钝；雄蕊生于冠管喉部；花柱长 2 ～ 3mm，柱头 2 裂，裂片广展，有乳头状凸点。蒴果膜质，扁球形，宿存萼檐裂片成熟时顶部室背开裂；种子每室约 10 粒，具棱，干后深褐色，有深而粗的窝孔。花期春季。

【分布生境】分布于云南迪庆、保山、楚雄，以及西双版纳景洪，红河河口，大理巍山、南涧、云龙、永平等地；生于海拔 1500 ～ 2000m 的田边、路旁、荒野、草地。

【性味、功效与主治】苦、甘，寒；清热解毒，利尿消肿，活血止痛；用于恶性肿瘤，口腔炎，扁桃体炎，毒蛇咬伤。

【用法用量】水煎服，干品15～30g，鲜品30～60g。外用，适量，捣烂敷于患处。

【民间经验方】

1. 急慢性喉炎：臭灵丹15g，白花蛇舌草10g，取鲜品或干品，洗净，水煎煮，每日1剂，分3次服用。此方民间常用于急慢性喉炎，亦有抗癌作用，无毒副作用。

2. 肾结石：白花蛇舌草20g，过路黄20g，水煎代茶频饮。

3. 黄疸型肝炎：虎掌草根9g，白牛胆根30g，酸浆草根30g，白牡丹根9g，白花蛇舌草25g，野芦谷根30g，红糖适量，均取鲜品，洗净，切断，水煎服，每日3次。本方对肝硬化有一定疗效。其中虎掌草、白牡丹有毒，使用时量不宜过多。

4. 痢疾：白花蛇舌草50g，水煎取汁，加白糖10g，温服。

5. 毒蛇咬伤：白花蛇舌草30g，水煎频服，另用鲜品配盐酸木叶捣烂外敷于患处。

6. 食疗：白花蛇舌草30g，水煎代茶饮，用于泌尿系感染。

【化学成分】含车叶草苷、车叶草苷酸、去乙酰基车叶草苷酸、都桷子苷酸、鸡屎藤次苷、鸡屎藤次苷甲酯、熊果酸、β-谷甾醇、三十一烷、豆甾醇、齐墩果酸、对香豆酸等成分。

【药理作用】有抗菌、抗肿瘤、增强免疫功能等作用。

白粉藤

【佤族名】Rib lang lai（日不狼来）。

【别名】山葫芦、山鸡蛋、飞龙接骨、假葡萄。

【来源】葡萄科白粉藤属植物白粉藤 *Cissus repens* Lam. 的根、藤茎。

【原植物】草质藤本，长达数米。卷须二叉状分枝，与叶对生。小枝通常被白粉，枝稍带肉质，绿色，横切面为钝四角形，有纵条纹，干时易在节上脱离。单叶互生；叶柄无毛；托叶斜菱形，基部楔形；叶片膜质，心状卵形或狭卵形，先端渐尖，基部心形或截形，边缘有疏锐小锯齿或有时仅3浅裂，上面绿色，平时表面灰绿色，下面浅绿色，两面无毛。花两性，聚伞花序与叶对生，被疏柔毛，少花，第1次分枝呈伞形状；花梗基部常有小苞片；花萼盘状，全缘，外有微柔毛及睫毛；花瓣4，分离；雄蕊4，与花瓣对生；花盘杯状，子房略短于雄蕊，花柱极短，近钻形。浆果肉质，倒卵形或球形，熟时紫色。种子1颗。花期夏、秋季。

【分布生境】分布于云南师宗、新平、元江、景东、景谷、江城、孟连等地；生于海拔100～1800m的山谷疏林或山坡灌丛。

【性味、功效与主治】甘、苦，凉；清热解毒，散结，行血；用于肾炎，淋巴结核，痈疽疮疡，跌打损伤。

【用法用量】水煎服，10～15g。

【民间经验方】

1. 肾炎：白粉藤15g，木通5g，龙胆草15g，水煎服，每日3次。

2. 促进乳汁分泌：白粉藤藤茎捣烂取汁，调白米粥服。

3. 久咳：白粉藤10g，百合10g，冰糖适量，水煎服，每日3次。

【化学成分】藤显酚类、氨基酸、有机酸、糖类的反应。

【药理作用】有促进骨折愈合等作用。

瓜子金

【佤族名】Nyiex liang geed（聂良各）。

【别名】紫金花、小远志、苦草。

【来源】远志科远志属植物瓜子金 *Polygala japonica* Houtt. 的根。

【原植物】多年生草本。茎、枝直立或外倾，绿褐色或绿色，具纵棱，被卷曲短柔毛。单叶互生，叶片厚纸质或亚革质；卵形或卵状披针形、稀狭披针形，先端钝，具短尖头，基部阔楔形至圆形，全缘，叶面绿色，背面淡绿色，两面无毛或被短柔毛，主脉上面凹陷，背面隆起，侧脉3～5对，两面凸起，并被短柔毛；叶柄被短柔毛。总状花序与叶对生，或腋外生，最上1个花序低于茎顶；花梗细，被短柔毛，基部具1披针形、早落的苞片；萼片5，宿存，外面3枚披针形，外面被短柔毛，里面2枚花瓣状，卵形至长圆形，先端圆形，具短尖头，基部具爪；花瓣3，白色至紫色，基部合生，侧瓣长圆形，基部内侧被短柔毛，龙骨瓣舟状，具流苏状鸡冠状附属物。蒴果圆形，短于内萼片，顶端凹陷，具喙状突尖，边缘具有横脉的阔翅，无缘毛。种子2粒，卵形，黑色，密被白色短柔毛，种阜2裂下延，疏被短柔毛。花期4～5月，果期5～8月。

【分布生境】分布于云南南部、西南部；生长于海拔800～2100m的山坡或田埂。

【性味、功效与主治】苦、甘，寒；清热解毒，化痰止咳，安神，壮阳；用于小儿惊风，咽喉肿痛，阳痿。

【用法用量】水煎服，5～10g。

【民间经验方】

1. 咳嗽：瓜子金10g，双参10g，大树理肺散10g，水煎服，每日3次。

2. 阳痿：瓜子金配小红参泡酒服用（此方在佤山广泛运用，具有一定历史）。

3. 咽炎：瓜子金10g，土牛膝15g，水煎服，每日3次。

4. 食疗：瓜子金10g，猪肝100g，置于砂锅内，加水适量，煎成汤剂后去渣，再将猪肝切片入内煮熟食用，用于血虚萎黄、小儿疳积有热。

【化学成分】含三萜皂苷、树脂、脂肪油、远志醇、四乙酸酯等成分。

【药理作用】有溶血等作用。

冬瓜

【佤族名】Nbi laing（毕娘）。

【别名】白瓜。

【来源】葫芦科冬瓜属植物冬瓜 *Benincasa hispida*（Thunb.）Cogn. 的果实。

【原植物】一年生蔓生或架生草本。茎被黄褐色硬毛及长柔毛，有棱沟。叶柄粗壮，被黄褐色的硬毛和长柔毛；叶片肾状近圆形，5～7浅裂或有时中裂，裂片宽三角形或卵形，先端急尖，边缘有小齿，基部深心形，弯缺张开，近圆形，表面深绿色，稍粗糙，有疏柔毛，老后渐脱落，变近无毛；背面粗糙，灰白色，有粗硬毛，叶脉在叶背面稍隆起，密被毛；卷须2～3歧，被粗硬毛和长柔毛。雌雄同株；花单生；雄花梗密被黄褐色短刚毛和长柔毛，常在花梗的基部具1苞片，苞片卵形或宽长圆形，先端急尖，有短柔毛；花萼筒宽钟形，密生刚毛状长柔毛，裂片披针形，有锯齿，反折；花冠黄色，辐状，裂片宽倒卵形，两面有稀疏的柔毛，先端钝圆，具5脉；雄蕊3，离生，花丝基部膨大，被毛，药室三回折曲，雌花梗长不及5cm，密生黄褐色硬毛和长柔毛；子房卵形或圆筒形，密生黄褐色茸毛状硬毛，柱头3，长12～15mm，2裂。果实长圆柱状或近球状，大型，有硬毛和白霜。种子卵形，白色或淡黄色，压扁，有边缘。

【分布生境】云南各地均有栽培，西双版纳有野生品。

【性味、功效与主治】甘、淡，凉；利水，消痰，清热，解毒；用于水肿胀满，哮吼，暑热烦闷，消渴，泻痢，痈肿，痔漏，解鱼、酒毒。

【用法用量】水煎服，9 ～ 15g。

【民间经验方】

1. 食疗：鲜冬瓜果肉适量，与排骨一起炖服，可清热利尿。

2. 解鱼、酒毒：冬瓜子煎水服。

【化学成分】含水分、维生素 C、矿物质（如钾、钙）、膳食纤维，以及少量碳水化合物、蛋白质等成分。

【药理作用】有促进免疫及抑制胰蛋白酶的作用。

半架牛寄生

【佤族名】Yox lix（约立）。

【别名】白叶藤、牛角藤、半架牛、大暗消、白浆藤。

【来源】萝藦科白叶藤属植物古钩藤 *Cryptolepis buchananii* Schult. 的全株。

【原植物】木质藤本。全株具乳汁。茎皮红褐色，有斑点，小枝无毛。叶对生；叶片纸质，长圆形或椭圆形，先端圆形具小尖头，基部阔楔形，表面绿色，背面苍白色，两面均无毛；侧脉近水平横出，每边约 30 条。聚伞花序腋生，花蕾长圆形，先端尾状渐尖，长约 1cm，旋转；花萼 5 裂，裂片阔卵形，内面基部具 10 个腺体；花冠黄白色，裂片披针形，向右覆盖；副花冠裂片 5，先端钝，着生于花冠筒喉部之下；雄蕊离生，着生于花冠筒的中部，背部具长硬毛，腹部黏生在柱头基部；花粉器匙形，四合花粉藏在载粉器内；子房由 2 枚离生心皮组成，花柱极短，柱头盘状 5 棱，先端突尖 2 裂。蓇葖 2，叉开成直线，外果皮具纵条纹；种子卵圆形，先端具白色绢质种毛。花期 3 ～ 8 月，果期 6 ～ 12 月。

【分布生境】分布于云南大部分地区；生于海拔 200 ～ 2400m 的路边、灌木丛中。

【性味、功效与主治】苦，寒；消肿止痛，解毒；用于泌尿系统感染，淋巴结核，疔、脓疱疮。

【用法用量】水煎服，5 ～ 15g。外用，炒熟舂细外敷。

【民间经验方】

疔、脓疱疮：半架牛寄生适量，炒熟舂细外敷。

【化学成分】根含白叶藤苷等成分。

【药理作用】有强心等作用。

皮哨子

【佤族名】Blix si nklu（布里西古）。

【别名】无患子、油患子、皮皂子。

【来源】无患子科无患子属植物川滇无患子 *Sapindus delavayi*（Franch.）Radlk. 的根、果实。

【原植物】落叶乔木。树皮黑褐色。小枝被短柔毛。叶轴有疏柔毛；小叶 4 ～ 6 对，很少 7 对，对生或有时近互生，纸质，卵形或卵状长圆形，两侧常不对称，顶端短尖，基部钝，腹面稍光亮，仅中脉和侧脉上有柔毛，背面被疏柔毛或近无毛，很少无毛；侧脉纤细，多达 18 对。花序顶生，直立，常三回分枝，主轴和分枝均较粗壮，被柔毛；花两侧对称，花蕾球形；萼片 5，小的阔卵形，大的长圆形，外面基部和边缘被柔毛；花瓣 4（极少 5 或 6），狭披针形，鳞片和上种相似；花盘半月状，肥厚；雄蕊 8，稍伸出。果的发育果爿近球形，黄色。花期夏初，果期秋末。

【分布生境】分布于云南迪庆、楚雄、昆明、大理、丽江，以及玉溪新平、澄江，红河河口、蒙自等地；生于海拔 200 ～ 3100m 的山坡疏林、林旁向阳地区。

【性味、功效与主治】甘、辛，温；根解毒消肿，止咳化痰；果实消积，杀虫；用于风湿性红肿，气管炎，肺炎，肝炎。

【用法用量】水煎服，3 ～ 6g。外用，适量。

【民间经验方】

肺炎：皮哨子根 6g，枇杷叶（蜜炙）9g，水煎服。

【化学成分】果皮含皮哨子苷Ⅰb、皮哨子苷Ⅱ、皮哨子苷Ⅲa、皮哨子苷Ⅳa、皮哨子苷Ⅳb、皂苷 A、皂苷 C 等成分。

【药理作用】有抗炎、促进痰液排出等作用。

老母猪挂面

【佤族名】Daex nyia glong（得尼亚公）。

【别名】野苎麻、八楞麻、大接骨、大糯叶、双合合。

【来源】荨麻科苎麻属植物束序苎麻 *Boehmeria siamensis* Craib 的全草。

【原植物】灌木。小枝疏或密被短伏毛。芽卵形或狭卵形，鳞片三角状卵形。

叶对生；叶片厚纸质，狭卵形、椭圆形或狭椭圆形，顶端短渐尖或急尖，基部浅心形或圆形，稍偏斜，边缘在基部之上有多数小牙齿，两面疏被短伏毛，侧脉3～4对，下面隆起，脉网明显；托叶狭三角形或钻形。穗状花序在当年生枝顶部单生叶腋，在其下，2～4条生叶腋或落叶腋部，在同一植株全为雌性，或枝上部的雌性，其下的两性或雄性；团伞花序，密集，互相邻接；苞片卵形或椭圆形，背面有短柔毛；雄花花被片4，椭圆形，合生至中部，外面有短柔毛；退化雌蕊倒卵形；雌花花被纺锤形，顶端约有3小齿，外面被柔毛，果期呈菱状狭倒卵形或仍为纺锤形。瘦果卵球形，光滑。花期3月。

【分布生境】分布于云南曲靖、玉溪、普洱、临沧、红河、怒江、文山、西双版纳等地；生于海拔1000m左右的山地阳坡灌丛中或疏林中。

【性味、功效与主治】淡，平；清热解毒，镇静祛风；用于腹痛，泄泻，荨麻疹，皮肤瘙痒，湿疹，痘疮。

【用法用量】水煎服，15～25g。外用，水煎洗。

【民间经验方】

荨麻疹，皮肤瘙痒，湿疹：老母猪挂面叶适量，水煎洗。

【化学成分】含束序苎麻素A、束序苎麻素B、香豆素类化合物、染料木素、蒽醌类化合物等成分。

【药理作用】有抗过敏、抗炎等作用。

老虎须

【佤族名】Craox nbing（高宾）。

【别名】山大黄、蒟蒻薯、黑冬叶、冬叶七。

【来源】蒟蒻薯科蒟蒻薯属植物箭根薯 *Tacca chantrieri* André 的根茎。

【原植物】多年生草本。根状茎粗壮，近圆柱形。叶片长圆形或长圆状椭圆形，顶端短尾尖，基部楔形或圆楔形，两侧稍不相等，无毛或背面有细柔毛；叶柄基部有鞘。花葶较长；总苞片4枚，暗紫色，外轮2枚卵状披针形，顶端渐尖，内轮2枚阔卵形；小苞片线形；伞形花序有花5～7（～18）朵；花被裂片6，紫褐色，外轮花被裂片披针形，内轮花被裂片较宽，顶端具小尖头；雄蕊6，花丝顶部兜状，柱头弯曲成伞形，3裂，裂片较宽，每裂片又2浅裂。浆果肉质，椭圆形，具6棱，紫褐色，顶端有宿存的花被裂片；种子肾形，有条纹。花果期4～11月。

【分布生境】分布于云南西双版纳、临沧、普洱，以及德宏盈江，红河绿春、屏边、河口、金平，文山麻栗坡、富宁等地；生于海拔 170 ～ 1300m 的沟边、林下阴湿处。

【性味、功效与主治】苦，寒；清热解毒，消炎止痛；用于胃炎，胃肠溃疡，高血压，烫伤，烧伤。

【用法用量】水煎服，9 ～ 15g。

【民间经验方】

胃炎，胃肠溃疡：老虎须 9g，重楼 15g，水煎服。

【化学成分】含生物碱及箭根薯皂苷等成分。

【药理作用】有抗炎、降压等作用。

老鼠黄瓜

【佤族名】Hnu gei bloung（努给不拢）。

【别名】解毒草、老鼠瓜、山熊胆、天花粉。

【来源】葫芦科茅瓜属植物茅瓜 *Solena heterophylla* Lour. 的根、叶。

【原植物】攀缘草本。块根纺锤状。茎、枝柔弱，无毛，具沟纹。叶柄纤细，短，初时被淡黄色短柔毛，后渐脱落；叶片薄革质，多型，变异极大，卵形、长圆形、卵状三角形或戟形等，不分裂、3 ～ 5 浅裂至深裂，裂片长圆状披针形、披针形或三角形，先端钝或渐尖，上面深绿色，稍粗糙，脉上有微柔毛，背面灰绿色，叶脉凸起，几无毛，基部心形，弯缺半圆形，有时基部向后靠合，边缘全缘或有疏齿；卷须纤细，不分歧。雌雄异株，雄花 10 ～ 20 朵生于花序梗顶端，呈伞房状花序；花极小，花梗纤细，几无毛；花萼筒钟状，基部圆，外面无毛，裂片近钻形；花冠黄色，外面被短柔毛，裂片开展，三角形，顶端急尖；雄蕊 3，分离，着生在花萼筒基部，花丝纤细，无毛，花药近圆形，药室弧状弓曲，具毛；雌花单生于叶腋；花梗被微柔毛；子房卵形，无毛或疏被黄褐色柔毛，柱头 3。果实红褐色，长圆状或近球形，表面近平滑。种子数枚，灰白色，近圆球形或倒卵形，边缘不拱起，表面光滑无毛。花期 5 ～ 8 月，果期 8 ～ 11 月。

【分布生境】分布于云南昆明、普洱、玉溪、红河、文山、大理等地；生于海拔 600 ～ 2600m 的山坡路旁、林下、杂木林中或灌丛中。

【性味、功效与主治】苦，凉；清热解毒，消炎止痛，凉血止血；用于咽喉肿痛，膀胱炎，淋巴结核，皮肤湿疹。

【用法用量】水煎服，10 ～ 20g。外用，适量，捣敷。

【民间经验方】

1. 疮痈、痔疮：老鼠黄瓜鲜根捣烂敷于患处。

2. 咽喉肿痛：老鼠黄瓜根 15g，南板蓝根 10g，冰片叶 5g，水煎服，每日 3 次。

3. 食疗：①老鼠黄瓜适量，鸡 1 只，同炖食，用于产后血虚。②老鼠黄瓜干品适量，与白酒泡服，用于四肢瘫痪。③老鼠黄瓜鲜果实去皮，直接食用果瓤，嫩叶洗净炒菜，或氽后凉拌食用。④老鼠黄瓜鲜块根 15 ～ 30g，酌加猪大肠，炖服，用于痔漏。

【化学成分】块根含酮、酸、甾体、二十四烷酸、二十三烷酸、山萮酸、Δ7-豆甾烯醇、葫芦箭毒素 B、瓜氨酸、精氨酸、赖氨酸、γ- 氨基丁酸、天冬氨酸、谷氨酸等，还含钾、镁、钙、磷、钡、钛、锰、钴、铬、铜、镍、锶、锌等无机元素。

【药理作用】有抗炎、抗过敏等作用。

地石榴

【佤族名】Blix du died iang（不李堵跌呀）。

【别名】地瓜、地板藤。

【来源】桑科榕属植物地果 *Ficus tikoua* Bur. 的全株。

【原植物】匍匐木质藤本。茎上生细长不定根，节膨大。幼枝偶有直立。叶坚纸质，倒卵状椭圆形，先端急尖，基部圆形至浅心形，边缘具波状疏浅圆锯齿，基生侧脉较短，侧脉 3 ～ 4 对，表面被短刺毛，背面沿脉有细毛；托叶披针形，被柔毛。榕果成对或簇生于匍匐茎上，常埋于土中，球形至卵球形，基部收缩成狭柄，成熟时深红色，表面多圆形瘤点，基生苞片 3，细小；雄花生榕果内壁孔口部，无柄，花被片 2 ～ 6，雄蕊 1 ～ 3；雌花生另一植株榕果内壁，有短柄；无花被，有黏膜包被子房。瘦果卵球形，表面有瘤体，花柱侧生，长，柱头 2 裂。花期 5 ～ 6 月，果期 7 月。

【分布生境】分布于云南昆明、楚雄、丽江，以及大理鹤庆、文山砚山、普洱景东、昭通威信等地；生于海拔 500 ～ 2650m 的山坡或岩石缝中。

【性味、功效与主治】苦、微甘，平；清热利湿；用于消化不良，急性胃肠炎，痢疾，尿路感染，肾炎，阴道炎，扁桃体炎，咽喉炎，感冒。

【用法用量】水煎服，干品 5 ～ 10g，鲜品 10 ～ 15g。

【民间经验方】

1. 膀胱炎，肾炎，阴道炎，扁桃体炎，咽喉炎，感冒：地石榴 15g，水煎服。

2. 食疗：①地石榴根 20g，取猪脬 1 只共煮服，用于小儿夜尿。②地石榴茎叶 100g，与瘦猪肉共煮服；或用地石榴带菌包叶 20 ～ 30g，加甜酒汁炖服，用于痔疮。

【化学成分】含黄酮类化合物、三萜类化合物、甾体类化合物、香豆素、有机酸等化合物。

【药理作用】有抗真菌、抗氧化、激活酪氨酸酶活性等作用。

地胆草

【佤族名】Rip ndih mai diex（日狄迈德）。

【别名】苦地胆、地胆头、磨地胆、鹿耳草。

【来源】菊科地胆草属植物地胆草 *Elephantopus scaber* L. 的全草。

【原植物】根状茎平卧或斜升，具多数纤维状根；茎直立，常多少二歧分枝，稍粗糙，密被白色贴生长硬毛。基部叶花期生存，莲座状，匙形或倒披针状匙形，顶端圆钝，或具短尖，基部渐狭成宽短柄，边缘具圆齿状锯齿；茎叶少数而小，倒披针形或长圆状披针形，向上渐小，全部叶上面被疏长糙毛，下面密被长硬毛和腺点。头状花序多数，在茎或枝端束生的团球状的复头状花序，基部被 3 个叶状苞片所包围；苞片绿色，草质，宽卵形或长圆状卵形，顶端渐尖，具明显凸起的脉，被长糙毛和腺点；总苞狭；总苞片绿色或上端紫红色，长圆状披针形，顶端渐尖而具刺尖，具 1 或 3 脉，被短糙毛和腺点；花 4 个，淡紫色或粉红色。瘦果长圆状线形，顶端截形，基部缩小，具棱，被短柔毛；冠毛污白色，具 5 稀 6 条硬刚毛，基部宽扁。花期 7 ～ 11 月。

【分布生境】分布于云南西双版纳、普洱、保山、楚雄等地；生于海拔 480 ～ 1750m 的林下、林缘、灌丛下、山坡草地或村边、路旁。

【性味、功效与主治】微苦，凉；清热利水，消肿解毒；用于感冒发烧。

【用法用量】水煎服，15 ～ 30g。外用鲜品适量，捣烂外敷于患处。

【民间经验方】

1. 肝炎：地胆草 20g，龙胆草 15g，车前草 10g，鸡根 15g，水煎服，每日 3 次。

2. 食疗：地胆草适量，调入草果、盐等佐料与猪心、猪肺同炖服，可保肝养肺。

【化学成分】含表无羁萜醇、羽扇豆醇、羽扇豆醇乙酸酯、去氧地胆草内酯、地胆草内酯、异去氧地胆草内酯、豆甾醇、去酰洋蓟苦素、还阳参属苷 E 等成分。

【药理作用】有抗菌、抗炎、抗肿瘤等作用。

地桃花

【佤族名】Rib man jog ding（日不买角顶）。

【别名】野鸡花、土口芪。

【来源】锦葵科梵天花属植物地桃花 *Urena lobata* L. 的根或地上部分。

【原植物】直立亚灌木。小枝被星状绒毛。茎下部叶近圆形，常 3 ～ 5 浅裂，基部圆或近心形，具不规则锯齿。小枝上部叶长圆形或披针形，基部楔形；叶上面疏被柔毛，下面密被灰白色星状绒毛；叶柄被星状柔毛，托叶线形，早落。花单生或近簇生叶腋；花梗被绵毛；小苞片 5，基部 1/3 合生，被星状柔毛；花萼杯状，5 裂，较小苞片略短，被星状柔毛；花冠淡红色，花瓣 5，倒卵形，被星状柔毛。分果爿扁球形，分果被星状柔毛和锚状刺。种子肾形，无毛。花期 7 ～ 12 月。

【分布生境】分布于云南大部分地区；生于海拔 220 ～ 2500m 的干热空旷地、荒坡或疏林下。

【性味、功效与主治】甘、辛，平；清热解毒，消炎止痛，祛风利湿，益气补虚；用于体虚感冒，跌打损伤，痈疮，风湿痹痛。

【用法用量】水煎服，干品 15 ～ 20g。外用，鲜品适量，捣烂外敷于患处。

【民间经验方】

1. 风热感冒，咽喉疼痛，咳嗽：海金沙 20g，地桃花 15g，夏枯草 10g，芦根 15g，薄荷 10g，水煎服，每日 1 剂，每日 3 次。

2. 乳腺炎：地桃花鲜叶，酒适量，捣烂外敷于患处；或用鲜根 30 ～ 50g，水煎服。

3. 跌打损伤：地桃花鲜品适量，捣烂外敷于患处。

4. 食疗：地桃花 50g，洗净切碎，猪精肉 150g，水适量，炖服，每日 1 次，用于肺癌咯血、肾炎性水肿。

【化学成分】全草含酚类化合物、氨基酸、甾醇等成分。茎皮含戊聚糖、木质素等成分。种子含脂肪油等成分。

【药理作用】有抗菌、抗氧化、抗坏血酸、降血糖、降血压等作用。

地膏药

【佤族名】hnyee bai ding（聂摆定）。

【别名】地毛香、白叶子、大黑药。

【来源】菊科鼠曲草属植物宽叶鼠曲草 *Pseudognaphalium adnatum*（DC.）Y. S. Chen 的叶。

【原植物】粗壮草本。茎直立，下部通常不分枝或罕有分枝，上部有伞房状分枝，密被紧贴的白色绵毛。基生叶花期凋落；中部及下部叶倒披针状长圆形或倒卵状长圆形，基部长渐狭，下延抱茎，但无耳，顶端短尖，近革质，两面密被白色绵毛，中脉在两面均高起，侧脉 1 对，常因被密绵毛而不明显；上部花序枝的叶小，线形，顶端短尖，两面密被白色绵毛。头状花序少数或较多数，在枝端密集成球状，并在茎上部排成大的伞房花序；总苞近球形；总苞片 3 ～ 4 层，干膜质，淡黄色或黄白色，外层倒卵形或倒披针形，顶端浑圆，内层长圆形或狭长圆形；雌花多数，结实，花冠丝状，顶部 3 ～ 4 齿裂，具腺点，花柱分枝纤细；两性花较少，通常 5 ～ 7 个，花冠管状，上部稍扩大，檐部 5 裂，裂片浑圆，具腺点。瘦果圆柱形，具乳头状突起；冠毛白色。花期 8 ～ 10 月。

【分布生境】分布于云南怒江、楚雄、昆明、大理、玉溪，以及迪庆德钦，普洱景东、澜沧等地；生于海拔 600 ～ 2400m 的林缘、灌木丛中、山坡、草地、路边。

【性味、功效与主治】辛、苦，温；祛风除湿，行气活血，解毒消肿；用于局部外伤出血。

【用法用量】外用，适量，捣碎外敷。

【化学成分】含黄酮类、生物碱类、甾体类化合物，以及挥发油等成分。

【药理作用】有调节凝血功能等作用。

耳草

【佤族名】Rib nkin gax（日木金嘎）。

【别名】节节花草。

【来源】茜草科耳草属植物耳草 *Hedyotis auricularia* L. 的全草。

【原植物】多年生、近直立或平卧的粗壮草本。小枝被短硬毛，罕无毛，幼时近方柱形，老时呈圆柱形，通常节上生根。叶对生，近革质，披针形或椭圆形，顶端短尖或渐尖，基部楔形或微下延，上面平滑或粗糙，下面常被粉末状短毛；侧脉每边 4 ～ 6 条，与中脉成锐角斜向上伸；托叶膜质，被毛，合生成一短鞘，顶部 5 ～ 7 裂，裂片线形或刚毛状。聚伞花序腋生，密集成头状，无总花梗；苞片披针形，微小；花无梗或具长 1mm 的花梗；萼管通常被毛，萼檐裂片 4，披针形，被毛；花冠白色，外面无毛，里面仅喉部被毛，花冠裂片 4，广展；雄蕊生于冠管喉部，花丝极短，花药突出，长圆形，比花丝稍短；花柱被毛，柱头 2 裂，裂片棒状，被毛。果球形，疏被短硬毛或近无毛，成熟时不开裂，宿存萼檐裂片长 0.5 ～ 1mm；种子每室 2 ～ 6 粒，种皮干后黑色，有小窝孔。花期 3 ～ 8 月。

【分布生境】分布于云南西双版纳、普洱、德宏、红河、文山等地；生于海拔 1100 ～ 1800m 的中山阔叶林缘草丛中。

【性味、功效与主治】苦，凉；清热解毒，凉血消肿；用于感冒发热，肺热咳嗽，痈疮肿毒，跌打损伤。

【用法用量】水煎服，9 ～ 15g。外用，鲜品适量，捣碎敷于患处或煎水外洗。

【民间经验方】

痈疮肿毒，跌打损伤：耳草鲜品适量，捣碎敷于患处或水煎洗。

【化学成分】含生物碱、黄酮苷、氨基酸等成分。

【药理作用】有抗炎、抗菌、抗病毒等作用。

亚罗椿

【佤族名】Kaox hmeem si vai（靠梦西外）。

【别名】大苦木、臭子、老鸦饭。

【来源】楝科浆果楝属植物浆果楝 *Cipadessa baccifera*（Roth）Miq. 的根、叶。

【原植物】灌木或小乔木。树皮粗糙。嫩枝灰褐色，有棱，被黄色柔毛，并散生有灰白色皮孔。叶轴和叶柄圆柱形，被黄色柔毛；小叶通常 4 ～ 6 对，对生，纸质，卵形至卵状长圆形，下部的远较顶端的为小，先端渐尖或急尖，基部圆形或宽楔形，偏斜，两面均被紧贴的灰黄色柔毛，背面尤密，侧脉每边 8 ～ 10 条，斜举。圆锥花序腋生，分枝伞房花序式，与总轴均被黄色柔毛；花具短梗；萼短，外被稀疏的黄色柔毛，裂齿阔三角形；花瓣白色至黄色，线状长椭圆形，外被紧贴的疏柔毛，雄蕊管和花丝外面无毛，里面被疏毛，花药10，卵形，无毛，着生于花丝顶端的2齿裂间。核果小，球形，熟后紫黑色。花期4～10月，果期8～12月。

【分布生境】云南除西北部外，大部分地区有分布；生于海拔160～2400m的季雨林、常绿阔叶林及其次生林中，也见于山坡灌丛和灌丛草地。

【性味、功效与主治】苦，凉；清热，解毒，行气通便，截疟；用于黄疸型肝炎，感冒发热，疟疾，便秘，风湿关节痛；外用于皮肤瘙痒，烧烫伤。

【用法用量】水煎服，干品9～15g，鲜品15～30g。外用，鲜叶适量，水煎洗。

【民间经验方】

皮肤瘙痒：亚罗椿叶鲜品适量，水煎洗。

【化学成分】含柠檬苦素类、东莨菪素、β-谷甾醇、儿茶素等成分。

【药理作用】有抗菌、抗炎、抗疟、促进肠蠕动等作用。

过路黄

【佤族名】Daex pag leng ding（得不冷顶）。

【别名】大叶金钱草、金钱草、黄疸草。

【来源】报春花科珍珠菜属植物过路黄 *Lysimachia christiniae* Hance 的全草。

【原植物】茎柔弱，平卧延伸，无毛、被疏毛或密被铁锈色多细胞柔毛，幼嫩部分密被褐色无柄腺体，下部节间较短，常发出不定根。叶对生，卵圆形、近圆形以至肾圆形，先端锐尖或圆钝以至圆形，基部截形至浅心形，鲜时稍厚，透光可见密布的透明腺条，干时腺条变黑色，两面无毛或密被糙伏毛；叶柄比叶片短或与之近等长，无毛以至密被毛。花单生叶腋；花梗通常不超过叶长，毛被如茎，多少具褐色无柄腺体；花萼分裂近达基部，裂片披针形、椭圆状披针形以至线形或上部稍扩大而近匙形，先端锐尖或稍钝，无毛、被柔毛或仅边缘具缘毛；花冠黄色，裂片狭卵形以至近披针形，先端锐尖或钝，质地稍厚，具黑色长腺条。蒴果球形，无毛，有稀疏黑色腺条。花期5～7月，果期7～10月。

【分布生境】分布于云南楚雄、大理、丽江、昭通、曲靖、文山、红河等地；生于海拔1700～2000m的路旁、沟边及荒地中。

【性味、功效与主治】甘、酸，凉；利水通淋，除湿退黄，解毒消肿，活血化瘀，排石；用于湿热黄疸、胆结石、尿路结石及热淋等。

【用法用量】水煎服，20～30g。

【民间经验方】

1. 膀胱炎：过路黄 20g，海金沙根 20g，水煎服，每日 3 次。
2. 肾结石：过路黄 20g，响铃草 15g，车前草 15g，水煎频服。
3. 黄疸：过路黄 30g，奶浆草 10g，水煎服，每日 3 次。
4. 食疗：过路黄 50g，鲤鱼 1 条（250g 左右），生姜、盐、料酒、味精、菜油等适量，炖煮，用于湿热黄疸、热淋、石淋。

【化学成分】全草含酚类、黄酮类、鞣质类化合物，以及挥发油、胆碱甾醇、氨基酸等成分。根含皂苷等成分。

【药理作用】有排石、抗炎、抑制细胞免疫、松弛血管平滑肌等作用。

西瓜

【佤族名】Dong dao（党岛）。

【别名】寒瓜。

【来源】葫芦科西瓜属植物西瓜 *Citrullus lanatus*（Thunb.）Matsum.et Nakai 的种子。

【原植物】一年生蔓生藤本。茎、枝粗壮，具明显的棱沟，被长而密的白色或淡黄褐色长柔毛。卷须较粗壮，具短柔毛，2 歧，叶柄粗，具不明显的沟纹，密被柔毛；叶片纸质，轮廓三角状卵形，带白绿色，两面具短硬毛，脉上和背面较多，3 深裂，中裂片较长，倒卵形、长圆状披针形或披针形，顶端急尖或渐尖，裂片又羽状或二重羽状浅裂或深裂，边缘波状或有疏齿，末次裂片通常有少数浅锯齿，先端钝圆，叶片基部心形，有时形成半圆形的弯缺。雌雄同株；雌、雄花均单生于叶腋；雄花花梗密被黄褐色长柔毛；花萼筒宽钟形，密被长柔毛，花萼裂片狭披针形，与花萼筒近等长；花冠淡黄色，外面带绿色，被长柔毛，裂片卵状长圆形，顶端钝或稍尖，脉黄褐色，被毛；雌花花萼和花冠与雄花同；子房卵形，密被长柔毛，花柱肾形。果实大型，近于球形或椭圆形，肉质，多汁，果皮光滑，色泽及纹饰各式。种子多数，卵形，黑色、红色，有时为白色、黄色、淡绿色或有斑纹，两面平滑，基部钝圆，通常边缘稍拱起。花果期夏季。

【分布生境】分布于云南中部、西南部、东南部；于海拔 100～1500m 的地区栽培。

【性味、功效与主治】甘，寒；清热解暑，除烦止渴，利小便；用于高热不语，口疮，肾炎。

【用法用量】水煎服，9～15g。

【民间经验方】

1. 高热：西瓜种子配伍柴胡、麻黄，水煎服。

2. 食疗：西瓜果肉直接服用，有清热解渴之效。

【化学成分】含脂肪油、蛋白质、维生素B_2、戊聚糖、淀粉、粗纤维、尿素酶、α-半乳糖苷酶、β-半乳糖苷酶和蔗糖酶，还含一种皂苷样成分。

【药理作用】所含皂苷样成分有降血压的作用，并能缓解急性膀胱炎之症状。

西南远志

【佤族名】Nya mux liang（娘母良）。

【别名】地花地丁、西藏远志、猪大肠。

【来源】远志科远志属植物西南远志 *Polygala crotalarioides* Buch.-Ham. ex DC. 的根。

【原植物】多年生草本。茎、枝、叶、花序、苞片及萼片均被刺毛状绵毛。主根粗壮，深褐色。茎基部木质化，具多分枝，直立或铺散。单叶互生，叶片纸质，椭圆形或倒卵状椭圆形，而以椭圆形为主，先端钝或微凹，基部钝至近圆形，全缘，具缘毛，叶面绿色，背面淡绿色，主脉上面微凹，背面隆起，侧脉3～5对，上举，于边缘处网结，细脉网状或不明显。总状花序腋生或与叶对生，具8～15花；花梗基部具苞片3枚，苞片卵形，先端长渐尖，具缘毛，宿存；萼片5，宿存，具缘毛，外面3枚不等大，上面者阔椭圆形或近圆形，先端圆形，两侧者椭圆状卵形，较小，内萼片2，花瓣状，斜卵形，绿色，顶端带红褐色，先端钝，具细尖头，基部具爪；花瓣3，分离，紫红色或白色带紫色条纹，侧瓣除基部内侧被柔毛外，中部还具1簇白色柔毛，先端圆形，微凹，具缘毛，龙骨瓣较侧瓣长，基部耳状，具缘毛，顶端具流苏状鸡冠状附属物。蒴果圆形，具狭翅及缘毛，顶端微缺。种子2，长圆形，黑色，密被白色柔毛，种阜盔状，微裂。花果期7～9月。

【分布生境】分布于云南普洱，以及楚雄永仁、元谋，丽江永胜等地；生于海拔1600～2300m的山坡草地或灌丛中。

【性味、功效与主治】甘，温；祛痰止咳，补心安神；用于血虚，心悸，失眠多梦，咳嗽痰少。

【用法用量】水煎服或泡酒服，10～15g。

【民间经验方】

1. 肾虚阳痿：西南远志、韭菜籽适量（配比为3∶2），泡酒服。
2. 咳嗽：西南远志10g，冰糖为引，水煎服。
3. 神经衰弱：西南远志10g，回心草6g，小红参6g，水煎服，每日3次。

【化学成分】含皂苷、生物碱、黄酮类化合物、苯丙素类化合物、糖苷、香豆素、内酯等成分。

【药理作用】有抗炎止痛、抗肿瘤、抗真菌、抗病毒、抗氧化、抗血小板聚集，以及保护心血管系统等作用。

百合

【佤族名】Vih rang（位网）。

【别名】野百合。

【来源】百合科百合属植物野百合 *Lilium brownii* F. E. Brown ex Miellez 的鳞茎。

【原植物】鳞茎球形；鳞片披针形，无节，白色。茎有的有紫色条纹，有的下部有小乳头状突起。叶散生，通常自下向上渐小，叶倒披针形至倒卵形；先端渐尖，基部渐狭，具5～7脉，全缘，两面无毛。花单生或几朵排成近伞形；花梗稍弯；苞片披针形；花喇叭形，有香气，乳白色，外面稍带紫色，无斑点，向外张开或先端外弯而不卷；外轮花被片先端尖；蜜腺两边具小乳头状突起；雄蕊向上弯。蒴果矩圆形，有棱，具多数种子。花期5～6月，果期9～10月。

【分布生境】分布于云南昆明、玉溪、保山、昭通、普洱、临沧、文山、红河、大理、怒江、曲靖等地；生于海拔2500m以下的林缘路旁及山坡草地。

【性味、功效与主治】甘、淡，凉；润肺止咳，清热安神；用于支气管炎咳嗽，肺热咳嗽，肺结核咳嗽。

【用法用量】水煎服，15～25g。外用，捣敷。

【民间经验方】

1. 食疗：①百合适量，与肉末做成圆形丸子，蒸食，可补阴润肺。②百合与西芹同等份量，炒食，可滋阴清热、降压。
2. 支气管炎咳嗽：百合15g，配伍其他药物，水煎服。

【化学成分】含岷江百合苷 A、岷江百合苷 D、3,6′-O- 二阿魏酰蔗糖、1-O- 阿魏酰甘油、1-O- 对香豆酰甘油、26-O-β-D- 吡喃葡萄糖基 - 奴阿皂苷元 -3-O-α-L- 吡喃鼠李糖基 -（1→2）-β-D- 吡喃葡萄糖、26-O-β-D- 吡喃葡萄糖基 - 奴阿皂苷元 -3-O-α-L- 吡喃鼠李糖基 -（1→2）-O-[β-D- 吡喃葡萄糖基（1→4）]-β-D- 吡喃葡萄糖苷等成分。

【药理作用】有镇咳祛痰、镇静、滋阴润肺等作用。

尖子木

【佤族名】Dai nbun grih（待不里）。

【别名】酒瓶果、砚山红、小姑娘花。

【来源】野牡丹科尖子木属植物尖子木 *Oxyspora paniculata*（D. Don）DC. 的根。

【原植物】灌木。茎四棱形或钝四棱形，通常具槽，幼时被糠秕状星状毛及具微柔毛的疏刚毛。叶片坚纸质，卵形或狭椭圆状卵形或近椭圆形，顶端渐尖，基部圆形或浅心形，边缘具不整齐小齿，7 基出脉，叶面被糠秕状鳞片或几无，基出脉下凹，背面通常仅于脉上被糠秕状星状毛，脉明显，隆起，细脉与侧脉垂直；叶柄有槽，通常密被糠秕状星状毛，槽内被具微柔毛的刚毛。由聚伞花序组成的圆锥花序，顶生，被糠秕状星状毛，稀较短，基部具叶状总苞 2；苞片和小苞片小，披针形或钻形；花萼幼时密被星状毛，以后渐脱落，狭漏斗形，具钝四棱，有纵脉 8 条，裂片扁三角状卵形，顶端急尖，具突起的小尖头；花瓣红色至粉红色，或深玫瑰红色，卵形，于右上角突出 1 小片，顶端具突起的小尖头并被微柔毛；雄蕊长者紫色，药隔隆起而不伸长，短者黄色，药隔隆起，基部伸长成短距；子房下位，无毛。蒴果倒卵形，顶端具胎座轴；宿存萼较果长，漏斗形。花期 7～9月，稀 10 月，果期 1～3 月，稀达 5 月。

【分布生境】分布于云南临沧、普洱、文山，以及怒江碧江，保山腾冲，楚雄双柏，西双版纳勐海、景洪，红河屏边等地；生于海拔 500～1900m 的山谷林下灌丛中、荫湿处溪边。

【性味、功效与主治】甘、微涩，平；清热解毒，消肿止痛，收敛止泻；用于外伤瘀血肿痛，风湿，痢疾。

【用法用量】水煎服，9～15g，鲜品 15～30g。外用，鲜品捣烂敷于患处。

【民间经验方】

1. 痢疾：尖子木干品 15 ～ 30g，鲜品 25 ～ 50g，水煎内服。

2. 外伤瘀血肿痛：尖子木鲜品捣碎敷于患处。

【化学成分】含 β-谷甾醇、熊果酸、齐墩果酸、胡萝卜苷、没食子酸、杨梅苷、山柰酚、槲皮素等成分。

【药理作用】有抗炎、抗菌、抗病毒等作用。

尖叶榕

【佤族名】Kaox ruih（靠锐）。

【别名】山枇杷。

【来源】桑科榕属植物尖叶榕 *Ficus henryi* Warb. ex Diels 的根。

【原植物】小乔木。幼枝黄褐色，无毛，具薄翅。叶倒卵状长圆形至长圆状披针形，先端渐尖或尾尖，基部楔形，表面深绿色，背面色稍淡，两面均被点状钟乳体，侧脉 5 ～ 7 对，网脉在背面明显，全缘或从中部以上有疏锯齿；榕果单生叶腋，球形至椭圆形，顶生苞片脐状突起，基生苞片 3 枚；雄花生于榕果内壁的口部或散生，具长梗，花被片 4 ～ 5，白色，倒披针形，被微毛，雄蕊 3 ～ 4，花药椭圆形；瘿花生于雌花下部，具柄，花被片 5，卵状披针形；雌花生于另一植株榕果内壁，子房卵圆形。榕果成熟橙红色；瘦果卵圆形，光滑，背面龙骨状。花期 5 ～ 6 月，果期 7 ～ 9 月。

【分布生境】分布于云南贡山、景东、屏边、西畴、麻栗坡、广南、富宁等地；生于海拔 900 ～ 1500（～ 2000）m 的沟谷疏林中或溪沟潮湿处。

【性味、功效与主治】苦、涩，微寒；清热解毒，止咳化痰，活血散瘀，祛风止痒；用于感冒，头痛，风湿病。

【用法用量】水煎服，15 ～ 25g。

【民间经验方】

感冒，头痛：尖叶榕与防风、柴胡等配伍，水煎服。

【化学成分】含三萜皂苷，以及黄酮类化合物、甾体化合物。

【药理作用】有抗炎、镇咳、祛痰、抗肿瘤等作用。

回心草

【佤族名】Ga diag（嘎叠）。

【别名】茴心草、茴新草、岩谷伞。

【来源】真藓科大叶藓属植物暖地大叶藓 *Rhodobryum giganteum*（Hook.）Par. 的全草。

【原植物】稀疏丛集，鲜绿色或深绿色。叶在茎顶部呈莲座状，长舌形至匙形，上部明显宽于下部，先端渐尖，基部叶渐小；叶上部边缘平展或波曲，具双齿，下部边缘强烈背卷；中肋下部明显粗，渐上变细，长达叶尖部；叶中部细胞长菱形，叶边细胞不明显分化。雌雄异株。蒴柄长。孢蒴长棒形，台部不明显；孢子透明，无疣。

【分布生境】分布于云南西双版纳、大理、迪庆等地；生于潮湿林地或溪边碎石缝中。

【性味、功效与主治】辛、苦，平；镇静安神，清心明目；用于心脏病，神经衰弱，阳痿。

【用法用量】水煎服，10 ～ 15g。

【民间经验方】

1. 心脏病：回心草 15g，玉竹 15g，桂枝 10g，生藤 10g，炙甘草 30g，水煎服。

2. 神经衰弱：回心草 15g，五味子 10g，龙眼肉 10g，煎汤代水饮。

3. 阳痿：回心草 50g，仙茅 20g，瓜子金 50g，小红参 20g，胡椒 7 粒，泡酒 5 斤，1 个月后即可服用，每次服用 50mL。

4. 食疗：①回心草 15g，小红参 10g，朱砂 5g，猪心 1 个，炖服，用于心脏病。②回心草 50g，草果 1 个，食盐少许，炖猪蹄服，可补虚劳。③回心草 10g，山药 15g，猪蹄 2 个，炖服，用于失眠、健忘。

【化学成分】含挥发油、酚类化合物、黄酮类化合物、有机酸、甾体类化合物、氨基酸、糖类化合物、苷类化合物、萜类化合物等成分。

【药理作用】有抗血凝、降低血液黏度、降血压、降血脂作用。

朱砂根

【佤族名】Kaox loi（考罗）。

【别名】紫金牛、八爪金龙、豹子眼睛果。

【来源】紫金牛科紫金牛属植物朱砂根 *Ardisia crenata* Sims. 的根。

【原植物】灌木。茎粗壮，无毛，除侧生特殊花枝外，无分枝。叶片革质或坚纸质，椭圆形、椭圆状披针形至倒披针形，顶端急尖或渐尖，基部楔形，边缘具皱波状或波状齿，具明显的边缘腺点，两面无毛，有时背面具极小的鳞片，侧脉 12 ～ 18 对，构成不规则的边缘脉。伞形花序或聚伞花序，着生于侧生特殊花枝顶端；花枝近顶端常具 2 ～ 3 片叶或更多，或无叶；花梗几无毛；花长 4 ～ 6mm，花萼仅基部连合，萼片长圆状卵形，顶端圆形或钝，全缘，两面无毛，具腺点；花瓣白色，稀略带粉红色，盛开时反卷，卵形，顶端急尖，具腺点，外面无毛，里面有时近基部具乳头状突起；雄蕊较花瓣短，花药三角状披针形，背面常具腺点；雌蕊与花瓣近等长或略长，子房卵珠形，无毛，具腺点；胚珠 5 枚，1 轮。果球形，鲜红色，具腺点。花期 5 ～ 6 月，果期 10 ～ 12 月，有时 2 ～ 4 月。

【分布生境】分布于云南临沧、红河、文山，以及大理漾濞、永平，西双版纳勐海、勐腊等地；生于海拔 1000 ～ 2400m 的向阳灌木林中。

【性味、功效与主治】辛，温；止血消炎，通经活络；用于月经不调，产后腹痛，风湿性关节炎，跌打损伤。

【用法用量】水煎服，15 ～ 30g。外用，适量，捣敷。

【民间经验方】

1. 月经不调，产后腹痛，风湿性关节炎，跌打损伤：朱砂根 9 ～ 15g，水煎服，或泡酒服。

2. 食疗：朱砂根 15g，猪肺 1 个，共炖服，用于肺热咳嗽。

【化学成分】含三萜皂苷、岩白菜素及其衍生物、无羁萜、β - 谷甾醇、紫金牛醌、胡萝卜苷、菠菜甾醇、蔗糖等成分。

【药理作用】有抑菌、抗早孕等作用。

伤寒草

【佤族名】 Daex louih ia mgong（得累亚公）。

【别名】 消山虎、夜牵牛、星拭草、寄色草。

【来源】 菊科斑鸠菊属植物夜香牛 *Cyanthillium cinereum*（L.）H. Rob. 的全草。

【原植物】 一年生或多年生草本。根垂直，多少木质，分枝，具纤维状根。茎直立，通常上部分枝，或稀自基部分枝而呈铺散状，具条纹，被灰色贴生短柔毛，具腺。下部和中部叶具柄，菱状卵形、菱状长圆形或卵形，顶端尖或稍钝，基部楔状狭成具翅的柄，边缘有具小尖的疏锯齿，或波状，侧脉 3 ～ 4 对，上面绿色，被疏短毛，下面特别沿脉被灰白色或淡黄色短柔毛，两面均有腺点；上部叶渐尖，狭长圆状披针形或线形，具短柄或近无柄。头状花序多数，或稀少数，具 19 ～ 23 个花，在茎枝端排列成伞房状圆锥花序；花序梗具线形小苞片或无苞片，被密短柔毛；总苞钟状；总苞片 4 层，绿色或有时变紫色，背面被短柔毛和腺，外层线形，顶端渐尖，中层线形，内层线状披针形，顶端刺状尖，具 1 条脉或有时上部具多少明显 3 脉；花托平，具边缘具细齿的窝孔；花淡红紫色，花冠管状，被疏短微毛，具腺，上部稍扩大，裂片线状披针形，顶端外面被短微毛及腺。瘦果圆柱形，顶端截形，基部缩小，被密短毛和腺点；冠毛白色，2 层，外层多数而短，内层近等长，糙毛状。花期全年。

【分布生境】 分布于云南大部分地区；生于海拔 900 ～ 2700m 的山坡灌丛、草坡、荒地、沟边、田边和路旁。

【性味、功效与主治】 苦、微甘，凉；疏风散热，凉血解毒；用于感冒发热，咳嗽，神经衰弱；外用于蛇伤，虫咬，无名肿毒。

【用法用量】 水煎服，干品 15 ～ 30g，鲜品 30 ～ 60g。外用，研末调敷，或鲜品捣敷。

【民间经验方】

1. 无名肿毒：伤寒草鲜品适量，捣敷。
2. 食疗：伤寒草 30g，鸭蛋 2 个，水煎服。

【化学成分】 含黄酮类化合物，如香叶木素、木犀草素、木犀草素 -7-O- 葡萄糖醛酸苷、木犀草素 -7-O- 葡萄糖苷，还含 α- 香树脂醇棕榈酸酯、羽扇豆醇棕榈酸酯、糖苷、二十八烷酸、豆甾醇 -β-D- 吡喃葡萄苷等成分。

【药理作用】 有抑菌、解热、镇痛、消炎等作用。

血满草

【佤族名】Hlax rai nam（辣惹南）。

【别名】大叶风草。

【来源】忍冬科接骨木属植物血满草 *Sambucus adnata* Wall.ex DC. 的全草。

【原植物】多年生高大草本或半灌木。根和根茎红色，折断后流出红色汁液；茎草质，具明显的棱条。羽状复叶具叶片状或条形的托叶；小叶 3 ～ 5 对，长椭圆形、长卵形或披针形，先端渐尖，基部钝圆，两边不等，边缘有锯齿，上面疏被短柔毛，脉上毛较密，顶端一对小叶基部常沿柄相连，有时亦与顶生小叶片相连，其他小叶在叶轴上互生，亦有近于对生；小叶的托叶退化成瓶状突起的腺体。聚伞花序顶生，伞形式，具总花梗,3 ～ 5 出的分枝成锐角，初时密被黄色短柔毛，多少杂有腺毛；花小，有恶臭；萼被短柔毛；花冠白色；花丝基部膨大，花药黄色；子房 3 室，花柱极短或几乎无，柱头 3 裂。果实红色，圆形。花期 5 ～ 7 月，果熟期 9 ～ 10 月。

【分布生境】分布于云南西部、西北部、中部及东北部；生于海拔 1600 ～ 3200m 的林下、沟边或山坡草丛中。

【性味、功效与主治】涩、辛，温；活血散瘀，强筋骨，除风湿；用于骨折，扭伤，妇女产后中风，风湿性关节炎。

【用法用量】水煎服，30 ～ 150g。外用，捣烂兑酒敷于患处。

【民间经验方】

1. 偏头痛：血满草 100g，蓖麻叶 50g，狗黑桃草 50g，八角枫 30g，藤三七根 50g，酢浆草 30g，五叶草 30g，包谷酒适量，均取鲜品，洗净，切细，混匀，捣成泥状，加入包谷酒，文火上加热，取出放入布袋里压扁，每日 3 次敷在患处。

2. 跌打损伤：血满草 50g，盐肤木根 30g，狗黑桃叶 30g，蓖麻叶 30g，千里光叶 30g，桃树皮 25g，炮仗果根 25g，清酒适量，均取鲜品，切细，捣成泥状，加酒拌匀，在火上加热后，敷于患处，每两日换药 1 次。同时重楼粉 6g，开水送服，每日 3 次。

3. 食疗：血满草根 6g，地豇豆 15g，研末炖肉食，用于脱肛、大便下血。

【化学成分】含熊果酸等成分。

【药理作用】有抑菌作用。

向日葵

【佤族名】Maong ngaix（忙乃）。

【别名】朝阳饼、丈菊、迎阳花。

【来源】菊科向日葵属植物向日葵 *Helianthus annuus* L. 的种子。

【原植物】一年生高大草本。茎直立，粗壮，被白色粗硬毛，不分枝或有时上部分枝。叶互生，心状卵圆形或卵圆形，顶端急尖或渐尖，有 3 基出脉，边缘有粗锯齿，两面被短糙毛，有长柄。头状花序极大，单生于茎端或枝端，常下倾；总苞片多层，叶质，覆瓦状排列，卵形至卵状披针形，顶端尾状渐尖，被长硬毛或纤毛；花托平或稍凸、有半膜质托片；舌状花多数，黄色、舌片开展，长圆状卵形或长圆形，不结实；管状花极多数，棕色或紫色，有披针形裂片，结果实。瘦果倒卵形或卵状长圆形，稍扁压，有细肋，常被白色短柔毛，上端有 2 个膜片状早落的冠毛。花期 7 ～ 9 月，果期 8 ～ 9 月。

【分布生境】原产北美洲；云南各地均有栽培。

【性味、功效与主治】甘，平；滋阴，利尿平喘；用于头痛，眩晕，失眠，疟疾。

【用法用量】水煎服，15 ～ 30g。

【民间经验方】

1. 头痛眩晕，失眠：向日葵 30g，水煎服。

2. 食疗：向日葵种子可作为零食服用，可以保护心脏功能，预防高血压，其中钾元素能防止血浆胆固醇过多、动脉硬化。

【化学成分】种子含脂肪油、磷脂、β- 谷甾醇及枸橼酸、酒石酸、绿原酸、奎宁酸、咖啡酸、多肽、多酚氧化酶等成分。种子壳主要含纤维素、木质素、戊聚糖及 3,4- 苯并芘等成分。

【药理作用】有防癌、抗氧化等作用。

合包藤

【佤族名】Beed diex ding（背跌顶）。

【别名】葛藤、跌打王、藤续断。

【来源】旋花科银背藤属植物东京银背藤 *Argyreia pierreana* Bois 的根、叶。

【原植物】藤本。叶互生，全缘，卵圆形或阔椭圆形，长 12 ～ 17cm，宽 8 ～ 13.5cm，下面密生白色绢毛。花簇生，为苞片所包，有总花梗，生 1 ～ 4 束花；花冠漏斗状，白色；雄蕊 5，内藏；子房 4 室，柱头 2，头状。

【分布生境】分布于云南西畴等地；生于海拔 1000 ～ 1300m 的山间疏林或路旁灌木丛中。

【性味、功效与主治】涩，温；收敛止咳，活血通络；用于肾炎水肿，肺热咳嗽，气管炎咳嗽，子宫下垂，跌打损伤。

【用法用量】水煎服，15 ～ 30g。叶外用，水煎洗患处。

【民间经验方】

跌打损伤：合包藤叶适量，外用，水煎洗患处。

【化学成分】含 β-谷甾醇、豆甾醇、胡萝卜苷、东莨菪内酯、对羟基苯甲酸、阿魏酸、阿魏酸内酯、香草酸、咖啡酸、3,4-二羟基苯甲酸、N-反式阿魏酰酪胺、N-反式对羟基苯乙基、阿魏酰胺等成分。

【药理作用】有促进血管神经再生、抗炎等作用。

多花野牡丹

【佤族名】Jiang jiao fu（僵绞扶）。

【别名】打破碗花、节节高、糯米秆、仙人饭、催生药、野广石榴、酒瓶果。

【来源】野牡丹科野牡丹属植物印度野牡丹 *Melastoma malabathricum* Linnaeus 的全草。

【原植物】灌木。茎钝四棱形或近圆柱形，分枝多，密被紧贴的鳞片状糙伏毛，毛扁平，边缘流苏状。叶片坚纸质，披针形、卵状披针形或近椭圆形，顶端渐尖，基部圆形或近楔形，全缘，5 基出脉，叶面密被糙伏毛，基出脉下凹，背面被糙伏毛及密短柔毛，基出脉隆起，侧脉微隆起，脉上糙伏毛较密；叶柄密被糙伏毛。伞房花序生于分枝顶端，近头状，有花 10 朵以上，基部具叶状总苞 2；苞片狭披针形至钻形，密被糙伏毛；花梗密被糙伏毛；花萼密被鳞片状糙伏毛，裂片广披针形，与萼管等长或略长，顶端渐尖，具细尖头，里面上部、外面及边缘均被鳞片状糙伏毛及短柔毛，裂片间具 1 小裂片，稀无；花瓣粉红色至红色，稀紫红色，倒卵形，顶端圆形，仅上部具缘毛；子房半下位，密被糙伏毛，顶端具 1 圈密刚毛。蒴果坛状球形，顶端平截，与宿存萼贴生；宿存萼密被鳞片状糙伏毛；种子镶于肉质胎座内。花期 2 ～ 5 月，果期 8 ～ 12 月，稀 1 月。

【分布生境】分布于云南西双版纳、怒江、德宏、普洱等地；生于海拔 300 ～ 1830m 的山坡、山谷林下、疏林下、刺竹林下、路边和溪旁、灌木草丛中。

【性味、功效与主治】涩，凉；消食，收敛止血，祛瘀消肿；用于消化不良，肠炎，腹泻，痢疾，肝炎，跌打损伤。

【用法用量】水煎服，30 ～ 60g。外用，研末或捣敷。

【民间经验方】

跌打损伤：多花野牡丹鲜品适量，捣烂敷于患处。

【化学成分】叶含黄酮苷、酚类化合物、有机酸、氨基酸等成分。

【药理作用】有抗炎、抗菌、促进组织修复和再生、修复神经等作用。

冰糖草

【佤族名】rib geed ding（日格丁）。

【别名】假甘草、土甘草、叶上珠。

【来源】车前科野甘草属植物野甘草 *Scoparia dulcis* L. 的全草。

【原植物】直立草本或为亚灌木状。根粗壮。茎多分枝，枝有棱角及狭翅，无毛。叶对生或轮生；近无柄；叶片鞭状卵形至鞭状披针形，枝上部较小而多，顶端钝，基部长渐狭，全缘或前半部有齿，两面无毛。花单朵或成对生于叶腋；花梗细；无小苞片；萼分生，齿 4，卵状长圆形，先端钝，具睫毛；花冠小，白色，喉部生有密毛，花瓣 4，上方 1 枚稍大，钝头，缘有细齿；雄蕊 4，近等长，花药箭形；花柱挺直，柱头截形，或凹入。蒴果卵圆形至球形，室间室背均开裂，中轴胎座宿存。花期 5 ～ 7 月。

【分布生境】分布于云南临沧、大理，以及红河金平、河口，西双版纳景洪、勐海、勐腊，普洱孟连，德宏芒市等地；生于海拔 122 ～ 1700m 的荒地、路旁及山坡灌丛中。

【性味、功效与主治】甘，凉；清热解毒，消炎，疏风止痒；用于黄疸型肝炎，感冒发热，肺热咳嗽，肠炎，小便不利，痱子，湿疹。

【用法用量】水煎服，15 ～ 30g。外用，适量，捣烂涂于患处。

【民间经验方】

1. 黄疸型肝炎，感冒发热，肺热咳嗽，肠炎，小便不利：冰糖草 15 ～ 30g，配方水煎服。

2. 痱子，湿疹：冰糖草鲜品适量，捣烂取汁外涂患处。

3. 食疗：鲜冰糖 50g，红糖 50g，水煎，饭前服，每日 2 次，用于脚气浮肿。

【化学成分】全株含无羁萜、β - 黏霉烯醇、α - 香树脂醇、白桦脂酸、依弗酸、野甘草种酸、野甘草属酸 A、野甘草属酸 B、野甘草属酸 C、野甘草属醇、野甘草种醇、苯并噁唑啉酮、5,7- 二羟基 -3′,4′,6,8- 四甲氧基黄酮、5,7,8,3′,4′,5′- 六羟基黄酮 -7-O- β -D- 葡萄糖醛酸苷、木犀草素、6,8- 二 -C- 葡萄糖基芹菜素、蒙花苷、牡荆素、异牡荆素、高山黄芩苷、高山黄芩苷甲酯、木犀草素 -7- 葡萄糖苷、刺槐素、对香豆酸、野甘草醇、阿迈灵等成分。地上部分含野甘草醇、野甘草属二醇。叶含野甘草醇、β - 黏霉烯醇、6- 甲氧基苯并恶唑啉酮、刺槐素、野甘草酸属 B 及野甘草属酸 A 等成分。根含 β - 谷甾醇、二十六醇、D- 甘露醇、6- 甲氧基苯并噁唑啉酮、依弗酸、白桦脂酸及薏苡素等成分。

【药理作用】有降血压、兴奋心脏、降血糖等作用。

闭鞘姜

【佤族名】Glag（格拉）。

【别名】白石笋、观音姜、山冬笋、毛姜、石笋。

【来源】姜科闭鞘姜属植物闭鞘姜 *Hellenia speciosa*（J. Koenig）S. R. Dutta 的根茎。

【原植物】多年生高大草本。茎基部近木质，上部常分枝。叶片长圆形或披针形，先端渐尖或尾尖，基部近圆形，全缘，平行羽状脉由中央斜出，下面密被绢毛；叶鞘封闭。穗状花序顶生，椭圆形或卵形；苞片卵形，红色被短柔毛，具厚而锐利的短尖头，每一苞片内有花 1 朵；花萼革质，红色，3 裂，嫩时被绒毛；花冠管白色或红色；唇喇叭形，白色，先端具裂齿及皱波纹；雄蕊花瓣状，上面被短柔毛，白色，基部橙黄色。蒴果稍木质，红色。种子光亮。花期 7 ～ 9 月，果期 9 ～ 11 月。

【分布生境】分布于云南文山、红河、西双版纳、普洱、临沧、保山、德宏等地；生于海拔 200 ～ 1500m 的阴湿林缘、灌木丛中、山沟林下。

【性味、功效与主治】酸，寒；清热解毒，消炎利尿；用于急性胃肠炎，肾炎水肿，膀胱炎。

【用法用量】水煎服，15 ～ 20g。外用，适量，水煎洗，或鲜品捣敷，或捣汁滴耳。

【民间经验方】

1. 中耳炎及其耳内发炎化脓症：闭鞘姜、茴香叶鲜品各适量，洗净，捣细揉汁滴入耳中，每日 2 ～ 3 次，每次 2 ～ 3 滴。

2. 食疗：闭鞘姜鲜品 50 ～ 100g，与猪瘦肉同煎服，用于白浊及闭口痢。

【化学成分】含环木菠萝烷醇、环木菠萝烯醇、环鸦片甾烯醇、三十三（烷）酸甲酯、8- 羟基三十烷 -25- 酮、三十（烷）酸甲酯、24- 羟基三十一烷 -27- 酮、24- 羟基三十烷 -26- 酮、β - 谷甾醇、胆甾醇、菜油甾醇、豆甾醇、羊毛甾醇、薯蓣皂苷元、替告皂苷元、甲基原薯蓣皂苷、薯蓣皂苷的前皂苷元 A、薯蓣皂苷的前皂苷元 B、薯蓣皂苷、纤细薯蓣皂苷、葡萄糖、鼠李糖及多种生物碱等成分。

【药理作用】有抗炎等作用。

羊奶果树

【佤族名】Kaox nqoung lod（考种落）。

【别名】羊奶奶、牛奶奶树、牛奶子。

【来源】胡颓子科胡颓子属植物密花胡颓子 *Elaeagnus conferta* Roxb. 的根、叶、果实。

【原植物】常绿攀缘灌木，无刺。幼枝略扁，银白色或灰黄色，密被鳞片，老枝灰黑色。叶纸质，椭圆形或阔椭圆形，顶端钝尖或骤渐尖，尖头三角形，基部圆形或楔形，全缘，上面幼时被银白色鳞片，成熟后脱落，干燥后深绿色，下面密被银白色和散生淡褐色鳞片，侧脉 5 ～ 7 对，弧形向上弯曲，两面均明显，细脉不甚明显；叶柄淡黄色。花银白色，外面密被鳞片或鳞毛，多花簇生叶腋短小枝上成伞形短总状花序，花枝极短，花序比叶柄短；每花基部具 1 小苞片，苞片线形，黄色，比花梗长；花梗极短；萼筒短小，坛状钟形，在裂片下面急收缩，子房上先膨大后明显骤收缩，裂片卵形，开展，顶端钝尖，内面散生白色星状柔毛，包围子房的萼管细小，卵形；雄蕊的花丝与花药等长或稍长，花药细小，矩圆形，花柱直立，疏生白色星状柔毛，稍超过雄蕊，达裂片中部，向上渐细小，柱头顶端弯曲。果实大，长椭圆形或矩圆形，直立，成熟时红色；果梗粗短。花期 10 ～ 11 月，果期次年 2 ～ 3 月。

【分布生境】分布于云南南部和西南部；生于海拔 200 ～ 1400m 的热带密林中，亦见栽培于民居的房前屋后。

【性味、功效与主治】苦、微酸，平；止咳平喘，活血止痛；用于咳嗽痰多，慢性支气管炎，黄疸型肝炎，牙痛。

【用法用量】水煎服，10 ～ 15g。

【民间经验方】

1. 肝炎，肝硬化腹水：羊奶果树 15g，半截藤 15g，龙胆草 10g，响铃草 10g，车前草 10g，水煎服，每日 3 次。

2. 肾结石：羊奶果树 15g，海金沙叶 10g，石韦 10g，响铃草 10g，车前草 10g，水煎服，每日 3 次。

3. 咳嗽：羊奶果树鲜叶适量，水煎服，每日 3 次。

4. 食疗：羊奶果树果实鲜食，可生津、止咳。

【化学成分】含挥发油，以及萜类、生物碱、黄酮类化合物等成分。

【药理作用】有止咳平喘、改善血液循环、抗氧化、抗炎等作用。

羊耳菊

【佤族名】Kaox si mgong doud（考西公斗）。

【别名】白牛胆、大刀药、白背风、白羊耳。

【来源】菊科旋覆花属植物羊耳菊 *Duhaldea cappa*（Buch.–Ham. ex DC.）Anderb. 的根。

【原植物】落叶灌木。枝条粗壮，被绵毛。单叶互生；狭矩圆形至近倒卵形，先端渐尖至钝形，边缘有小锯齿，基部浑圆至广楔形，叶面绿色，有腺点，被粗毛，背白色，密被绢毛或绵毛。头状花序顶生或近顶的腋生，组成稠密的伞房花丛；总苞片数列，矩形至广披针状，被短毛，边缘膜质，成熟后反卷；花托秃裸，有窝点；舌状花冠前端每为 3 裂，管状花冠 5 裂，黄色；雄蕊 5 枚，花药基部矢形，有长尾；子房下位，1 室，柱头 2 裂。瘦果被绢毛；冠毛白色带浅黄色。花期 7 ～ 8 月，果期 11 ～ 12 月。

【分布生境】分布于云南大部分地区；生于海拔 300 ～ 2600m 的低山、丘陵草坡或林缘。

【性味、功效与主治】苦、微辛，平；祛风利湿，消炎利尿；用于牙痛，口角溃疡，痢疾，泄泻，尿路感染，肾炎。

【用法用量】水煎服，干品 20 ～ 50g，鲜品 100 ～ 200g。外用，捣敷或水煎洗。

【民间经验方】

1. 膀胱炎，牙痛：羊耳菊 10g，水煎服。

2. 口角溃疡：羊耳菊干粉适量，粉涂或鲜根嚼服。

3. 痢疾，泄泻，尿路感染：羊耳菊 15 ～ 30g（或鲜品加倍），水煎内服。

4. 肾炎：羊耳菊 50g，竹节草 100g，仙茅 50g，车前草 50g，均取鲜品，洗净，切碎，混合，开水煎煮，每日 1 剂，分 3 次服，急性肾炎患者一般服用 3 ～ 5 服药可获得明显效果。

5. 膀胱炎：羊耳菊 25g，刀石兰 25g，车前草 25g，冬瓜树 15g，小狗响铃草 20g，笔管草 20g，均取鲜品，洗净，切断，水煎，每日 1 剂，分 3 次服，服用 3 ～ 5 服药可获得显著疗效。

【化学成分】含挥发油、黄酮类化合物、甾醇和酚类化合物等成分。

【药理作用】有止咳作用。

米口袋

【佤族名】Lox oung（罗翁）。

【别名】棉芪、断血草。

【来源】豆科高山豆属植物云南高山豆 *Tibetia yunnanensis*（Franch.）H. P. Tsui 的根。

【原植物】多年生草本。根上部增粗，通常纺锤状。分茎发达，纤细，节间明显。托叶于节间抱茎，基部合生并与叶对生，倒卵形，渐尖头，边缘具牙齿状腺体；小叶 3 ～ 7，圆倒卵形至倒心形，顶端截形至微缺，被贴伏疏柔毛。伞形花序具 1 ～ 2 花；总花梗具稀疏柔毛；苞片披针形，小苞片披针形；花萼钟状；萼齿披针形，上 2 萼齿较大，合生至 2/3 处，被贴伏长柔毛；花冠紫色，旗瓣倒心形，顶端微缺，基部渐狭成瓣柄，翼瓣近楔形具斜截头，龙骨瓣倒卵形；子房被长柔毛，柱头折曲成直角。荚果圆筒形，被疏柔毛。种子肾形，平滑。花期 6 ～ 7 月，果期 9 月。

【分布生境】分布于云南昆明、曲靖、丽江、大理、迪庆等地；生于海拔 2500m 以上山区。

【性味、功效与主治】甘、淡、微涩，平；强筋壮骨，活血止血；用于体虚，脱肛，痢疾，鼻衄，骨折。

【用法用量】水煎服，15 ～ 20g。

【民间经验方】

1. 刀伤，骨折：米口袋鲜品适量，捣烂敷于患处。

2. 月经不调：米口袋 20g，王不留行 15g，胡椒 5 粒，水煎服，每日 3 次。

3. 食疗：米口袋 30g，鸡根 30g，炖肉食用，用于体虚、脱肛。

【化学成分】含生物碱、皂苷、黄酮类化合物等成分。

【药理作用】有抗炎、抗菌、改善消化功能等作用。

米团花

【佤族名】Kaox si ndaing（靠喜丹）、Dai si ndaing（呆喜丹）。

【别名】山蜂蜜、明堂花、大蜜糖花、蜂糖花、蜜蜂树花。

【来源】唇形科米团花属植物米团花 *Leucosceptrum canum* Smith 的根皮、叶。

【原植物】灌木至小乔木，被簇生绒毛。叶片椭圆状披针形，先端渐尖，基部楔形，边缘具锯齿，幼时两面密被灰白色星状绒毛。轮伞花序排列成稠密的假穗状花序，先端渐尖，基部楔形，边缘具全缘或不规则的齿，密被星状绒毛；小苞片线形，外面密被星状绒毛；花萼钟形，外面被星状绒毛和小突起；花冠白色、粉红色或紫红色，筒长，外面被簇生星状绒毛，上唇先端微凹，下唇 3 裂，中裂片较大；子房 4 裂，花柱比雄蕊长，柱头 2 裂；花盘近环状。小坚果长圆状三棱形，先端平截。花期 11 月至翌年 3 月，果期 3 ～ 5 月。

【分布生境】分布于云南中部至南部；生于海拔 1000 ～ 2600m 的干燥荒地、田旁、路旁、山坡疏林或小乔木灌丛中。

【性味、功效与主治】淡，平；舒筋活络，接骨，消炎；用于感冒发烧，胃炎，骨折，黄水疮，鸡眼。

【用法用量】水煎服，30 ～ 60g。外用，适量，鲜品捣敷，或干品研末调敷。

【民间经验方】

1. 感冒发烧，胃炎：米团花 9 ～ 15g，水煎服。

2. 骨折，黄水疮：米团花叶捣烂或研粉敷于患处。

3. 鸡眼：米团花树枝（干品）1 条，火点燃后，对着鸡眼处点钻，以后如再生长可继续点钻至痊愈。此法民间应用历史悠久，效果较好。

【化学成分】含二萜类、黄酮类、三萜类、倍半萜类化合物等成分。

【药理作用】有抗炎、促进血液循环和血管再生等作用。

灯台树

【佤族名】 Kaox jaong beid（考江贝）。

【别名】 灯架树、面架木、盆架树、鸭脚树。

【来源】 夹竹桃科鸡骨常山属植物糖胶树 *Alstonia scholaris*（L.）R.Br. 的树皮、叶、根。

【原植物】 乔木，高达 20m。枝轮生，具乳汁，无毛。叶 3 ～ 8 片轮生，倒卵状长圆形、倒披针形或匙形，稀椭圆形或长圆形，无毛，顶端圆形，钝或微凹，稀急尖或渐尖，基部楔形；侧脉每边 25 ～ 50 条，密生而平行，近水平横出至叶缘联结。花白色，多朵组成稠密的聚伞花序，顶生，被柔毛；花冠高脚碟状，花冠筒中部以上膨大，内面被柔毛，裂片在花蕾时或裂片基部向左覆盖，长圆形或卵状长圆形；雄蕊长圆形，着生在花冠筒膨大处，内藏；子房由 2 枚离生心皮组成，密被柔毛，花柱丝状，柱头棍棒状，顶端 2 深裂；花盘环状。蓇葖 2，细长，线形，外果皮近革质，灰白色。种子长圆形，红棕色，两端被红棕色长缘毛，缘毛长 1.5 ～ 2cm。花期 6 ～ 11 月，果期 10 月至翌年 4 月。

【分布生境】 分布于云南西双版纳、普洱、红河、文山、临沧、德宏等地；生于海拔 160 ～ 1000m 的向阳路旁或杂木林中。

【性味、功效与主治】 苦、微涩，凉，有小毒；止咳，平喘，消炎；树皮用于哮喘，咳嗽；根用于消化不良，身体虚弱。

【用法用量】 水煎服，5 ～ 10g。

【民间经验方】

1. 感冒引起的干咳症：灯台树树皮 5 ～ 10g，小狗响铃根 50g，马鞭草根 30g，蜂蜜适量，水煎，每日 1 剂，分 3 次服。

2. 小儿百日咳：灯台树树皮 5 ～ 10g，冰糖适量，用干品或鲜品，除去外皮层，切片，加水煎煮，倒出药汁加冰糖溶化后趁热服，每日 1 剂，分 3 次服。此方亦用于感冒咳嗽，对支气管炎咳嗽也有一定疗效。

3. 食疗：灯台叶适量，加水煎煮 15 分钟，倒出，温度适中时，加适量蜂蜜，当茶饮，用于咳嗽。

【化学成分】 茎叶含灯台碱、灯台忒因碱、叶啉碱、热嗪碱、阿枯米定碱、灯台叶碱等成分。

【药理作用】 有祛痰、平喘、退热、降血压等作用。

买麻藤

【佤族名】Mai ma teng（买麻藤）

【别名】大节藤、麻骨风、含水藤。

【来源】买麻藤科麻藤属植物买麻藤 *Gnetum montanum* Markgr. 的藤。

【原植物】大藤本。小枝圆或扁圆，光滑，稀具细纵皱纹。叶形大小多变，通常呈矩圆形，稀矩圆状披针形或椭圆形，革质或半革质，先端具短钝尖头，基部圆或宽楔形，侧脉 8 ～ 13 对。雄球花序一至二回三出分枝，排列疏松，雄球花穗圆柱形，具 13 ～ 17 轮环状总苞，每轮环状总苞内有雄花 25 ～ 45，排成两行，雄花基部有密生短毛，假花被稍肥厚成盾形筒，顶端平，呈不规则的多角形或扁圆形。种子矩圆状卵圆形或矩圆形，熟时黄褐色或红褐色，光滑，有时被亮银色鳞斑。花期 6 ～ 7 月，种子 8 ～ 9 月成熟。

【分布生境】分布于云南临沧、普洱、文山，以及楚雄双柏，红河泸西，西双版纳景洪、勐腊等地；生于海拔 500 ～ 2200m 的森林、灌丛中及沟谷潮湿处缠绕于树上。

【性味、功效与主治】苦，温；通气健胃，舒筋活络，祛风除湿；用于消化不良，胃痛，跌打损伤，风湿性关节炎，腰腿痛。

【用法用量】水煎服，干品 6 ～ 9g，鲜品 15 ～ 60g。外用，适量，研末调敷。

【民间经验方】

跌打损伤：买麻藤鲜品捣碎敷于患处。

【化学成分】藤茎含 2- 羟基 -3- 甲氧基 -4- 甲氧羰基吡咯、2- 羟基 -3- 甲氧甲基 -4- 甲氧羰基吡咯等成分。

【药理作用】有抑菌等作用。

红木荷

【佤族名】Kaox goi（考拐）。

【别名】麻木树、毛木叶、木荷树、峨眉木荷、毛木树。

【来源】山茶科木荷属植物西南木荷 *Schima wallichii*（DC.）Korth 的茎内皮。

【原植物】常绿乔木。芽、小枝、叶柄及叶下面均有短柔毛；单叶互生；叶柄扁而宽；叶片纸质或薄革质，椭圆形，先端短渐尖，基部宽楔形，全缘或疏生钝齿。花单生于枝顶叶腋；萼片 5，外面密生短丝状毛，宿存；花瓣 5，白色，基部连合，外面 1 瓣兜形；雄蕊多数，着生于花瓣基部，花药丁字着生；子房上位，5 室，花柱 1，柱头 5 裂。蒴果球形，木质，室背 5 裂。种子扁平，肾脏形，周围有翅。

【分布生境】分布于云南彝良、大关、镇雄、盐津、永善、绥江；生于海拔 1400 ～ 2200m 的阔叶林中。

【性味、功效与主治】辛，温，有毒；攻毒，消肿；用于烧伤，烫伤，疔疮。

【用法用量】外用，鲜品适量，涂敷。

【民间经验方】

烧、烫伤：红木荷鲜品适量，涂敷。

【化学成分】全株含皂苷混合物等成分。

【药理作用】红木荷乙醇提取物有显著抗皮肤真菌作用。

红芋

【佤族名】Graox kaox（告靠）。

【别名】红半夏、红岩芋、零余芋。

【来源】天南星科岩芋属植物岩芋 *Remusatia vivipara*（Lodd.）Schott 的块茎或全株。

【原植物】块茎较大，扁球形，紫红色，下部几无根，颈部密生须根和红黄色至紫红色的芽条，直立或上升，当栽培于地里时，则埋藏于土壤中，不分枝或稀疏分枝，于鳞腋生多数鳞芽；芽鳞刺状，先端勾曲。叶柄圆柱形；叶片薄革质，表面暗绿色，有时沿中肋和侧脉苍白色，阔心状卵形；前裂片阔卵形，长宽几相等，先端渐尖，侧脉 3 ～ 4 对，外伸至叶缘；后裂片长约为前裂片的 1/2，半卵形，下倾，3/4 联合，分离部分形成的弯缺三角形，后基脉相交成 40 ～ 50 度的锐角。花序柄翌年出现，栽培的同年出现，圆柱形；佛焰苞管部外面浅绿色，内面苍白色，狭长圆形；檐部下部 1/4 为黄色，上部紫红色，梯形，反折，上部 1/3 等宽，具凸尖；肉穗花序长一般不超过佛焰苞管，雌花序绿色；能育雄花序椭圆形或圆柱形，黄色。花期 4 ～ 9 月。

【分布生境】分布于云南南部至东南部；常附生于海拔 750 ～ 1900m 的河谷疏林或灌丛中的岩石上。

【性味、功效与主治】麻，温，有大毒；消炎消肿，麻醉止痛；用于急性乳腺炎，跌打瘀肿，痈疮疖肿。

【用法用量】外用，干品或鲜品适量，捣碎敷于患处。

【民间经验方】

1. 跌打瘀肿：红芋鲜品适量，捣碎敷于患处。

2. 急性乳腺炎：红芋干品或鲜品适量，捣碎包敷患处。

【化学成分】含生物碱类、甾体类、黄酮类化合物，以及多糖、挥发油等成分。

【药理作用】有抗细菌及真菌感染、阻断痛觉传导、抗炎等作用。

红将军

【佤族名】Rib nyiex beix raoh（日木聂倍绕）

【别名】红雪柳、大红将军。

【来源】桔梗科半边莲属植物大理山梗菜 *Lobelia taliensis* Diels 的根。

【原植物】多年生草本。根状茎短，须根发达，稍肥大；茎圆柱状，直立，不分枝或少分枝，无毛，常带紫色。基生叶具柄，柄有狭翅，匙形，茎生叶倒卵状矩圆形至倒卵状披针形或椭圆形，有短柄或者无柄，叶片纸质，先端钝或锐尖，基部楔形，边缘具细小腺齿，两面无毛，羽状脉，上面凹入，下面隆起。总状花序顶生，花稀疏，偏向花序轴一侧；苞片与叶子同型，无柄；花梗扁平，生短柔毛；小苞片 2 枚，生中部；花萼筒矩圆状，被短柔毛，裂片披针状条形，边缘具腺齿或夹生睫毛；花冠淡蓝色或玫瑰色，上唇裂片条形，稍上升，中肋背面疏生柔毛，下唇裂片披针状长圆形，外展。蒴果矩圆状。种子椭圆状，横切面近于楔形。花果期 8 ～ 10 月。

【分布生境】分布于云南大理、昆明、腾冲，以及德宏梁河等地；生于海拔 1600 ～ 2600m 的山坡草地上。

【性味、功效与主治】辛，凉，有小毒；清热解毒，消炎止痛；用于感冒，肠胃炎，疮毒红肿，蛇、蜂咬伤。

【用法用量】水煎服，干品 15 ～ 25g，鲜品 25 ～ 40g。

【民间经验方】

疮毒红肿，蛇、蜂咬伤：红将军鲜品 30g，捣碎敷于患处。

【化学成分】全草含棕榈酸 β - 香树素酯、去氢半边莲定、8,10- 二乙基山梗二酮、8,10- 二乙基半边莲醇酮、山梗烷醇、半边莲定、去甲半边莲定及去氢山梗新碱等成分。

【药理作用】有抑制真菌、细菌生长，促进痰液排出，促进血液循环等作用。

红孩儿

【佤族名】Daex mguah rang（德刮然）。

【别名】红天葵、虎斑海棠、石莲。

【来源】秋海棠科秋海棠属植物裂叶秋海棠 *Begonia palmate* D.Don 的全草。

【原植物】茎和叶柄均密被或被锈褐色交织的绒毛。叶片轮廓和大小变化较大，通常斜卵形，浅至中裂，裂片宽三角形至窄三角形，先端渐尖，边缘有齿或微具齿，基部斜心形，呈（30）90～130度角，上面密被短小而基部带圆形的硬毛，有时散生长硬毛，下面沿脉密被或被锈褐色交织绒毛。花玫瑰色或白色，花被片外面密被混合毛。花期6月开始，果期7月开始。

【分布生境】分布于云南昆明、曲靖、玉溪、保山、普洱、临沧、红河、文山、西双版纳、大理、德宏、怒江等地；生于海拔450～1900m的山谷、密林潮湿地，亦有栽培。

【性味、功效与主治】酸，平；祛风活血，利水，解毒；用于毒蛇咬伤，跌打损伤，急性肾炎水肿。

【用法用量】水煎服，10～15g。外用，鲜品适量，捣烂敷于患处。

【民间经验方】

1. 毒蛇咬伤：红孩儿配盐酸叶捣烂外敷于患处。
2. 风湿性关节炎：红孩儿15g，瓜子金10g，臭牡丹10g，水煎服，每日3次。
3. 食疗：裂叶秋海棠根茎30g，猪蹄1只，炖服，用于关节痛。

【化学成分】含β-谷甾醇和左旋儿茶素等成分。

【药理作用】有解热、抗炎、镇痛等作用。

远志木蓝

【佤族名】Nya som don（聂杉躲）。

【别名】虫豆柴、块根木蓝。

【来源】豆科木蓝属植物远志木蓝 *Indigofera squalida* Prain 的全草。

【原植物】多年生草本，高30～60cm。茎单一或少分枝，小枝密被平贴的丁字毛。叶互生，椭圆形或长椭圆形，长 4 ～ 6cm，宽 10 ～ 18mm，先端钝，基部楔形，全缘，两面均有白色短糙毛；具短柄。总状花序腋生，长 1cm 左右；花密生。荚果筒形，长 6 ～ 14mm，有棱角，黄绿色，密被短毛，内有种子数枚。

【分布生境】分布于云南西双版纳、红河、文山等地；生于山坡草丛中。

【性味、功效与主治】辛、微甘，平；活血止痛；用于劳伤。

【用法用量】水煎服或泡酒，6 ～ 15g。

【民间经验方】

1. 劳伤：远志木蓝 50g，酒泡服。
2. 腹泻：远志木蓝适量，嚼服。
3. 百日咳：远志木蓝 5g，南木香 5g，歪叶子兰 10g，水煎服，每日 2 次。

【化学成分】含金丝桃苷、芦丁、多糖、皂苷、生物碱等成分。

【药理作用】有促进血液循环、抗炎镇痛等作用。

芸香草

【佤族名】Rib npong（日不波）。

【别名】茅香、柠檬茅、茅草茶、姜草、香巴茅、香茅草。

【来源】禾本科香茅属植物柠檬草 *Cymbopogon citratus*（DC.）Stapf 的全草。

【原植物】多年生密丛型具香味草本。秆粗壮，节下被白色蜡粉；叶鞘无毛，不向外反卷，内面浅绿色；叶舌质厚，长约 1mm；叶片顶端长渐尖，平滑或边缘粗糙。伪圆锥花序具多次复合分枝，疏散，分枝细长，顶端下垂；佛焰苞长 1.5 ～ 2cm；总状花序不等长，具 3 ～ 4 或 5 ～ 6 节；总梗无毛；总状花序轴节间及小穗柄，边缘疏生柔毛，顶端膨大或具齿裂；无柄小穗线状披针形；第一颖背部扁平或下凹成槽，无脉，上部具窄翼，边缘有短纤毛；第二外稃狭小，先端具 2 微齿，无芒或具芒尖；有柄小穗。花果期夏季，少见有开花者。

【分布生境】分布于云南红河、西双版纳、临沧及德宏等地；于海拔 978m 的地区栽培。

【性味、功效与主治】辛，温；疏风解表，祛瘀通络；用于感冒咳嗽，全身疼痛。

【用法用量】水煎服，鲜品适量。

【民间经验方】

1. 流感：芸香草 10g，野把子 10g，臭灵丹 6g，水煎服，每日 3 次。

2. 头痛：芸香草 15g，水煎服，每日 3 次。

3. 气管炎：芸香草 10g，紫苏叶 10g，刀壳树皮 15g，水煎服，每日 3 次。

4. 除脚臭：芸香草鲜品适量捣烂置于盆中，冲入开水，待水温适度时泡脚。

5. 食疗：①肉类 200g，香茅草 10g，同煮熟后，滴入香油，并调味，即可食用，可补血提神、开郁除烦。②香茅草 100g，煎水当茶服，用于虚弱咳嗽。

【化学成分】含挥发油，油中主要成分为柠檬烯、胡椒酮，并含茴香醛、牻牛儿醇等成分。

【药理作用】有抗真菌、麻痹、强心、降血压、扩张血管、抑制平滑肌等作用。

花生

【佤族名】jim diex（间地）。

【别名】花生、落花生、地果、地豆。

【来源】豆科落花生属植物落花生 *Arachis hypogaea* L. 的种子。

【原植物】一年生草本。根部有丰富的根瘤；茎直立或匍匐，茎和分枝均有棱，被黄色长柔毛，后变无毛；叶通常具小叶 2 对；托叶具纵脉纹，被毛；叶柄基部抱茎，被毛；小叶纸质，卵状长圆形至倒卵形，先端钝圆形，有时微凹，具小刺尖头，基部近圆形，全缘，两面被毛，边缘具睫毛；侧脉每边约 10 条；叶脉边缘互相联结成网状；小叶柄被黄棕色长毛。花苞片 2，披针形；小苞片披针形，具纵脉纹，被柔毛；萼管细；花冠黄色或金黄色，旗瓣开展，先端凹入；翼瓣与龙骨瓣分离，翼瓣长圆形或斜卵形，细长；龙骨瓣长卵圆形，内弯，先端渐狭成喙状，较翼瓣短；花柱延伸于萼管咽部之外，柱头顶生，小，疏被柔毛。荚果膨胀，荚厚。花果期 6 ～ 8 月。

【分布生境】沙质土地区广泛栽培。

【性味、功效与主治】甘，平；润肺和胃，养血柔肝；用于燥咳，反胃，乳汁少，血小板减少症，贫血，头昏，头晕，失眠，健忘，面色苍白，烦躁不安。

【用法用量】水煎服，30 ～ 100g。生研冲汤，每次 10 ～ 15g。炒熟或煮熟食，30 ～ 60g。

【民间经验方】

1. 血小板减少症，贫血：带皮花生 15g，大枣 25g，桂圆肉 10g，共煮，早晚分食。

2. 食疗：①花生煮熟后用醋泡，有清热活血、防治心血管疾病的作用。②花生适量，与猪蹄同炖，有催乳作用，用于妇女产后缺乳。③花生米 50g，桑叶、冰糖各 15g，同煮至烂熟，去桑叶，其余服食，有止咳平喘、润肠通便的功效，为肺燥咳嗽、哮喘发作、百日咳、大便秘结等病症良好的辅助治疗食品。

【化学成分】含有蛋白质、脂肪、糖类，尤其含有丰富的脂肪油，油中含有多种脂肪酸甘油酯，其中不饱和脂肪酸达 80% 以上。

【药理作用】有延缓大脑衰老、增加冠状动脉流量、抗氧化、抗血小板减少等作用。

苍耳子

【佤族名】Mag ke nbing（麻克并）。

【别名】狗耳朵草、苍子棵、青棘子、菜耳、苍耳草。

【来源】菊科苍耳属植物苍耳 *Xanthium strumarium* L. 的全草、果实。

【原植物】一年生草本。根纺锤状，分枝或不分枝。茎直立不分枝或少有分枝，下部圆柱形，上部有纵沟，被灰白以糙伏毛。叶互生；有长柄；叶片三角状卵形或心形，近全缘，或有 3 ～ 5 不明显浅裂，顶端尖或钝，基出脉 3，上面绿色，下面苍白色，被粗糙或短白伏毛。头状花序近于无柄，聚生，单性同株；雄花序球形，总苞片小，1 列，被短柔毛，花托柱状，托片倒披针形，小花管状，先端 5 齿裂，雄蕊 5，花药长圆状线形；雌花序卵形，总苞片 2 ～ 3 列，外列苞片小，内列苞片大，结合成囊状、宽卵形或椭圆形，2 室的硬体，外面有倒刺毛，顶有 2 圆锥状的尖端，小花 2 朵，无花冠，子房在总苞内，每室有 1 花，花柱线形，突出在总苞外。成熟瘦果的总苞变坚硬，卵形或椭圆形，绿色、淡黄色或红褐色；瘦果 2，倒卵形，瘦果内含 1 颗种子。花期 7 ～ 8 月，果期 9 ～ 10 月。

【分布生境】分布于云南西双版纳等地；生于平原、丘陵、低山、荒野、路边、沟旁、田边、草地、村旁等处。

【性味、功效与主治】果甘，温；根微苦，平，有小毒；祛风散寒，通窍活络，化滞止痛；用于风寒感冒，鼻炎，耳鸣，耳聋，高血压，头晕，外伤出血。

【用法用量】水煎服，15 ～ 20g。

【民间经验方】

1. 感冒：苍耳全草 15g，紫苏叶 10g，松叶防风 10g，水煎服，每日 3 次。

2. 荨麻疹：苍耳子鲜品适量，水煮外洗。

【化学成分】全草含苍耳子苷、葡萄糖、果糖、氨基酸、酒石酸、琥珀酸、延胡索酸、苹果酸、硝酸钾、硫酸钙等成分。

【药理作用】有降血糖、抗炎、镇痛、抗过敏、抗菌、降血压等作用。

苎麻

【佤族名】Mgan（梗）。

【别名】野麻、野苎麻、家麻、青麻、白麻、园麻。

【来源】荨麻科苎麻属植物苎麻 *Boehmeria nivea*（L.）Gaud. 的根。

【原植物】亚灌木或灌木。茎上部与叶柄均密被开展的长硬毛和近开展和贴伏的短糙毛。叶互生，叶片草质，通常圆卵形或宽卵形，少数卵形，顶端骤尖，基部近截形或宽楔形，边缘在基部之上有牙齿，上面稍粗糙，疏被短伏毛，下面密被雪白色毡毛，侧脉约 3 对；托叶分生，钻状披针形，背面被毛。圆锥花序腋生，或植株上部的为雌性，其下的为雄性，或同一植株的全为雌性；雄团伞花序，有少数雄花；雌团伞花序有多数密集的雌花；雄花花被片 4，狭椭圆形，合生至中部，顶端急尖，外面有疏柔毛；雄蕊 4；退化雌蕊狭倒卵球形，顶端有短柱头。雌花花被椭圆形顶端有 2 ～ 3 小齿，外面有短柔毛，果期菱状倒披针形；柱头丝形。瘦果近球形，光滑，基部突缩成细柄。花期 8 ～ 10 月。

【分布生境】分布于云南迪庆、大理、楚雄等地；生于海拔 1400 ～ 2700m 的路边、田边、村边及山坡上，常有栽培。

【性味、功效与主治】甘，寒；清热解毒，安胎，止血，消炎利尿；用于胎动不安，子宫脱垂，疖肿，骨折，风湿骨痛。

【用法用量】水煎服，30 ～ 60g。

【民间经验方】

1. 食疗：①苎麻炖肉服，用于高血压、头晕、头痛。②苎麻嫩尖，做粑粑服，用于小儿驱虫。

2. 中风嘴角歪斜：苎麻 100g，花椒寄生 50g，火药 30g，用鲜品或干品，切碎，混合，舂烂至泥状外敷，左歪敷右边，右歪敷左边，每日换敷 1 次，连续敷 5 ～ 6 次，有较明显疗效。

【化学成分】根含绿原酸等成分。叶含绿原酸、漆叶苷、原儿茶酸等成分。

【药理作用】有抑菌、止血等作用。

芦子

【佤族名】Daex doi（得堆）。

【别名】蒟酱、青蒟、芦子、大芦子、槟榔蒟、槟榔蒌。

【来源】胡椒科胡椒属植物蒌叶 *Piper betle* L. 的根、茎。

【原植物】攀缘藤本。枝稍带木质，节上生根。叶纸质至近革质，背面及嫩叶脉上有密细腺点，阔卵形至卵状长圆形，上部的有时为椭圆形，顶端渐尖，基部心形、浅心形或上部的有时钝圆，两侧相等至稍不等，腹面无毛，背面沿脉上被极细的粉状短柔毛；叶脉 7 条；叶柄被极细的粉状短柔毛；叶鞘长约为叶柄的 1/3。花单性，雌雄异株，聚集成与叶对生的穗状花序；雄花序开花时几与叶片等长；总花梗与叶柄近等长，花序轴被短柔毛；苞片圆形或近圆形，稀倒卵形，近无柄，盾状；雌花花序轴密被毛；苞片与雄花序的相同；子房下部嵌生于肉质花序轴中并与其合生，顶端被绒毛；柱头通常 4 ～ 5，披针形，被绒毛。浆果顶端稍凸，有绒毛，下部与花序轴合生成一柱状、肉质、带红色的果穗。花期 5 ～ 7 月。

【分布生境】分布于云南普洱、景洪、临沧、德宏、富宁、瑞丽、大理、贡山、保山等地；生于海拔 600 ～ 900m 的常绿阔叶林中，少有栽培。

【性味、功效与主治】辛、辣、微甘，温；祛风散寒，行气化痰，消肿止痒；用于风湿咳嗽，胃寒痛，支气管哮喘，风湿骨痛，湿疹，脚癣。

【用法用量】水煎服，干品 15 ～ 20g。外用，适量，煎水候温外洗，脚癣可浸泡。

【民间经验方】

1. 风湿咳嗽，胃寒痛，支气管哮喘：芦子 10 ～ 15g，水煎服。
2. 风湿骨痛：芦子 100 ～ 200g，泡酒内服；外用，适量煎水外洗。
3. 胃寒痛：芦子 15g，山胡椒 5g，七叶一枝花 5g，生姜适量为引，水煎服，每日 2 次。
4. 风寒咳嗽：芦子鲜叶 7 片，陈皮 10g，香橼 10g，水煎服，每日 3 次。
5. 食疗：芦子鲜叶切碎拌少许食盐、辣椒等作料服食，可开胃。

【化学成分】含杠柳毒苷、萝藦苷元、8- 羟基萝藦苷元、滇杠柳苷、熊果酸、胡萝卜苷、北五加皮苷等成分。

【药理作用】有抗菌、驱虫等作用。

芦苇

【佤族名】Biania（便呀）。

【别名】芦根。

【来源】禾本科芦苇属植物芦苇 *Phragmites australis*（Cav.）Trin. ex Steud. 的根茎。

【原植物】多年生，根状茎十分发达。秆直立，具 20 多节，基部和上部的节间较短，最长节间位于下部第 4 ～ 6 节，节下被蜡粉。叶鞘下部者短于而上部者，长于其节间；叶舌边缘密生一圈长约 1mm 的短纤毛，两侧缘毛易脱落；叶片披针状线形，无毛，顶端长渐尖成丝形。圆锥花序大型，分枝多数，着生稠密下垂的小穗；小穗柄无毛；小穗含 4 花；颖具 3 脉，第一不孕外稃雄性，第二外稃具 3 脉，顶端长渐尖，基盘延长，两侧密生等长于外稃的丝状柔毛，与无毛的小穗轴相连接处具明显关节，成熟后易自关节上脱落；内稃两脊粗糙；雄蕊 3，花药黄色；颖果长约 1.5mm。

【分布生境】分布于云南昆明，以及玉溪江川、昭通水富、红河河口、文山砚山、大理洱源等地；生于海拔 1150m 的山谷中、河岸边。

【性味、功效与主治】甘，寒；清热生津，宣肺止咳，止呕除烦；用于高热烦渴，鼻出血，气管炎，外伤出血。

【用法用量】水煎服，10 ～ 25g。

【民间经验方】

1. 食疗：鲜芦根 100g、青皮 5g、粳米 100g、生姜 2 片，加水煮粥，可泄热和胃，养阴止痛。

2. 清暑利湿、健脾醒胃、利尿生津：鲜芦根 30g，藿香叶、薄荷叶、荷叶各 3g，佩兰叶、枇杷叶各 10g，冬瓜 60g，白糖适量，煎汤服。

【化学成分】含多量的维生素 B_1、维生素 B_2、维生素 C 及蛋白质、脂肪、碳水化合物、天冬酰胺，又含氨基酸类化合物、脂肪酸、甾醇类化合物、生育酚、多元酚、薏苡素、小麦黄素、β - 香树脂醇、蒲公英赛醇、蒲公英赛酮和多糖等成分。

【药理作用】有增强免疫力等作用。

芭蕉

【佤族名】Muah（母瓦）。

【别名】牙蕉。

【来源】芭蕉科芭蕉属植物芭蕉 *Musa basjoo* Siebold & Zucc. ex linuma 的根。

【原植物】多年生丛生草本。叶柄粗壮；叶片长圆形，先端钝，基部圆形或不对称，叶面鲜绿色，有光泽。花序顶生，下垂；苞片红褐色或紫色；雄花生于花序上部，雌花生于花序下部；雌花在每一苞片内 10 ～ 16 朵，排成 2 列；合生花被片长 4 ～ 4.5cm，具 5（3+2）齿裂，离生花被片几与合生花被片等长，先端具小尖头。浆果三棱状，长圆形，具 3 ～ 5 棱，近无柄，肉质，内具多数种子。种子黑色，具疣突及不规则棱角。花期 8 ～ 9 月。

【分布生境】多地栽培于庭园及农舍附近。

【性味、功效与主治】淡，凉；清热解毒，利尿消肿，凉血，止痛；用于热病、烦闷、消渴、黄疸、水肿、脚气、血淋、血崩、疔疮、丹毒。

【用法用量】水煎服，鲜品适量。外用，鲜品捣烂外敷于患处。

【民间经验方】

1. 农药中毒：芭蕉鲜品捣烂搅汁拌入少量老墙土，内服。
2. 疮痈，烫伤：烂芭蕉根适量，捣烂外敷于患处。
3. 食疗：芭蕉果实为常用水果，芭蕉芯为佤族民间常用菜肴。

【化学成分】芭蕉果肉、花、叶、根中均含有丰富的糖类、氨基酸、纤维素、多种矿物质、硒等微量元素及多种化合物成分。

【药理作用】有抗炎、抗病毒等作用。

杜鹃

【佤族名】dailia（歹哩哑）。

【别名】杜鹃花、山踯躅、山石榴、映山红。

【来源】杜鹃花科杜鹃花属植物杜鹃 *Rhododendron simsii* Pranch. 的花、果实、根茎。

【原植物】落叶灌木。分枝多而纤细，密被亮棕褐色扁平糙伏毛。叶革质，常集生枝端，卵形、椭圆状卵形、倒卵形或倒披针形，先端短渐尖，基部楔形或宽楔形，边缘微反卷，具细齿，上面深绿色，疏被糙伏毛，下面淡白色，密被褐色糙伏毛，中脉在上面凹陷，下面凸出；叶柄密被亮棕褐色扁平糙伏毛。花芽卵球形，鳞片外面中部以上被糙伏毛，边缘具睫毛。花 2 ～ 3（～ 6）朵簇生枝顶；花梗密被亮棕褐色糙伏毛；花萼 5 深裂，裂片三角状长卵形，被糙伏毛，边缘具睫毛；花冠阔漏斗形，玫瑰色、鲜红色或暗红色，裂片 5，倒卵形，上部裂片具深红色斑点；雄蕊 10，长约与花冠相等，花丝线状，中部以下被微柔毛；子房卵球形，10 室，密被亮棕褐色糙伏毛，花柱伸出花冠外，无毛。蒴果卵球形，密被糙伏毛；花萼宿存。花期 4 ～ 5 月，果期 6 ～ 8 月。

【分布生境】分布于云南全省；生于海拔（700)1000 ～ 2600m 的山坡灌木丛、混交林或次生林中，昆明等城市的园圃中常见栽培。

【性味、功效与主治】甘、酸，平；和血，调经，祛风湿，解疮毒，止血，舒筋活络。花、果实用于月经不调，闭经，跌打损伤，风湿关节痛，吐血，衄血；根茎用于风湿性关节炎，跌打损伤，崩漏，肠风下血，闭经。

【用法用量】水煎服，9 ～ 15g。

【民间经验方】

月经不调，闭经：杜鹃花或果实 15g，艾叶 10g，红糖适量，水煎服。

【化学成分】根含鞣质等成分。叶、花含杜鹃花醇与杜鹃苷，并含多种熊果酸、挥发油和甾醇等成分。

【药理作用】有止咳、祛痰、平喘等作用。

杠板归

【佤族名】Gad leing siah（嘎宁下）。

【别名】河白草、蛇倒退、梨头刺、蛇不过。

【来源】蓼科蓼属植物扛板归 *Persicaria perfoliata*（L.）H. Gross 的全株。

【原植物】一年生草本。茎有棱，红褐色，有倒生钩刺。叶互生，盾状着生；叶片近三角形，先端尖，基部近心形或截形，下面沿脉疏生钩刺；托叶鞘近圆形，抱茎；叶柄长，疏生倒钩刺。花序短穗状；苞片圆形；花被 5 深裂，淡红色或白色，结果时增大，肉质，变为深蓝色；雄蕊 8；花柱 3 裂。瘦果球形，包于蓝色多汁的花被内。花期 6 ～ 8 月，果期 9 ～ 10 月。

【分布生境】分布于云南大部分地区；生于海拔 500 ～ 2100m 的山谷、灌木丛中或水沟旁。

【性味、功效与主治】酸，平；利尿消肿，清热解毒，收敛止泻；用于肠炎腹泻，感冒发热，骨髓炎，毒蛇咬伤，蜂蜇伤，痈疮，无名肿毒，肾炎水肿，尿路结石，百日咳，发热，口干，咽痛。

【用法用量】水煎服，干品 10 ～ 15g，鲜品 20 ～ 45g。外用，适量，捣敷，或研末调敷，或煎水熏洗。

【民间经验方】

1. 蜂蜇伤，痈疮，无名肿毒：杠板归鲜品适量，捣敷。

2. 肾炎：杠板归 15g，石韦 10g，白花蛇舌草 15g，野绿谷 15g，水煎服，每日 3 次。

3. 扁桃体炎：杠板归 20g，鬼针草 15g，水煎服，每日 3 次。

【化学成分】含靛苷、槲皮素、对香豆酸、阿魏酸、香草酸、原儿茶酸、咖啡酸等成分。

【药理作用】有抗氧化、抑制 α- 葡萄糖苷酶活性、抗单纯疱疹病毒 I 型、抗菌、抗炎、抗肝纤维化、止咳化痰、抗肿瘤等作用。

杏叶防风

【佤族名】Gaing kee diag（盖克叠）。

【别名】羊膻臭、马蹄防风、地胡椒、小羊膻。

【来源】伞形科茴芹属植物杏叶茴芹 *Pimpinella candolleana* Wight et Arn. 的根。

【原植物】多年生草本。根细长圆锥形，有数侧根，棕黄色。茎直立，上部有分枝，有短柔毛或无毛。基生叶叶柄（包括叶鞘）长 3 ～ 15cm；叶片心形，不分裂，边缘有圆齿，下面沿脉有短柔毛；茎生叶中下部者为单叶或三出复叶，小叶卵形，侧生小叶偏斜；上部叶较小，叶片 3 裂或一至回羽状分裂，裂片披针形，边缘有齿。复伞形花序顶生或侧生，有长梗；无总苞片或有 1 ～ 5，线形；个辐（6 ～）10 ～ 25；小总苞片 1 ～ 6，线形；小伞形花序有花 10 ～ 25；无萼齿；花瓣白色或微带白色，倒心形，背面有毛；花柱基圆锥形，花柱向两侧弯曲。双悬果卵球形，密生瘤状突起，果棱线形；每棱槽内有油管 2 ～ 3，或单位生，合生面有油管 2 ～ 4，胚乳腹平直。花果期 6 ～ 10 月。

【分布生境】分布于云南昆明、玉溪、保山、昭通、丽江、临沧、楚雄、红河、文山、大理、德宏、怒江、迪庆、曲靖等地；生于路旁、林下、沟边、草坡或灌丛中。

【性味、功效与主治】辛，温；行气止痛，祛风解表；用于风寒感冒，胃寒气痛，胸腹胀痛，风湿骨痛。

【用法用量】水煎服，10 ～ 15g。

【民间经验方】

1. 感冒：杏叶防风 15g，白虎草 10g，紫苏叶 10g，生姜 3 片，水煎服，每日 3 次。

2. 头痛：杏叶防风 15g，岩川芎 10g，柴胡 10g，水煎服，每日 3 次。

3. 风湿骨痛：杏叶防风 15g，续断 15g，五味藤 10g，桑枝 10g，水煎服，每日 3 次。

4. 食疗：杏叶防风、仙茅、淫羊藿根各 30g，泡酒 500mL 饮服，用于阳痿。

【化学成分】含挥发油和香豆素等成分。

【药理作用】有抗真菌、促进胃肠运动和促消化液分泌等作用。

杧果

【佤族名】kaox mag meng（考玛梦）。

【别名】莽果、麻蒙果、抹猛果、望果。

【来源】漆树科杧果属植物杧果 *Mangifera indica* L. 的茎皮。

【原植物】常绿大乔木。树皮灰褐色，小枝褐色，无毛。叶薄革质，常集生枝顶，叶形和大小变化较大，通常为长圆形或长圆状披针形，先端渐尖、长渐尖或急尖，基部楔形或近圆形，边缘皱波状，无毛，叶面略具光泽，侧脉 20 ～ 25 对，斜升，两面突起，网脉不显，叶柄上面具槽，基部膨大。圆锥花序，多花密集，被灰黄色微柔毛，分枝开展；苞片披针形，被微柔毛；花小，杂性，黄色或淡黄色；花梗具节；萼片卵状披针形，渐尖，外面被微柔毛，边缘具细睫毛；花瓣长圆形或长圆状披针形，无毛，里面具 3 ～ 5 条棕褐色突起的脉纹，开花时外卷；花盘膨大，肉质，5 浅裂；雄蕊仅 1 个发育，花药卵圆形，不育雄蕊 3 ～ 4，具极短的花丝和疣状花药原基或缺；子房斜卵形，无毛，花柱近顶生。核果大，肾形，压扁，成熟时黄色，中果皮肉质，肥厚，鲜黄色，味甜，果核坚硬。

【分布生境】分布于云南昆明、保山、普洱、德宏、红河、文山、西双版纳等地；生于海拔 200 ～ 3350m 的林中。

【性味、功效与主治】甘、酸，平，有小毒；清热生津，益胃止呕，止咳祛痰；用于淋巴结核，胃热呕吐，肺热咳嗽。

【用法用量】水煎服，30g。外用，捣敷于患处。

【民间经验方】

1. 食疗：杧果生食，用于开胃消食。

2. 淋巴结核：杧果外用，捣敷于患处。

【化学成分】含杧果苷、高杧果苷、何帕烷 -1β,2β,22- 三醇、环木菠萝醇、环木菠萝 -24- 烯 -3β,26- 二醇、杧果醇酸、杧果酮酸、异杧果醇酸、β - 谷甾醇等成分。

【药理作用】有抗菌作用。

豆腐菜

【佤族名】Hnu sang qix（努三七）。

【别名】天葵、藤葵、紫葵、紫豆藤。

【来源】落葵科落葵属植物落葵 *Basella alba* L. 的株芽块。

【原植物】一年生缠绕草本。全株肉质，光滑无毛；分枝明显，绿色或淡紫色。单叶互生；叶片宽卵形、心形至长椭圆形，先端急尖，基部心形或圆形，间或下延，全缘，叶脉在下面微凹，上面稍凸。穗状花序腋生或顶生，单一或有分枝；小苞片 2，呈萼状，长圆形，宿存；花无梗，萼片 5，淡紫色或淡红色，下部白色，连合成管；无花瓣。果实卵形或球形，暗紫色，多汁液，为宿存肉质小苞片和萼片所包裹。种子近球形。花期 6 ～ 9 月，果期 7 ～ 10 月。

【分布生境】分布于云南昆明、西双版纳，以及红河蒙自等地；多为栽培，偶有逸为野生。

【性味、功效与主治】微苦，温；滋补健腰，活血散瘀，消炎止痛；用于跌打损伤，风湿性关节炎，疮痈肿毒。

【用法用量】研粉，温开水送服，10 ～ 15g。外用，鲜品捣烂外擦患处。

【民间经验方】

1. 湿疹：豆腐菜叶配三颗针、叶上花、罗锅底、半截叶、寄生草、花椒叶等药，用冷开水泡后，取药汁外擦患处。

2. 烫伤：豆腐菜叶配打不死、寄生草、绿豆瓣草、炒茶叶等冷水泡后，取药汁外擦患处。

3. 食疗：豆腐菜 300g，金针菇 100g，小丁香鱼干 30g，植物油、料酒、盐、胡椒等适量，热油爆炒食用，用于大便秘结、小便短涩。

【化学成分】含多糖、β - 胡萝卜素、有机酸等成分。

【药理作用】有解热、抗炎、抗病毒等作用。

豆腐渣果

【佤族名】Blix sin bou（比西波）。

【别名】深绿山龙眼、母猪果。

【来源】山龙眼科山龙眼属植物深绿山龙眼 *Helicia nilagirica* Bedd. 的根、叶。

【原植物】乔木。树皮灰色。芽密被锈色短毛，小枝和成长叶均无毛。叶纸质或近革质，倒卵状长圆形、椭圆形或长圆状披针形，顶端短渐尖、近急尖或钝，基部楔形，稍下延，全缘，有时边缘或上半部的叶缘具疏生锯齿；中脉在上面稍凸起，侧脉（5～）6～8 对，在下面凸起，网脉两面均明显。总状花序腋生或生于小枝已落叶腋部，密被锈色短毛，毛逐渐脱落；花梗常双生，基部彼此贴生；苞片披针形，被柔毛；花被管白色或浅黄色，无毛；腺体 4 枚，卵球形或近球形，稀 1～2 枚腺体延长成丝状附属物，在中部以下呈螺旋状弯曲；子房无毛。果呈稍扁的球形，顶端具短尖，基部骤狭呈短柄状，果皮干后革质，绿色。花期 5～8 月，果期 11 月至翌年 7 月。

【分布生境】分布于云南德宏、西双版纳、普洱，以及大理巍山、保山龙陵等地；生于海拔 1100～2100m 的山坡向阳处或疏林中。

【性味、功效与主治】涩，凉；收敛，解毒；用于肠炎，腹泻，食物中毒。

【用法用量】水煎服，3～9g。

【民间经验方】

肠炎，腹泻：豆腐渣果根 9g，黄连 15g，石榴皮 10g，水煎服。

【化学成分】叶含单宁，可作为提取单宁的原料。

【药理作用】有镇静作用。

坚龙胆

【佤族名】Rib mgin grih（日不给吉）

【别名】滇龙胆、苦草、青鱼胆、小秦艽。

【来源】龙胆科龙胆属植物滇龙胆草 *Gentiana rigescens* Franch. 的根。

【原植物】多年生草本。须根肉质。主茎粗壮，发达，有分枝。花枝多数，丛生，直立，坚硬，基部木质化，上部草质，紫色或黄绿色，中空，近圆形，幼时具乳突，老时光滑。无莲座状叶丛；茎生叶多对，下部 2 ～ 4 对小，鳞片形，其余叶卵状矩圆形、倒卵形或卵形，先端钝圆，基部楔形，边缘略外卷，有乳突或光滑，上面深绿色，下面黄绿色，叶脉 1 ～ 3 条，在下面突起，叶柄边缘具乳突。花多数，簇生枝端呈头状，稀腋生或簇生小枝顶端，被包围于最上部的苞叶状的叶丛中；无花梗；花萼倒锥形，萼筒膜质，全缘不开裂，裂片绿色，不整齐，2 个大，倒卵状矩圆形或矩圆形，先端钝，具小尖头，基部狭缩成爪，中脉明显，3 个小，线形或披针形，先端渐尖，具小尖头，基部不狭缩；花冠蓝紫色或蓝色，冠檐具多数深蓝色斑点，漏斗形或钟形，裂片宽三角形，先端具尾尖，全缘或下部边缘有细齿，褶偏斜，三角形，先端钝，全缘；子房线状披针形，两端渐狭。蒴果内藏，椭圆形或椭圆状披针形，先端急尖或钝，基部钝。种子黄褐色，有光泽，矩圆形，表面有蜂窝状网隙。花果期 8 ～ 12 月。

【分布生境】分布于云南昆明、曲靖、玉溪、保山、昭通、丽江、楚雄、红河、文山、大理、怒江等地；生于海拔 1100 ～ 3000m 的山坡草丛、山谷、灌丛或林间。

【性味、功效与主治】苦，寒；清热解毒，消肿止痛；用于急性黄疸型肝炎，扁桃体炎，咽喉炎，乳腺炎。

【用法用量】水煎服，5 ～ 10g。

【民间经验方】

扁桃体炎，咽喉炎：坚龙胆适量，水煎服。

【化学成分】地下部分含裂环烯醚萜类苦味成分、龙胆苦苷等成分；地上部分含黄酮苷、环烯醚萜苷、三萜类化合物等成分。

【药理作用】有保肝、抗炎、解热、抗病毒、健胃、利胆等作用。

吴茱萸

【佤族名】hlax rai hnan（拉囡南）。

【别名】吴萸、茶辣、辣子、臭辣子、吴椒、臭泡子。

【来源】芸香科吴茱萸属植物吴茱萸 *Tetradium ruticarpum*（A. Juss.）T. G. Hartley 的果实。

【原植物】小乔木或灌木。枝暗紫红色，与嫩芽同被灰黄或红锈色绒毛，或疏短毛。叶有小叶 5 ～ 11 片，小叶薄至厚纸质，卵形、椭圆形或披针形，叶轴下部的较小，两侧对称或一侧的基部稍偏斜，边全缘或浅波浪状，小叶两面及叶轴被长柔毛，毛密如毡状，或仅中脉两侧被短毛，油点大且多。花序顶生；雄花序的花彼此疏离，雌花序的花密集或疏离；萼片及花瓣均5片，偶有4片，镊合排列；雄花花瓣腹面被疏长毛，退化雌蕊4～5深裂，下部及花丝均被白色长柔毛，雄蕊伸出花瓣之上；雌花花瓣腹面被毛，退化雄蕊鳞片状或短线状或兼有细小的不育花药，子房及花柱下部被疏长毛。果密集或疏离，暗紫红色，有大油点，每分果瓣有1种子。种子近圆球形，一端钝尖，腹面略平坦，褐黑色，有光泽。花期4～6月，果期8～11月。

【分布生境】分布于云南西北部、西部、中部、东北部及东南部；生于海拔（120～）950～2900m的山坡、疏林、旷地、阳处，常见村旁栽培。

【性味、功效与主治】辛、苦，热，有小毒；散寒止痛，降逆止呕，助阳止泻；用于胃腹冷痛，恶心呕吐，泛酸嗳气，腹泻，脚气水肿，高血压，湿疹。

【用法用量】水煎服，2～7g。

【民间经验方】

胃腹冷痛，恶心呕吐：吴茱萸5g，水泡服。

【化学成分】含吴茱萸烯、吴茱萸内酯醇、柠檬苦素、吴茱萸碱、吴茱萸次碱、吴茱萸卡品碱、羟基吴茱萸碱、吴茱萸因碱、罗勒烯、吴茱萸啶酮、吴茱萸精、吴茱萸苦素等成分。

【药理作用】有镇痛、抑菌、降血压、杀虫、抗胃溃疡、保肝利胆、延缓血栓形成等作用。

吹风散

【佤族名】Blix eeb guad（布里额挂）。

【别名】猪奶果、冷饭团、通血香、地血香。

【来源】木兰科南五味子属植物异型南五味子 *Kadsura heteroclita*（Roxb.）Craib的藤茎。

【原植物】常绿木质大藤本，无毛。小枝褐色，干时黑色，有明显深入的纵条纹，具椭圆形点状皮孔，老茎木栓层厚，块状纵裂。叶卵状椭圆形至阔椭圆形，先端渐尖或急尖，基部阔楔形或近圆钝，全缘或上半部边缘有疏离的小锯齿，侧脉每边7～11条，网脉明显。花单生于叶腋，雌雄异株，花被片白色或浅黄色，11～15片，椭圆形至倒卵形；雄花花托椭圆体形，顶端伸长圆柱状，圆锥状凸出于雄蕊群外；雌花雌蕊群近球形，子房长圆状倒卵圆形，花柱顶端具盾状的柱头冠。聚合果近球形。种子 2 ～ 3 粒，少有 4 ～ 5 粒，长圆状肾形。花期 5 ～ 8 月，果期 8 ～ 12 月。

【分布生境】分布于云南文山、普洱，以及红河屏边、蒙自，西双版纳勐海、勐腊等地；生于海拔 400 ～ 900m 的山谷、溪边、密林中。

【性味、功效与主治】辛，温，有香气；祛风除湿，理气止痛；用于跌打损伤，风湿骨痛，胃痛，胃及十二指肠溃疡。

【用法用量】水煎服，15 ～ 20g。

【民间经验方】

1. 食疗：吹风散适量泡白酒服，每日 1 次，用于跌打损伤。

2. 胃痛，胃及十二指肠溃疡：吹风散 15g，金线吊葫芦 5g，七叶一枝花 6g，水煎服，每日 2 次。

【化学成分】茎含南五味子内酯 A、β - 谷甾醇、新南五味子酸 A、（24z）-3- 氧 -8,24- 羊毛甾二烯 -26- 酸、开环新南五味子酸 A、（24z）-3,4- 开环 -4（30），8,24- 羊毛甾三烯 -3,26- 二酸、新木脂素类化合物等成分。

【药理作用】有抗脂质过氧化活性、抑制血小板活化因子活性。

伸筋草

【佤族名】Hnugadix（怒解底）。

【别名】过山龙、灯笼草。

【来源】石松科垂穗石松属植物垂穗石松 *Palhinhaea cernua*（L.）Vasc & Franco. 的全株。

【原植物】中型至大型土生植物。主茎直立，圆柱形，光滑无毛，多回不等位二叉分枝；主茎上的叶螺旋状排列，稀疏，钻形至线形，通直或略内弯，基部圆形，下延，无柄，先端渐尖，边缘全缘，中脉不明显，纸质。侧枝上斜，多回不等位二叉分枝，有毛或光滑无毛；侧枝及小枝上的叶螺旋状排列，密集，略上弯，钻形至线形，基部下延，无柄，先端渐尖，边缘全缘，表面有纵沟，光滑，中脉不明显，纸质。孢子囊穗单生于小枝顶端，短圆柱形，成熟时通常下垂，淡黄色，无柄；孢子叶卵状菱形，覆瓦状排列，先端急尖，尾状，边缘膜质，具不规则锯齿；孢子囊生于孢子叶腋，内藏，圆肾形，黄色。

【分布生境】分布于云南中部、东南部；生于海拔 100 ～ 1000m 的路旁草丛中、疏林和灌木丛中。

【性味、功效与主治】苦、辛，温；祛风除湿，舒筋活络；用于急性肝炎，胆道结石，风湿骨痛，小儿高热，月经不调。

【用法用量】水煎服，9～15g。

【民间经验方】

风湿骨痛：伸筋草适量，水煎服。

【化学成分】含垂石松碱、垂石松黄酮苷、β-谷甾醇、豆甾醇、菜油甾醇及三萜类、千层塔烯二醇等成分。

【药理作用】有解热、抑菌等作用。

余甘子

【佤族名】kaox sia mei diang（考夏梅靛）、Si mei（昔梅）。

【别名】橄榄、牛甘子、喉甘子。

【来源】大戟科叶下珠属植物余甘子 *Phyllanthus emblica* L. 的根、果实、树皮。

【原植物】乔木。树皮浅褐色。枝条具纵细条纹，被黄褐色短柔毛。叶片纸质至革质，二列，线状长圆形，顶端截平或钝圆，有锐尖头或微凹，基部浅心形而稍偏斜，上面绿色，下面浅绿色，干后带红色或淡褐色，边缘略背卷；侧脉每边4～7条；托叶三角形，褐红色，边缘有睫毛。多朵雄花和1朵雌花或全为雄花组成腋生的聚伞花序；萼片6；雄花萼片膜质，黄色，长倒卵形或匙形，近相等，顶端钝或圆，边缘全缘或有浅齿；雄蕊3，花丝合生成长柱，花药直立，长圆形，顶端具短尖头，药室平行，纵裂；花粉近球形，具4～6孔沟，内孔多长椭圆形；花盘腺体6，近三角形；雌花萼片长圆形或匙形，顶端钝或圆，较厚，边缘膜质，多少具浅齿；花盘杯状；子房卵圆形，3室，花柱3，基部合生，顶端2裂，裂片顶端再2裂。蒴果呈核果状，圆球形，外果皮肉质，绿白色或淡黄白色，内果皮硬壳质。种子略带红色。花期4～6月，果期7～9月。

【分布生境】主产于云南昆明、曲靖、玉溪、保山、昭通、丽江、普洱、临沧、楚雄、文山、红河、西双版纳、大理、怒江等地；生于海拔300～1200m的疏林下或山坡向阳处。

【性味、功效与主治】甘、酸、涩，凉；止泻，消食健胃，生津止渴；用于高血压，消化不良，腹泻，腹痛，喉痛，口干。果用于血热，肝胆病，咽痛，口干，消化不良，腹痛，咳嗽。

【用法用量】水煎服，果 3 ～ 9g，根、树皮 10 ～ 15g。

【民间经验方】

1. 痢疾：余甘子树皮 15g，十大功劳 10g，水煎服，每日 3 次。

2. 跌打损伤：余甘子树皮 15g，七叶一枝花 10g，白及 5g，黄泡树根 15g，干品研粉或鲜品捣烂外敷于患处。

3. 食疗：①余甘子果实提取物制成含片，可清热利咽。②余甘子果实冻干或晒干，加一定量冰糖制成果脯，可生津止渴、利咽。③余甘子果实制作成饮料，可生津止渴。④余甘子鲜果泡水饮，用于咳嗽。

【化学成分】含有黄酮类化合物、维生素 C、维生素 B、维生素 B_2、维生素 B_3、胡萝卜素、维生素 A 等成分。

【药理作用】有抗肿瘤、抗乙肝病毒、抗菌、防治慢性支气管炎合并肺气肿等作用。

含羞草

【佤族名】Rib gaig（日楷）。

【别名】知羞草、呼喝草、怕丑草。

【来源】豆科含羞草属植物含羞草 *Mimosa pudica* L. 的全草。

【原植物】披散、亚灌木状草本，高可达 1m。茎圆柱状，具分枝，有散生、下弯的钩刺及倒生刺毛。托叶披针形，有刚毛；羽片和小叶触之即闭合而下垂；羽片通常 2 对，指状排列于总叶柄之顶端；小叶 10 ～ 20 对，线状长圆形，先端急尖，边缘具刚毛。头状花序圆球形，具长总花梗，单生或 2 ～ 3 个生于叶腋；花小，淡红色，多数；苞片线形；花萼极小；花冠钟状，裂片 4，外面被短柔毛；雄蕊 4 枚，伸出于花冠之外；子房有短柄，无毛；胚珠 3 ～ 4 颗，花柱丝状，柱头小。荚果长圆形，扁平，稍弯曲，荚缘波状，具刺毛，成熟时荚节脱落，荚缘宿存；种子卵形。花期 3 ～ 10 月，果期 5 ～ 11 月。

【分布生境】分布于云南西双版纳、普洱、临沧、德宏、保山、红河、文山等地；生于海拔 1500m 左右以下的低山平坝草地、灌木丛中。

【性味、功效与主治】甘、涩，凉，有小毒；消热利尿，止咳化痰，安神镇痛；用于感冒，高热，支气管炎，失眠，跌打损伤。

【用法用量】水煎服，15 ～ 30g。

【民间经验方】

1. 子宫脱垂：含羞草 15 ～ 30g，水煎服。

2. 精神病：含羞草、白芍、赤芍、黄连、朱砂各适量，舂细内服。

3. 食疗：含羞草 15g，乌龟头 10g，阿胶 10g，砂仁 5g，炖鸡服。

【化学成分】含黄酮苷、酚类化合物、氨基酸、有机酸、含羞草碱等成分。叶含类似肌凝蛋白的收缩性蛋白。

【药理作用】有止咳、祛痰及抗菌等作用。

迎春花

【佤族名】Am dong qi（啊懂器）。

【别名】金梅花、阳春柳、迎春柳。

【来源】木樨科素馨属植物迎春花 *Jasminum nudiflorum* Lindl. 的根皮。

【原植物】落叶灌木，直立或匍匐，枝条下垂。枝稍扭曲，光滑无毛，小枝四棱形，棱上多少具狭翼；叶对生，三出复叶，小枝基部常具单叶；叶轴具狭翼，叶柄无毛；叶片和小叶片幼时两面稍被毛，老时仅叶缘具睫毛；小叶片卵形、长卵形或椭圆形、狭椭圆形，稀倒卵形，先端锐尖或钝，具短尖头，基部楔形，叶缘反卷，中脉在上面微凹入，下面凸起，侧脉不明显；顶生小叶片较大，无柄或基部延伸成短柄，侧生小叶无柄；单叶为卵形或椭圆形，有时近圆形。花单生于去年生小枝的叶腋，稀生于小枝顶端；苞片小叶状，披针形、卵形或椭圆形；花萼绿色，裂片 5 ～ 6 枚，窄披针形，先端锐尖；花冠黄色，花冠管基部向上渐扩大，裂片 5 ～ 6 枚，长圆形或椭圆形，先端锐尖或圆钝。花期 6 月。

【分布生境】分布于云南全省；生于海拔 1500 ～ 2500m 的灌木丛、岩石缝中，现各地普遍栽培。

【性味、功效与主治】甘、涩，平；清热利尿，解毒消肿；用于小儿高热，头痛，小便热痛。

【用法用量】水煎服，10 ～ 15g。

【民间经验方】

小儿高热：迎春花 10g，水煎服。

【化学成分】茎、叶含丁香苷、迎春花苷等成分。枝、叶、花含迎春花苦味素等成分。

【药理作用】有抗菌、抗炎、解毒、护肝等作用。

附生灯盏

【佤族名】Kaox jaong han（靠宗航）。

【别名】鸭脚木、鹅掌柴。

【来源】五加科鹅掌柴属植物鹅掌柴 *Heptapleurum heptaphyllum*（L.）Y. F. Deng 的根皮。

【原植物】乔木或灌木。掌状复叶互生，小叶 6 ～ 9，椭圆形或长椭圆形，基部楔形，顶端渐尖，全缘。花序顶生，伞形花序聚生成大型圆锥花序；密生星状柔毛，后渐脱落；花瓣 5，白色，芳香；雄蕊 5；子房下位。浆果球形。

【分布生境】分布于云南低海拔山区；生于海拔 800 ～ 1600m 的箐沟或岩石缝中及箐边灌丛中。

【性味、功效与主治】苦、涩，凉；清热消肿，祛风除湿，活血散瘀；用于咽喉肿痛，风湿性关节炎，跌打肿痛。

【用法用量】水煎服，10 ～ 20g。外用，配方捣细，兑酒外包患处。

【民间经验方】

跌打肿痛：附生灯盏干品适量，研粉，兑酒调匀，外包患处。

【化学成分】含酚类化合物、氨基酸、香草酸、富马酸等成分。

【药理作用】有抗菌、抗炎、解毒等作用。

鸡爪菜

【佤族名】Daex dug dag（得度胆）。

【别名】树头菜、鹅脚木。

【来源】山柑科鱼木属植物树头菜 *Crateva unilocularis* Buchanan-Hamilton 的根皮、茎皮。

【原植物】乔木，花期时树上有叶。枝灰褐色，常中空，有散生灰色皮孔。小叶薄革质，干后褐绿色，表面略有光泽，背面苍灰色，侧生小叶基部不对称，顶端渐尖或急尖，中脉带红色，侧脉 5 ～ 10 对，网状脉明显；托叶细小，早落；叶柄顶端向轴面有腺体。总状或伞房状花序，有花 10 ～ 40 朵，花后序轴无显著增长，常有花梗脱落后留下的疤痕；萼片卵披针形；花瓣白色或黄色。果球形，干后灰色至灰褐色，果皮表面粗糙，有近圆形灰黄色小斑点；果时花梗，花托与雌蕊柄均木化增粗。种子多数，暗褐色，种皮平滑。花期 3 ～ 7 月，果期 7 ～ 8 月。

【分布生境】分布于云南昆明、丽江，以及迪庆德钦、维西，怒江福贡、贡山，玉溪峨山，昭通镇雄、盐津等地；生于海拔 1600 ～ 3300m 的山沟、山坡灌木丛、疏林中。

【性味、功效与主治】苦，寒；清热解毒，舒筋活络；用于痢疾，腹泻，肝炎，疟疾，蛇咬伤。

【用法用量】水煎服，15 ～ 20g。外用，适量，捣敷或水煎洗。

【民间经验方】

1. 肝炎：鸡爪菜树皮 20g，刀壳树皮 30g，马蹄草 15g，红糖少量为引，水煎服，每日 3 次。

2. 跌打损伤：鸡爪菜树皮配续断、大树理肺散、双钩藤、七叶莲，均用鲜品捣烂外包患处。

3. 痢疾：鸡爪菜嫩叶适量嚼服。

4. 食疗：①鸡爪菜炒火腿：鸡爪菜嫩尖，与火腿同炒，可清热泻火。②鸡爪菜嫩尖凉拌或素炒，为佤族民间常用的美味佳肴。

【化学成分】含多种生物碱、皂苷等成分。

【药理作用】有镇静、抗真菌感染、抗疟疾、解毒等作用。

鸡矢藤

【佤族名】Nu nbum（努泵母）。

【别名】臭屁藤、牛皮冻、女青、解暑藤、鸡屎藤。

【来源】茜草科鸡屎藤属植物鸡屎藤 *Paederia foetida* L. 的根、藤茎。

【原植物】藤本，无毛或近无毛。叶对生，纸质或近革质，形状变化很大，卵形、卵状长圆形至披针形，顶端急尖或渐尖，基部楔形或近圆或截平，有时浅心形，两面无毛或近无毛，有时下面脉腋内有束毛；侧脉每边 4 ～ 6 条，纤细；托叶无毛。圆锥花序式的聚伞花序腋生和顶生，扩展，分枝对生，末次分枝上着生的花常呈蝎尾状排列；小苞片披针形；花具短梗或无；萼管陀螺形，萼檐裂片 5，裂片三角形；花冠浅紫色，外面被粉末状柔毛，里面被绒毛，顶部 5 裂，顶端急尖而直，花药背着，花丝长短不齐。果球形，成熟时近黄色，有光泽，平滑，顶冠以宿存的萼檐裂片和花盘。小坚果无翅，浅黑色。花期 5 ～ 7 月。

【分布生境】分布于云南大部分地区；生于海拔 400 ～ 3700m 处的山地、丘陵、旷野、河边、村边的林中或灌丛中。

【性味、功效与主治】根辛、涩，温；藤微甘、涩，平；清肝热，助消化，祛风除湿，止咳化痰，补血；用于贫血，头晕，风湿痛，跌打损伤，慢性肠炎。

【用法用量】水煎服，3 ～ 6g。

【民间经验方】

跌打损伤，慢性肠炎：鸡矢藤适量，水煎服。

【化学成分】含环烯醚萜苷类：鸡矢藤苷、鸡矢藤次苷、鸡矢藤苷酸、车叶草苷、去乙酰车叶草苷；尚含矢车菊素糖苷、矮牵牛素糖苷、飞燕草素、锦葵花素、芍药花素、蹄纹天竺素等成分。

【药理作用】有镇静、镇痛、抗惊厥、抗菌等作用。

鸡血藤

【佤族名】Kaox goig si ngie（考归西也）。

【别名】大血藤、三叶鸡血藤。

【来源】豆科密花豆属植物密花豆 *Spatholobus suberectus* Dunn 的藤茎。

【原植物】攀缘藤本，幼时呈灌木状。小叶纸质或近革质，异形，顶生的两侧对称，宽椭圆形、宽倒卵形至近圆形，先端骤缩为短尾状，尖头钝，基部宽楔形，侧生的两侧不对称，与顶生小叶等大或稍狭，基部宽楔形或圆形，两面近无毛或略被微毛，下面脉腋间常有髯毛；侧脉 6 ～ 8 对，微弯；小叶柄被微毛或无毛；小托叶钻状。圆锥花序腋生或生于小枝顶端，花序轴、花梗被黄褐色短柔毛，苞片和小苞片线形，宿存；花萼短小，萼齿比萼管短 2 ～ 3 倍，下面 3 齿先端圆或略钝，上面 2 齿稍长，多少合生，外面密被黄褐色短柔毛，里面的毛银灰色，较长；花瓣白色，旗瓣扁圆形，先端微凹，基部宽楔形；翼瓣斜楔状长圆形，基部一侧具短尖耳垂；龙骨瓣倒卵形，基部一侧具短尖耳垂；雄蕊内藏，花药球形，大小均一或几近均一；子房近无柄，下面被糙伏毛。荚果近镰形，密被棕色短绒毛，基部具果颈。种子扁长圆形，种皮紫褐色，薄而脆，光亮。花期 6 月，果期 11 ～ 12 月。

【分布生境】分布于云南玉溪、保山、普洱、红河、文山、西双版纳、大理、怒江等地；生于海拔 800 ～ 1700m 的山地疏林或密林沟谷或灌丛中。

【性味、功效与主治】苦、甘，温；补血行经，活血通络；用于月经不调，闭经，贫血，腰腿酸痛，四肢麻木。

【用法用量】水煎服或泡酒服，9 ～ 20g。外用，适量。

【民间经验方】

1. 风湿骨痛：鸡血藤 15g，七叶莲 10g，面瓜七 15g，三条筋 10g，过江龙 10g，水煎服，每日 3 次。

2. 贫血：鸡血藤 20g，小红参 15g，大红参 15g，水煎服，每日 3 次。

3. 闭经：鸡血藤 20g，山红稗根 15g，胡椒 3 ～ 5 粒，水煎服，每日 3 次。

【化学成分】含表无羁萜醇、胡萝卜苷、β-谷甾醇、刺芒柄花素、芒柄花苷、樱黄素、大豆素、表儿茶精、苜蓿酚、原儿茶酸、木豆异黄酮等成分。

【药理作用】有扩血管、抗血小板聚集、促进磷代谢等作用。

鸡根

【佤族名】Kaox gon siad sim（考梭西呀）。

【别名】黄花远志、白糯消、小鸡花、鸡肚子根。

【来源】远志科远志属植物荷包山桂花 *Polygala arillata* Buch.–Ham. & D.Don 的根。

【原植物】灌木或小乔木。小枝密被短柔毛，具纵棱。芽密被黄褐色毡毛。单叶互生，叶片纸质，椭圆形、长圆状椭圆形至长圆状披针形，先端渐尖，基部楔形或钝圆，全缘，具缘毛，叶面绿色，背面淡绿色，两面均疏被短柔毛，沿脉较密，后渐无毛，主脉上面微凹，背面隆起，侧脉 5 ～ 6 对，于边缘附近网结，细脉网状，明显；叶柄被短柔毛。总状花序与叶对生，下垂，密被短柔毛；花梗被短柔毛，基部具三角状渐尖的苞片 1 枚；萼片 5，具缘毛，花后脱落，外面 3 枚小，不等大，上面 1 枚深兜状，侧生 2 枚卵形，先端圆形，内萼片 2 枚，花瓣状，红紫色，长圆状倒卵形，与花瓣几成直角着生；花瓣 3，肥厚，黄色，侧生花瓣较龙骨瓣短，2/3 以下与龙骨瓣合生，基部外侧耳状，龙骨瓣盔状，具丰富条裂的鸡冠状附属物；雄蕊 8。蒴果阔肾形至略心形，浆果状，成熟时紫红色，先端微缺，具短尖头，边缘具狭翅及缘毛，果爿具同心圆状肋。种子球形，棕红色，极疏被白色短柔毛，种脐端平截，圆形微突起，亮黑色，种阜跨摺状。花期 5 ～ 10 月，果期 6 ～ 11 月。

【分布生境】分布于云南中部、西部、西南部及东南部；生于海拔 1000 ～ 3000m 的疏林灌木丛中。

【性味、功效与主治】甘、微苦，平；调经活血，祛风除湿，消炎止痛；用于子宫脱垂，月经不调，风湿性心脏病。

【用法用量】水煎服，10～25g。

【民间经验方】

1. 心脏病：鸡根 10g，回心草 5g，冰糖 10g，大枣 7 枚，每日 2 次。

2. 月经不调：鸡根 25g，小红参 10g，胡椒 3～5 粒，水煎服，每日 3 次。

3. 食疗：①鸡根 10～20g，小母鸡 1 只，炖服，可用于产后虚弱。②鸡根 15～30g，炖肉服，用于感冒。③鸡根鲜品 150g，炖猪肉服，用于肺结核、肺痨。④鸡根 50g，杜仲 15g，猪腰子 1 对，白酒少量，加水炖服，用于阳痿。

【化学成分】根、茎分离出 1,2,3- 三氧化𠮿酮和 1,3,4- 三氧化𠮿酮、美远志酸、原儿茶酸等成分。

【药理作用】有抗炎、促进血液循环等作用。

鸡脚刺

【佤族名】Kaox tu siah（考土下）。

【别名】三颗针、九莲小檗、鸡足黄连。

【来源】小檗科小檗属植物豪猪刺 *Berberis julianae* C. K. Schneid. 的根、茎。

【原植物】常绿灌木。老枝黄褐色或灰褐色，幼枝淡黄色，具条棱和稀疏黑色疣点。茎刺粗壮，三分叉，腹面具槽，与枝同色。叶革质，椭圆形、披针形或倒披针形，先端渐尖，基部楔形，上面深绿色，中脉凹陷，侧脉微显，背面淡绿色，中脉隆起，侧脉微隆起或不显，两面网脉不显，不被白粉，叶缘平展，每边具 10～20 刺齿。花 10～25 朵簇生；花黄色；小苞片卵形，先端急尖；萼片 2 轮，外萼片卵形，先端急尖，内萼片长圆状椭圆形，先端圆钝；花瓣长圆状椭圆形，先端缺裂，基部缢缩呈爪，具 2 枚长圆形腺体；胚珠单生。浆果长圆形，蓝黑色，顶端具明显宿存花柱，被白粉。花期 3 月，果期 5～11 月。

【分布生境】分布于云南永胜等地；生于海拔 1100～2880m 的山坡、沟边、林中、林缘、灌丛中或竹林中。

【性味、功效与主治】苦，寒；清热燥湿，泻火解毒；用于肠炎，痢疾，肺炎，乳腺炎，黄疸型肝炎，感冒。

【用法用量】水煎服，10～20g。

【民间经验方】

1. 湿热黄疸：鸡脚刺、鬼针草各 15g，水煎服。

2. 感冒咳嗽：鸡脚刺 15g，大树理肺散 10g，水煎服，每日 2 次。

3. 痢疾：鸡脚刺 20g，老腰弓 10g，枪支葛根 10g，水煎服，每日 2 次。

【化学成分】根含小檗碱、小檗胺、掌叶防己碱、药根碱、九莲碱、海罂粟碱等成分。

【药理作用】有抗炎等作用。

鸡蛋花

【佤族名】Kaox dom ia（考东呀）。

【别名】缅栀子、蛋黄花、番缅花、马鹿角。

【来源】夹竹桃科鸡蛋花属植物鸡蛋花 *Plumeria rubra* L. 的花、树皮。

【原植物】落叶小乔木，高达 5m。枝条粗壮肥厚肉质，全株具丰富乳汁。叶互生；叶柄上面基部具腺体；叶片厚纸质，常聚集于枝上部，长圆状倒披针形或长椭圆形，先端短渐尖，基部狭楔形，两面无毛；侧脉每边 30 ～ 40 条，未达叶缘网结成边脉。顶生聚伞花序；总花梗三歧，肉质，绿色；花梗淡红色；花萼 5 裂，裂片小，卵圆形，不张开而压紧花冠筒；花冠外面白色，内面黄色，裂片狭倒卵形，向左覆盖，比花冠筒长 1 倍，花冠筒圆筒形，内面密被柔毛，喉部无鳞片；雄蕊 5，着生于花冠筒基部，花丝极短，花药长圆形；心皮 2，离生，花柱短，柱头长圆形，中间缢缩，先端 2 裂。蓇葖双生，广歧，圆筒形，向端部渐尖；种子斜长圆形，扁平，先端具长圆形膜质翅。花期 5 ～ 10 月，果期一般为 7 ～ 12 月。栽培者极少结果。

【分布生境】分布于云南普洱、红河、西双版纳、德宏等地；多为栽培，云南南部山中有野生品。

【性味、功效与主治】甘，微寒；清热利湿，止痢，润肺止咳；用于肺炎，肝炎，痢疾，感冒发热。

【用法用量】水煎服，花 5 ～ 10g，树皮 10 ～ 15g。

【民间经验方】

1. 痢疾：鸡蛋花树皮 15g，水煎服，每日 3 次。

2. 牙痛：鸡蛋花泡开水 5 分钟后，先含在口中，再徐徐咽下。

3. 食疗：①鸡蛋花 15g，冰糖少量为引，水煎服，每日 3 次，用于咳嗽。②鸡蛋花茎枝切片，与适量猪蹄炖服，用于肺结核。

【化学成分】树皮中含 α-香树脂醇、β-香树脂醇、β-谷甾醇、鸡蛋花苷、东莨菪素等成分。

【药理作用】有抗真菌、通便、利尿、局麻、解痉等作用。

拔毒散

【佤族名】Rib man jod（日满左）。

【别名】王不留行、小粘药、小黄药、小克麻。

【来源】锦葵科黄花稔属植物拔毒散 *Sida szechuensis* Matsuda. 的根、茎。

【原植物】直立亚灌木。小枝被星状长柔毛。叶二型，下部生的宽菱形至扇形，先端短尖至浑圆，基部楔形，边缘具2齿，上部生的长圆状椭圆形至长圆形，两端钝至浑圆，上面疏被星状毛或糙伏毛至几无毛，下面密被灰色星状毡毛；叶柄被星状柔毛；托叶钻形，较短于叶柄。花单生或簇生于小枝端，花梗密被星状毡毛，中部以上具节；萼杯状，裂片三角形，疏被星状柔毛；花黄色，花瓣倒卵形；雄蕊柱被长硬毛。果近圆球形，分果爿8～9，疏被星状柔毛，具短芒。种子黑褐色，平滑，种脐被白色柔毛。花期6～11月。

【分布生境】分布于云南楚雄、昆明、玉溪、大理、丽江、保山、临沧、普洱、红河、文山、曲靖等地；生于海拔300～2700m的山坡、路旁、灌丛或疏林下。

【性味、功效与主治】苦，寒；清热解毒，消炎，拔毒生肌；用于痈疽肿毒，毒蛇咬伤，跌打损伤。

【用法用量】水煎服，10～15g。

【民间经验方】

1. 疮毒痈肿，拔脓：拔毒散鲜品适量配方，捣烂敷于患处。

2. 细菌性痢疾：拔毒散适量，配红糖、白糖适量水煎内服。

【化学成分】含有促蜕皮甾酮A和促蜕皮甾酮B等成分。

【药理作用】有抑制血小板聚集等作用。

抽筋草

【佤族名】Ree si an gang（日希桉敢）。

【别名】接筋草、筋骨草、石灰草、疏花繁缕、石生繁缕、假石生繁缕。

【来源】石竹科繁缕属植物箐姑草 *Stellaria vestita* Kurz 的全株。

【原植物】多年生草本。全株被星状毛。茎疏丛生，铺散或俯仰，下部分枝，上部密被星状毛；叶片卵形或椭圆形，顶端急尖，稀渐尖，基部圆形，稀急狭成短柄状，全缘，两面均被星状毛，下面中脉明显。聚伞花序疏散，具长花序梗，密被星状毛；苞片草质，卵状披针形，边缘膜质；花梗细，长短不等，密被星状毛；萼片5，披针形，顶端急尖，边缘膜质，外面被星状柔毛，显灰绿色，具3脉；花瓣5，2深裂近基部，短于萼片或近等长；裂片线形；雄蕊10，与花瓣短或近等长；花柱3，稀为4。蒴果卵萼形，6齿裂。种子多数，肾脏形，细扁，脊具疣状凸起。花期4～6月，果期6～8月。

【分布生境】分布于云南大部分地区；生于海拔1000～3200m的林下、灌丛中、山坡、草地、田边、路旁。

【性味、功效与主治】甘、苦，凉；祛风除湿，舒筋活络，清热解毒；用于中风不语，口眼㖞斜，小儿惊风，风湿骨痛。

【用法用量】水煎服，5～9g。外用，适量，捣烂敷于患处。

【民间经验方】

1. 风湿骨痛：抽筋草捣烂敷于患处。

2. 食疗：抽筋草120g，猪肉500g，加水共炖，分2次服肉喝汤。

【化学成分】含有鞣质、糖类化合物、苷类化合物、有机酸、黄酮类化合物、蒽醌类化合物、内酯、三萜类化合物、酚类化合物、生物碱、氰苷等成分。

【药理作用】有解热、抗炎、抗菌、抗高血压、降血脂、抗肿瘤等作用。

苦远志

【佤族名】Nyiex liang geed（聂良给）。

【别名】小远志、兰花地丁、紫花地丁、瓜子金、小丁香。

【来源】远志科远志属植物西伯利亚远志 *Polygala sibirica* L. 的根、全草。

【原植物】多年生草本，植株矮小，分枝铺散。根直立或斜生，木质；茎丛生，通常直立，被短柔毛。叶互生，叶片亚革质；边缘反卷，侧脉在叶面突起，鸡冠状附属物较大；下部叶小卵形，先端钝，上部者大，披针形或椭圆状披针形，先端钝，具骨质短尖头，基部楔形，全缘，略反卷，绿色，两面被短柔毛，主脉上面凹陷，背面隆起，侧脉不明显，具短柄。总状花序腋外生或假顶生，通常高出茎顶，被短柔毛，具少数花；花具3枚小苞片，钻状披针形，被短柔毛；萼片5，宿存，背面被短柔毛，具缘毛，外面3枚披针形，长约3mm，里面2枚花瓣状，近镰刀形，先端具突尖，基部具爪，淡绿色，边缘色浅；花瓣3，蓝紫色，侧瓣倒卵形，2/5以下与龙骨瓣合生，先端圆形，微凹，基部内侧被柔毛，龙骨瓣较侧瓣长，背面被柔毛，具流苏状鸡冠状附属物；雄蕊8；子房倒卵形，顶端具缘毛，花柱肥厚，顶端弯曲，柱头2，间隔排列。蒴果近倒心形，顶端微缺，具狭翅及短缘毛。种子长圆形，扁，黑色，密被白色柔毛，具白色种阜。花期4～7月，果期5～8月。

【分布生境】分布于云南大理、保山、昆明、玉溪、文山，以及楚雄南华等地；生于海拔1100～2800m的灌木林边缘、路边、草地。

【性味、功效与主治】辛、微苦，温。根消炎止痛，拔毒生肌；用于腮腺炎，小儿肺炎，胃肠炎，胃痛，疔疮，牙痛，风湿骨痛。全草镇静安神，祛痰止咳；用于神经衰弱，咳嗽。

【用法用量】水煎服，10～20g。

【民间经验方】

跌打损伤，疮疖，关节脱臼：苦远志15～20g，水煎服。外用，捣烂敷于患处。

【化学成分】根含细叶远志素、远志皂苷A、远志皂苷B、远志皂苷C、远志皂苷D、远志皂苷E、远志皂苷F、远志皂苷G、酚性糖苷、寡糖、呫吨酮化合物，还含3,4,5-三甲氧基桂皮酸、远志醇、细叶远志定碱等。

【药理作用】有祛痰、降血压、溶血、抑菌等作用，另有中枢镇静与抗惊厥的作用。

苦果

【佤族名】Ndaong lung（刀龙）。

【别名】党楠、裂叶木通、棁木、挡凹、天罗伞。

【来源】五加科刺通草属植物刺通草 *Trevesia palmata*（Roxb.）Vis. 的根、叶、果实。

【原植物】常绿小乔木。树皮淡黄灰色，有刺或无刺。枝淡黄棕色，幼时密被棕色绒毛，疏生短刺。单叶互生，叶柄通常疏生短刺，密被棕色绒毛或无毛或仅基部被毛，具条纹；托叶与叶柄基部合生成二裂的鞘状；叶大，革质，掌状5～9深裂；裂片披针形，常有小裂片；先端渐尖至长渐尖或钝尖，边缘有粗锯齿；两面或仅在下面散生棕黄色星状鳞片毛；侧脉在两面隆起。伞形花序大，聚生成大型圆锥花序；苞片长圆形，萼有锈色绒毛，边缘有10个不明显的小齿；花瓣6～10，长圆形，先端钩曲，常合生成一帽状体，外面被锈色绒毛，花淡黄绿色；雄蕊6～10；子房下位，6～10室。果卵球形，有不明显的棱。花柱宿存，内具种子7～12颗。花期10月，果期翌年5～7月。

【分布生境】分布于云南西双版纳、普洱、文山，以及临沧耿马、凤庆，怒江泸水，红河金平、屏边、河口等地；生于海拔1300～2000m的林中。

【性味、功效与主治】根、叶甘；果微苦，凉；清热解毒；用于跌打损伤，尿黄。

【用法用量】水煎服，9～15g，或浸酒。外用，适量，捣敷。

【民间经验方】

1. 跌打损伤：苦果鲜叶、根各适量，配骨碎补、接骨丹、七叶莲、小铜锤等药鲜品捣烂外敷患处。

2. 尿黄：苦果嫩果水煮后取出，捣烂，当蔬菜食用。

3. 食疗：苦果嫩果水煮后取出，炒食，用于热疾尿黄。

【化学成分】含肌醇、多聚戊糖、多聚甲基戊糖、阿拉伯糖、果糖、乳糖、果胶、半乳糖醛酸等成分。

【药理作用】有利尿、抗炎、解热、增强机体体液免疫功能等作用。

苦荬菜

【佤族名】Daidaexsoung（歹罗牙）。

【别名】蒲公英、野苦荬菜、滇苦荬菜、羊奶草。

【来源】菊科苦苣菜属植物苣荬菜 *Sonchus wightianus* DC. 的全草。

【原植物】多年生草本。根垂直直伸，多少有根状茎。茎直立，有细条纹，上部或顶部有伞房状花序分枝，花序分枝与花序梗被稠密的头状具柄的腺毛。基生叶多数，与中下部茎叶全形倒披针形或长椭圆形，羽状或倒向羽状深裂、半裂或浅裂，侧裂片2～5对，偏斜半椭圆形、椭圆形、卵形、偏斜卵形、偏斜三角形、半圆形或耳状，顶裂片稍大，长卵形、椭圆形或长卵状椭圆形；全部叶裂片边缘有小锯齿或无锯齿而有小尖头；上部茎叶及接花序分枝下部的叶披针形或线钻形，小或极小；全部叶基部渐窄成长或短翼柄，但中部以上茎叶无柄，基部圆耳状扩大半抱茎，顶端急尖、短渐尖或钝，两面光滑无毛。头状花序在茎枝顶端排成伞房状花序；总苞钟状，基部有稀疏或稍稠密的长或短绒毛；总苞片3层，外层披针形；全部总苞片顶端长渐尖，外面沿中脉有1行头状具柄的腺毛；舌状小花多数，黄色。瘦果稍压扁，长椭圆形，每面有5条细肋，肋间有横皱纹；冠毛白色，柔软，彼此纠缠，基部连合成环。花果期1～9月。

【分布生境】分布于云南昆明、曲靖、玉溪、楚雄、大理、丽江、文山、红河等地；生于山坡、路旁及田野间。

【性味、功效与主治】苦、甘，凉；清热解毒，消肿排脓，凉血止血，补虚止咳；用于口腔炎，风火牙痛，鼻衄，乳腺炎，疮毒。

【用法用量】水煎服，10～30g。

【民间经验方】

口腔炎，风火牙痛：苦荬菜适量，水煎服。

【化学成分】含槲皮素、异鼠李素、3-甲氧基木犀草素、异鼠李素-3β-D-葡萄糖苷、槲皮素-7β-D-吡喃葡萄糖苷、异木犀草苷、木犀草苷、蒙花苷、芹菜素、槲皮素、山柰酚、糖基甘油酯等成分。

【药理作用】有抗炎等作用。

苦楝

【佤族名】Kaox lao nai（考老乃）。

【别名】苦楝、楝树。

【来源】楝科楝属植物楝 *Melia azedarach* L. 的树皮、叶、果。

【原植物】落叶乔木。树皮灰褐色，纵裂。分枝广展，小枝有叶痕。叶为二至三回奇数羽状复叶，小叶对生，卵形、椭圆形至披针形，顶生一片通常略大，先端短渐尖，基部楔形或宽楔形，多少偏斜，边缘有钝锯齿，幼时被星状毛，后两面均无毛，侧脉每边12～16条，广展，向上斜举。圆锥花序约与叶等长，无毛或幼时被鳞片状短柔毛；花芳香；花萼5深裂，裂片卵形或长圆状卵形，先端急尖，外面被微柔毛；花瓣淡紫色，倒卵状匙形，两面均被微柔毛，通常外面较密；雄蕊管紫色，无毛或近无毛，有纵细脉，管口有钻形、2～3齿裂的狭裂片10枚，花药10枚，着生于裂片内侧，且与裂片互生，长椭圆形，顶端微凸尖；子房近球形，5～6室，无毛，每室有胚珠2颗，花柱细长，柱头头状，顶端具5齿，不伸出雄蕊管。核果球形至椭圆形，内果皮木质，4～5室，每室有种子1颗。种子椭圆形。花期4～5月，果期10～12月。

【分布生境】分布于云南大理、迪庆、丽江，以及普洱西盟、孟连等地；生于海拔 100 ～ 2300m 的路边、坡脚、村边、林中。

【性味、功效与主治】苦，寒，有毒；杀虫，疗癣；用于驱虫止痛。

【用法用量】水煎服，树皮、果实 9 ～ 15g。外用，鲜叶适量，外敷。

【民间经验方】

1. 骨折，外伤肿痛：苦楝鲜皮适量，捣烂外敷。
2. 疔肿：苦楝鲜叶适量，外敷。
3. 疝气，膀胱炎：苦楝果实 9g，水煎服。
4. 驱虫：苦楝树皮 9g，水煎服。

【化学成分】树皮中含苦楝酮、苦楝萜酮内酯、苦楝萜醇内酯、苦楝萜酸甲酯、苦楝子三醇、异川楝素等成分。另含有 β-谷甾醇、正十三烷及水溶性成分。

【药理作用】苦楝皮煎剂或醇提取物均对猪蛔虫有抑制以至麻痹作用。驱蛔作用的有效成分为川楝素。大剂量的川楝素能引起大鼠呼吸衰竭。川楝素对肉毒中毒动物具有治疗作用，对大鼠有不可逆地阻遏间接刺激引起的肌肉收缩。

茄子

【佤族名】Mag ke（玛科）。

【别名】紫茄、白茄。

【来源】茄科茄属植物茄 *Solanum melongena* L. 的根、果实。

【原植物】直立分枝草本至亚灌木。小枝，叶柄及花梗均被 6 ～ 8（～ 10）分枝，平贴或具短柄的星状绒毛，小枝多为紫色（野生的往往有皮刺），渐老则毛被逐渐脱落。叶大，卵形至长圆状卵形，先端钝，基部不相等，边缘浅波状或深波状圆裂，上面被 3 ～ 7（～ 8）分枝短而平贴的星状绒毛，下面密被 7 ～ 8 分枝较长而平贴的星状绒毛，侧脉每边 4 ～ 5 条，在上面疏被星状绒毛，在下面则较密，中脉的毛被与侧脉的相同。能孕花单生，花柄毛被较密，花后常下垂，不孕花蝎尾状与能孕花并出；萼近钟形，外面密被与花梗相似的星状绒毛及小皮刺，萼裂片披针形，先端锐尖，内面疏被星状绒毛，花冠辐状，外面星状毛被较密，内面仅裂片先端疏被星状绒毛，花冠筒长约 2mm，冠檐裂片三角形，子房圆形，顶端密被星状毛，花柱中部以下被星状绒毛，柱头浅裂。果的形状大小变异极大。

【分布生境】原产阿拉伯，云南各地栽培；栽培于海拔 100 ～ 2500m 的地区。

【性味、功效与主治】甘，凉；清热凉血，消肿止痛；用于脚气，牙痛。

【用法用量】水煎服，20 ～ 25g。外用，水煎泡洗。

【民间经验方】

脚气：茄子根水煎泡洗。

【化学成分】果实含胡芦巴碱、水苏碱、胆碱、龙葵碱等多种生物碱。果皮含色素茄苷、紫苏苷等成分。

【药理作用】果的提取物能降低家兔与人的血胆固醇水平，并有利尿作用。根的提取物有某些抗菌作用。

枇杷叶

【佤族名】Hlax kaox daex mga（辣考得嘎）。

【别名】巴叶、枇杷、蜜枇杷叶、炙枇杷叶。

【来源】蔷薇科枇杷属植物枇杷 *Eriobotrya japonica*（Thunb.）Lindl. 的叶。

【原植物】常绿小乔木。小枝粗壮，黄褐色，密生锈色或灰棕色绒毛。叶片革质，披针形、倒披针形、倒卵形或椭圆长圆形，先端急尖或渐尖，基部楔形或渐狭成叶柄，上部边缘有疏锯齿，基部全缘，上面光亮，多皱，下面密生灰棕色绒毛，侧脉 11 ～ 21 对；叶柄短或几无柄，有灰棕色绒毛；托叶钻形，先端急尖，有毛。圆锥花序顶生，具多花；总花梗和花梗密生锈色绒毛；苞片钻形，密生锈色绒毛；萼筒浅杯状，萼片三角卵形，先端急尖，萼筒及萼片外面有锈色绒毛；花瓣白色，长圆形或卵形，基部具爪，有锈色绒毛；雄蕊 20，远短于花瓣，花丝基部扩展；花柱 5，离生，柱头头状，无毛，子房顶端有锈色柔毛，5 室，每室有 2 胚珠。果实球形或长圆形，黄色或橘黄色，外有锈色柔毛，不久脱落；种子 1 ～ 5，球形或扁球形，褐色，光亮，种皮纸质。花期 10 ～ 12 月，果期 5 ～ 6 月。

【分布生境】分布于云南各地；常栽种于村边、平地或坡边。

【性味、功效与主治】苦，微寒；化痰止咳，降逆止呕；用于支气管炎，肺热咳嗽，胃热呕吐。

【用法用量】水煎服，15 ～ 20g。

【民间经验方】

1. 食疗：①枇杷叶 9g，菊花 6g，生石膏 15g。上述材料用纱布包好，水煎，留汁，加入粳米 60g，煮粥，每日 1 剂，分为数次服用。②枇杷叶适量，水煎后调入少量蜂蜜服用，用于咳嗽。

2. 湿疹：枇杷鲜叶煮水，外洗患处，每日 1 次。

【化学成分】含皂苷、苦杏仁苷、乌索酸、齐墩果酸、丁香素等成分。

【药理作用】有止咳、镇痛、祛痰、抑菌、平喘等作用。

板栗

【佤族名】Kaox dung（靠董）。

【别名】栗子、栗实、撰子、掩子、栗果、大栗。

【来源】壳斗科栗属植物栗 *Castanea mollissima* Blume 的果实、叶。

【原植物】乔木。小枝灰褐色，托叶长圆形，被疏长毛及鳞腺；叶椭圆至长圆形，顶部短至渐尖，基部近截平或圆，或两侧稍向内弯而呈耳垂状，常一侧偏斜而不对称，新生叶的基部常狭楔尖且两侧对称，叶背被星芒状伏贴绒毛或因毛脱落变为几无毛。雄花序轴被毛；花 3 ～ 5 朵聚生成簇，雌花 1 ～ 3（～ 5）朵发育结实，花柱下部被毛。成熟壳斗的锐刺有长有短，有疏有密，密时全遮蔽壳斗外壁，疏时则外壁可见，壳斗连刺；坚果高 1.5 ～ 3cm，宽 1.8 ～ 3.5cm。花期 4 ～ 6 月，果期 8 ～ 10 月。

【分布生境】分布于云南全省；见于海拔 800 ～ 2600m 的向阳丘陵地，多有栽培。

【性味、功效与主治】甘、涩、微咸，平；益气健脾，补肾强筋，活血消肿，止血；用于脾虚泄泻，反胃呕吐，腰膝酸软，筋骨肿痛，瘰疬，吐血，衄血，便血。

【用法用量】叶水煎服，9 ～ 15g；果生食或煮食，30 ～ 60g；叶外用，适量，捣敷。

【民间经验方】

1. 食疗：板栗 500g，猪心、猪肺 1 个，炖服，用于头昏眼花、心慌。

2. 筋骨肿痛：板栗叶适量捣敷。

【化学成分】果实含蛋白质 5.7%、脂肪 2.0%、碳水化合物 62%、灰分 1.3%、淀粉 25% 及维生素 B、脂肪酶，还含氨基酸及铁、镁、磷、铜等元素。树皮含有鞣质等成分。

【药理作用】有抗菌、抗炎、抗凝血、升高白细胞、降血糖、清除自由基、抗氧化等作用。

松毛树

【佤族名】Kaox mgix（靠给）。

【别名】松树。

【来源】松科松属植物思茅松 *Pinus kesiya* var. *langbianensis*（A. Chev.）Gaussen ex Bui 的松尖、树皮、叶、花粉、树脂。

【原植物】乔木。树冠广圆形；树皮褐色，裂成龟甲状薄块片脱落；枝条一年生长两轮或多轮；一年生枝淡褐色或淡褐黄色，有光泽，二、三年生枝上叶之基部的苞片逐渐脱落；芽红褐色，圆锥状，先端尖，稍有树脂，芽鳞披针形，边缘白色丝状，外部的芽鳞稍反卷。针叶 3 针一束，细长柔软，先端细有长尖头，叶鞘长 1 ～ 2cm；横切面三角形，二型皮下层细胞，第一层连续，第二层断续，稀出现个别的第三层细胞，树脂道 3 ～ 6 个，边生。雄球花矩圆筒形，在新枝基部聚生成短丛状。球果卵圆形，基部稍偏斜，通常单生或 2 个聚生，宿存树上数年不脱落；中部种鳞近窄矩圆形，先端厚而钝，鳞盾斜方形，稍肥厚隆起，或显著隆起呈圆锥形，横脊显著，间或有纵脊，鳞脐小，椭圆形，稍凸起，顶端常有向后紧贴的短刺；种子椭圆形，黑褐色，稍扁。

【分布生境】分布于云南南部（文山麻栗坡、普洱景东、德宏芒市）；在海拔 700 ～ 1200m 地带组成大面积单纯林。

【性味、功效与主治】辛、苦，温；润肺止咳，消炎止痛，通经活络，散瘀止痛，清热解毒。花粉用于肺结核咳嗽。尖、皮、叶用于跌打损伤，关节炎，湿热腹泻，膀胱炎。

【用法用量】水煎服，10 ～ 20g。

【民间经验方】

湿热腹泻，膀胱炎：松毛树叶适量，水煎服。

【化学成分】含二萜类、三萜类、黄酮类、木脂素类、芪类、倍半萜类、甾体类及简单芳香族类化合物等成分。

【药理作用】有抗氧化、抗炎、抗菌、抗病毒、保护心血管、抗抑郁等作用。

松风草

【佤族名】Si ndah pi brai（西达皮布拉）。

【别名】草见血飞、岩椒草、臭节草、生风草。

【来源】芸香科石椒草属植物臭节草 *Boenninghausenia albiflora*（Hook.）Reichb.ex Meisn. 的全草。

【原植物】常绿草本。分枝甚多，枝、叶灰绿色，稀紫红色，嫩枝的髓部大而空心，小枝多。叶薄纸质，小裂片倒卵形、菱形或椭圆形，背面灰绿色，老叶常变褐红色。花序有花甚多，花枝纤细，基部有小叶；花瓣白色，有时顶部桃红色，长圆形或倒卵状长圆形，有透明油点；8 枚雄蕊长短相间，花丝白色，花药红褐色；子房绿色，基部有细柄。每分果瓣有种子 4 粒，稀 3 或 5 粒。种子肾形，褐黑色，表面有细瘤状突起。花果期 7 ～ 11 月。

【分布生境】分布于云南各地；生于海拔 1500 ～ 3000m 的山坡林下或林缘。

【性味、功效与主治】苦，辛；消炎，解毒，祛风湿，镇痛；用于感冒发烧，头痛，支气管炎，疟疾，风湿，跌打，乳腺炎，乳腺癌。

【用法用量】水煎服，9 ～ 15g。外用，适量。

【民间经验方】

1. 感冒发烧，头痛，支气管炎，疟疾：松风草 9 ～ 15g，水煎服。

2. 风湿跌打：松风草 15 ～ 30g，泡酒服。

3. 乳腺炎，乳腺癌：松风草 15g，穿山甲壳（代）10g，金花果 15g，锅铲叶 20g。以上药物鲜品或干品均可，切断，水煎，穿山甲片（代）焙黄研成粉，与药液吞服，每日 1 剂，分 3 次服。

4. 食疗：松风草 10g，熬水放冰糖为引，内服，用于婴儿腹泻、便带绿色。

【化学成分】茎和叶含香豆素化合物花椒内酯、香柑内酯、异茴芹香豆素、左旋紫花前胡苷元乙酸酯、花椒毒素、瑞香素 -8- 甲醚、白芷醛、对香豆酸甲酯、3-（1,1- 二甲基烯丙基）- 花椒内酯、白鲜碱等成分。全草含双香豆素、长叶九里香醛、去氢吉枝素、伞形花内酯、岩椒草素甲及生物碱、芸香吖啶酮、去甲降真香碱、1- 羟基吖啶酮等，另含萜类化合物、臭节草内酯等成分。

【药理作用】有收缩血管、解痉、抗菌、抗微生物等作用。

松叶防风

【佤族名】Daex gi la mgong（得吉拉汞）。

【别名】松叶柴胡、云防风。

【来源】伞形科西风芹属植物松叶西风芹 *Seseli yunnanense* Franch. 的根。

【原植物】多年生草本。全株光滑无毛。根圆柱形，不分枝或 1 ～ 2 分枝，灰褐色，表面不平整，味略甜，根茎粗短，残留众多短小叶鞘纤维。茎单一，中部以上有少数分枝，圆柱形，光滑无毛。基生叶 2 至多数；叶片稍革质，略带粉绿色，一至二回三出式分裂，第一回羽片分裂处呈关节状，椭圆形至线状披针形，先端急尖，全缘，边缘反曲，近平行脉 3 ～ 10 条，表面叶脉稍突起，背面叶脉显著突起；茎中部叶与基生叶相似，裂片稍狭，上部叶线形，常不分裂；序托叶短小，线形。伞辐 5 ～ 7；小总苞片 6 ～ 10，披针形或卵状披针形；小伞形花序有花 12 ～ 18；花瓣黄色或淡黄色，有 3 条棕红色脉纹，以中间一条最显著；萼齿细尖；花柱基圆锥形，较厚，有缺裂。分生果卵状长圆形，略带紫色，横剖面略呈五角形，背棱细，稍突起；每棱槽内有油管 1 ～ 2，合生面有油管 4。花期 8 ～ 9 月，果期 9 ～ 10 月。

【分布生境】分布于云南各地；生于海拔 600 ～ 3100m 的山坡、林下、灌丛或草丛中，也有生于干旱草坡的。

【性味、功效与主治】辛、甘，温；发汗解表，祛风除湿；用于风寒感冒，头痛，偏头痛，风寒湿痹。

【用法用量】水煎服，10 ～ 15g。

【民间经验方】

1. 感冒头痛：松叶防风 15g，岩川芎 15g，柴胡 10g，水煎服，每日 3 次。

2. 风湿骨痛：松叶防风 15g，松寄生 15g，七叶莲 10g，土牛膝 10g，水煎服，每日 3 次。

【化学成分】含聚乙炔类化合物、香苷内酯、花椒毒素、1- 亚油酸甘油酯、异东莨菪素 -α-L- 吡喃阿拉伯糖基 -（1→6）-O-β-D- 吡喃葡萄糖苷、硬脂酸、胡萝卜苷、β- 谷甾醇等成分。

【药理作用】有抑制 DNA 拓扑异构酶 II、抗肿瘤活性、解热、镇静、镇痛、抗炎、非特异性免疫、抗过敏等作用。

构皮树

【佤族名】Daex yod（得呦）。

【别名】小构树、酱叶树。

【来源】桑科构属植物构 *Broussonetia papyrifera*（Linnaeus）L' Heritier ex Ventenat 的幼枝乳汁。

【原植物】乔木。树皮暗灰色。小枝密生柔毛。叶螺旋状排列，广卵形至长椭圆状卵形，先端渐尖，基部心形，两侧常不相等，边缘具粗锯齿，不分裂或3～5裂，小树之叶常有明显分裂，表面粗糙，疏生糙毛，背面密被绒毛，基生叶脉三出，侧脉6～7对；叶柄密被糙毛；托叶大，卵形，狭渐尖。花雌雄异株；雄花序为柔荑花序，粗壮，苞片披针形，被毛，花被4裂，裂片三角状卵形，被毛，雄蕊4，花药近球形，退化雌蕊小；雌花序球形头状，苞片棍棒状，顶端被毛，花被管状，顶端与花柱紧贴，子房卵圆形，柱头线形，被毛。聚花果，成熟时橙红色，肉质；瘦果具与等长的柄，表面有小瘤，龙骨双层，外果皮壳质。花期4～5月，果期6～7月。

【分布生境】云南全省均有野生，少有栽培；生于海拔200～2800m的低、中山林缘，村边。

【性味、功效与主治】甘、凉；清热，凉血，利湿，杀虫；用于牛皮癣，神经性皮炎。

【用法用量】外用，鲜品适量，涂擦患处。

【民间经验方】

牛皮癣，神经性皮炎：构皮树幼枝乳汁适量，涂擦患处。

【化学成分】含黄酮类化合物、皂苷、酚类化合物、鞣质、蛋白质、氨基酸、糖类化合物、矿物质等成分。

【药理作用】有抗炎、抗氧化、抗菌、抗病毒、保肝、降血糖、调血脂等作用。

刺天茄

【佤族名】Gon Song Siah（嘎梭下）。

【别名】纽扣果、苦果、苦天茄、野海椒、鸡刺子。

【来源】茄科茄属植物刺天茄 *Solanum violaceum* Ortega. 的根。

【原植物】多枝灌木。小枝、叶下面、叶柄、花序均密被8～11分枝，长短不相等的具柄的星状绒毛。小枝褐色，密被尘土色渐老逐渐脱落的星状绒毛及基部宽扁的淡黄色钩刺，基部被星状绒毛，先端弯曲，褐色。叶卵形，先端钝，基部心形、截形或不相等，边缘5～7深裂或成波状浅圆裂，裂片边缘有时又作波状浅裂，上面绿色，被具短柄的5～9（～11）分枝的星状短绒毛，下面灰绿，密被星状长绒毛；中脉及侧脉常在两面具钻形皮刺，侧脉每边3～4条；叶柄密被星状毛及具 1 ～ 2 枚钻形皮刺，有时不具。蝎尾状花序腋外生，花梗密被星状绒毛及钻形细直刺；花蓝紫色，或少为白色；萼杯状，先端 5 裂，裂片卵形，端尖，外面密被星状绒毛及细直刺，内面仅先端被星状毛；花冠辐状，筒部隐于萼内，冠檐先端深 5 裂，裂片卵形，外面密被分枝多具柄或无柄的星状绒毛，内面上部及中脉疏被分枝少无柄的星状绒毛，很少有与外面相同的星状毛；子房长圆形，具棱，顶端被星状绒毛。果柄被星状毛及直刺；浆果球形，光亮，成熟时橙红色，宿存萼反卷。种子淡黄色，近盘状。全年开花结果。

【分布生境】云南除东北部外均有分布；生于海拔 200 ～ 2000m 的平坝、路边、田边荒地灌木丛中。

【性味、功效与主治】苦、甘，寒；利尿，排结石，消炎消肿；用于尿道结石，无名肿痛，胃痛。

【用法用量】水煎服，3 ～ 15g。外用，捣烂敷于患处。

【民间经验方】

牙痛：刺天茄 9 ～ 15g，花椒 3g，取鲜品，洗净切片，水煎煮，内服，每日 1 剂，分 3 次服。

【化学成分】含薯蓣皂苷元、龙葵碱、茄碱、咖啡酸乙酯、反式阿魏酸、黄酮类等成分。

【药理作用】有抗休克等作用。

刺五加

【佤族名】Daex giam（德个母）。

【别名】五加皮、茨五加。

【来源】五加科五加属植物白簕 *Eleutherococcus trifoliatus*（Linnaeus）S. Y. Hu 的根、茎。

【原植物】落叶灌木。茎通常密生细长倒刺。掌状复叶，互生；叶柄有细刺或无刺；小叶 5，稀 4 或 3，具短柄；叶片椭圆状倒卵形至长圆形，下面淡绿色，沿脉上密生淡褐色毛，边缘具重锯齿或锯齿。伞形花序顶生，单个或 2 ～ 4 个聚生成稀疏的圆锥花序，萼筒绿色；与子房合生，萼齿 5；花瓣 5，卵形，黄色带紫；雄蕊 5；子房 5 室，花柱细柱状。核果浆果状，紫黑色，近球形；花柱宿存。种子 4 ～ 6，扁平，新月形。花期 6 ～ 7 月，果期 7 ～ 9 月。

【分布生境】分布于云南香格里拉、鹤庆、维西等地；生于海拔 2500 ～ 3600m

的灌木丛中。

【性味、功效与主治】辛，温；祛风除湿，止痛；用于风湿性关节炎，跌打损伤，慢性腰腿痛，脚气病，水肿。

【用法用量】水煎服或泡酒饮，20～30g。

【民间经验方】

1. 蛇咬伤：刺五加嫩枝配七叶一枝花适量，二药捣烂外敷于患处。

2. 风湿骨痛：刺五加根20g，桑枝15g，土牛膝15g，七叶莲15g，水煎服，每日3次。

3. 食疗：嫩尖凉拌、素炒、煮汤或作为撒撇的佐料食用，有开胃、促进食欲的作用。

【化学成分】根含刺五加苷A、刺五加苷E、刺五加苷B1、芥子醛葡萄糖苷、刺五加多糖、刺五加皂苷等成分。

【药理作用】有抗疲劳、调节内分泌、治疗冠心病、祛痰、抗菌、抗病毒、抗肿瘤等作用。

刺芋

【佤族名】Daex dag hnam（得达那木）。

【别名】野茨菇、早茨菇、金茨菇、刺茨菇。

【来源】天南星科刺芋属植物刺芋 *Lasia spinosa*（L.）Thw. 的根茎。

【原植物】多年生有刺常绿草本。茎灰白色，圆柱形，粗可达4cm，横走，多具皮刺；节间生圆柱形肉质根，须根纤维状，多分枝；节环状，多膨大。叶片形状多变，幼株上的戟形，至成年植株过渡为鸟足一羽状深裂，表面绿色，背面淡绿且脉上疏生皮刺；基部弯缺宽短，稀截平；侧裂片2～3，线状长圆形，或长圆状披针形，多少渐尖，向基部渐狭，最下部的裂片再3裂。佛焰苞上部螺状旋转；肉穗花序圆柱形，钝，黄绿色。浆果倒卵圆状，顶部四角形，先端通常密生小疣状突起。花期9月，果翌年2月成熟。

【分布生境】分布于云南西双版纳，以及玉溪元江、新平、华宁，临沧永德，德宏梁河等地；生于海拔650～1530m的田边、沟旁、阴湿草丛、竹丛中。

【性味、功效与主治】辛，平；消炎止痛，清热解毒；用于小便黄赤，慢性胃炎，肾炎水肿，皮肤热毒，毒蛇咬伤，骨折伤筋。

【用法用量】水煎服，15～30g。外用，水煎洗或研末调敷。

【民间经验方】

1. 小便黄赤，慢性胃炎，肾炎水肿，皮肤热毒，毒蛇咬伤，骨折伤筋：用刺芋干品 15 ～ 30g，水煎服。外用，刺芋鲜品适量配方捣烂敷于患处。

2. 食疗：刺芋嫩茎叶洗净切碎，配以辣椒、大蒜等佐料素炒或配以适量腊肉、豆豉炒熟即可食用，可清热解毒。

【化学成分】含黄酮苷、酚类、氨基酸、有机酸、糖类化合物等成分。

【药理作用】有抑制腹部收缩、抗菌、抗疟原虫、抗炎、抗增生、抗真菌等作用。

刺花椒

【佤族名】Si mgeeib lao（西各木劳）。

【别名】野花椒、岩椒。

【来源】芸香科花椒属植物刺花椒 *Zanthoxylum acanthopodium* DC. 的根、叶、果实。

【原植物】高达 4m 的小乔木。树皮灰黑色。枝有锐刺，刺基部扁而宽，当年生枝被微柔毛或褐锈色短柔毛。叶有小叶 3 ～ 9 片，偶有单小叶，翼叶明显；少有仅具痕迹；小叶对生，无柄，纸质，卵状椭圆形或披针形，叶缘有疏离细裂齿，齿缝处有 1 油点，其余油点不显，稀全缘，两面无毛或被褐锈色短柔毛。花序自去年生或老枝的叶腋间抽出，雌花序更短；花被片 6 ～ 8 片，淡黄绿色，狭披针形；雄蕊 5 枚，花丝紫红色；退化雌蕊半圆形垫状；雌花有心皮 2 ～ 3 个，心皮背面顶侧有 1 油点，花柱约与子房等长，分离，外弯。果序围生于枝干上，果紫红色，油点大，凸起。种子径约 3mm。花期 4 ～ 5 月，果期 9 ～ 10 月，也有花果同挂于枝上的。

【分布生境】分布于云南西北部、西部及东南部；生于海拔 1000 ～ 2500m 的林缘山坡灌丛中。

【性味、功效与主治】辛、麻，温；温中散寒，止痛，杀虫，避孕；用于跌打损伤，避孕，胃痛，风湿关节痛，虫积腹痛，寒湿痢疾，腹中冷痛，呃逆。

【用法用量】水煎服，根 15 ～ 25g，果 5 ～ 15g。

【民间经验方】

脾胃虚寒：刺花椒、干姜、人参适量，水煎服。

【化学成分】根含茵芋碱、丙酮基二氢白屈菜红碱、木脂体左旋细辛素、柄果脂素等成分。

【药理作用】有抗菌、抗炎、镇痛、抗氧化、抗衰老、调节消化系统功能、保护神经、抗抑郁等作用。

刺桐

【佤族名】Kao gad rouh（考嘎揉）。

【别名】刺木桐、乔木刺桐。

【来源】豆科刺桐属植物鹦哥花 *Erythrina arborescens* Roxb. 的树皮。

【原植物】小乔木或乔木。树干和枝条具皮刺。羽状复叶具 3 小叶；托叶小；叶柄比小叶长，平滑，不具皮刺或有少数皮刺；顶生小叶近肾形，侧生小叶斜宽心形，先端急尖，基部截形或近心形，全缘，上面绿色，平滑，下面略带白色，两面无毛。总状花序生于先端叶腋，单生，直立，比叶长；花鲜红色，大，具花梗，下垂；苞片单生，卵形，内有 3 朵花，在每一花梗基部有一小苞片；花萼陀螺形，肢截平或具不等的 2 裂；花冠红色，旗瓣近卵形，舟状，长约 3.2cm，翼瓣比龙骨瓣短，斜倒卵形，龙骨瓣长仅及雄蕊的一半；花丝比旗瓣稍短，在近基部联合成一体；子房具长柄，花柱与雄蕊同长。荚果弯曲，有明显的喙和果梗，有种子 5 ～ 10 颗。种子带白色或褐色，肾形。

【分布生境】分布于云南大理、昆明、丽江、普洱，以及怒江贡山、迪庆维西、曲靖罗平、红河蒙自等地区；生于海拔 1400 ～ 2600m 的山地、村边、路旁。

【性味、功效与主治】苦，平，有小毒；通经活血，祛风湿；用于腰腿疼痛，风湿麻木。

【用法用量】泡酒服，10 ～ 15g。外用，水煎洗或研末调敷。

【民间经验方】

1. 风湿腰腿疼痛：刺桐 10 ～ 15g，泡酒内服。

2. 跌打损伤：刺桐茎皮、鲜叶适量配鱼子兰、树葱、接骨丹等药鲜品捣烂外包患处；或取刺桐内皮适量用火烘后外包患处。

3. 食疗：佤族部分地区习惯用刺桐树皮制成蒸笼，用于蒸饭，有强壮筋骨之效。

【化学成分】含生物碱、黄酮类化合物、豆甾醇、β-谷甾醇、油菜甾醇、氨基酸、有机酸等成分。

【药理作用】茎皮煎剂有镇痛、镇静、抗菌、拮抗乙酰胆碱所致收缩肠管等作用。

虎耳草

【佤族名】 Rib yaog si vai（日耀西喂）。

【别名】 石荷叶、老虎耳、倒垂莲、金丝草。

【来源】 虎耳草科虎耳草属植物虎耳草 *Saxifraga stolonifera* Meerb. 的全草。

【原植物】 多年生草本。鞭匐枝细长，密被卷曲长腺毛，具鳞片状叶。茎被长腺毛，具 1 ～ 4 枚苞片状叶。基生叶具长柄，叶片近心形、肾形至扁圆形，先端钝或急尖，基部近截形、圆形至心形，（5 ～）7 ～ 11 浅裂（有时不明显），裂片边缘具不规则齿牙和腺睫毛，腹面绿色，被腺毛，背面通常红紫色，被腺毛，有斑点，具掌状达缘脉序，叶柄被长腺毛；茎生叶披针形。聚伞花序圆锥状，具 7 ～ 61 花；花序分枝，被腺毛，具 2 ～ 5 花；花梗细弱，被腺毛；花两侧对称；萼片在花期开展至反曲，卵形，先端急尖，边缘具腺睫毛，腹面无毛，背面被褐色腺毛，3 脉于先端汇合成 1 疣点；花瓣白色，中上部具紫红色斑点，基部具黄色斑点，5 枚，其中 3 枚较短，卵形，先端急尖，基部具爪，羽状脉序，具 2 级脉（2 ～）3 ～ 6 条，另 2 枚较长，披针形至长圆形，先端急尖；子房卵球形，花柱 2，叉开。花果期 4 ～ 11 月。

【分布生境】 分布于云南昆明、玉溪、红河、文山、曲靖、昭通、丽江、迪庆等地；生于海拔 400 ～ 4500m 的林下、灌丛、草甸和阴湿岩石旁。

【性味、功效与主治】 辛、苦，寒，有小毒；祛风清热，凉血解毒；用于中耳炎，肺热咳嗽，肺痈吐脓，吐血，风疹瘙痒。

【用法用量】 水煎服，10 ～ 15g。外用，适量。

【民间经验方】

中耳炎：虎耳草 20g，捣烂调酒取汁滴耳。

【化学成分】 叶含岩白菜素、槲皮苷、没食子酸、原儿茶酸、槲皮素、琥珀酸、甲基延胡索酸等成分。茎含儿茶酚等成分。根含挥发油等成分。

【药理作用】 有强心、利尿、抗肿瘤等作用。

虎杖

【佤族名】 Rib ai tox raoh（日不矮陀绕）。

【别名】 酸汤杆。

【来源】蓼科虎杖属植物虎杖 *Reynoutria japonica* Houtt. 的根和根茎。

【原植物】多年生灌木状草本。根茎横卧地下，木质，黄褐色，节明显；茎直立，丛生，无毛，中空，散生紫红色斑点。叶互生；叶柄短；托叶鞘膜质，褐色，早落；叶片宽卵形或卵状椭圆形，先端急尖，基部圆形或楔形，全缘，无毛。花单性，雌雄异株，成腋生的圆锥花序；花梗细长，中部有关节，上部有翅；花被5深裂，裂片2轮，外轮3片在果时增大，背部生翅；雄花雄蕊8；雌花花柱3，柱头头状。瘦果椭圆形，有3棱，黑褐色。花期6～8月，果期9～10月。

【分布生境】分布于云南大部分地区；生于密林深山、山谷溪边。

【性味、功效与主治】苦，凉；清热解毒，消炎止痛，活血镇痛，祛瘀生肌；用于扁桃体炎，喉头炎，跌打损伤，风湿骨痛，痈疮肿毒，尿路感染。

【用法用量】水煎服，15～20g。外用，适量，研末调敷。

【民间经验方】

1. 肝炎：虎杖15g，小理肺散10g，南板蓝根15g，白花蛇舌草10g，水煎服，每日3次。

2. 扁桃体炎：虎杖10g，南板蓝根10g，大树理肺散10g，水煎服，每日3次。

3. 带状疱疹：虎杖研末，调浓茶水成糊状，外擦患处。

4. 食疗：虎杖250g，金荞麦100g，猪肺1个，加水炖后去药渣，服汤和肺脏，每日2～3次，每剂服3日，用于支气管扩张咯血。

【化学成分】含大黄素、大黄素甲醚、大黄酚、蒽苷A、蒽苷B、迷人醇、6-羟基芦荟大黄素、大黄素-8-甲醚、6-羟基芦荟大黄素-8-甲醚、白藜芦醇、虎杖苷、原儿茶酸、右旋儿茶精及葡萄糖、鼠李糖、多糖、氨基酸、铜、铁、锰、锌、钾及钾盐等成分。

【药理作用】有降血压、保肝、抗菌、抗病毒、镇咳平喘、抗肿瘤、降血糖、降血脂、止血、镇痛等作用。

虎掌草

【佤族名】Rib jaong si vai（日西番介）。

【别名】白花舌头草、汉虎掌、见风青、见风黄。

【来源】毛茛科银莲花属植物草玉梅 *Anemone rivularis* Buch.-Ham. ex DC. 的根。

【原植物】草本。根状茎木质，垂直或稍斜；基生叶 3 ～ 5，有长柄；叶片肾状五角形，三全裂，中全裂片宽菱形或菱状卵形，有时宽卵形，三深裂，深裂片上部有少数小裂片和牙齿，侧全裂片不等二深裂，两面都有糙伏毛；叶柄有白色柔毛，基部有短鞘。花葶 1（～ 3），直立；聚伞花序（1 ～）2 ～ 3 回分枝；苞片 3（～ 4），有柄，近等大，似基生叶，宽菱形，三裂近基部，一回裂片多少细裂，柄扁平，膜质；花白色，倒卵形或椭圆状倒卵形，外面有疏柔毛，顶端密被短柔毛；雄蕊长约为萼片之半，花药椭圆形，花丝丝形；心皮 30 ～ 60，无毛，子房狭长圆形，有拳卷的花柱。瘦果狭卵球形，稍扁，宿存花柱钩状弯曲。5 月至 8 月开花。

【分布生境】分布于云南各地；生于海拔 1750 ～ 3300m 的山地草坡、疏林中、小溪边或湖边。

【性味、功效与主治】苦、辛，寒，有毒；清热解毒，止痛散肿；用于急、慢性肝炎，风火牙痛，胃痛，咽喉炎，胆囊炎，腮腺炎，疟疾，风湿性关节炎。

【用法用量】水煎服，9 ～ 15g。

【民间经验方】

1. 咽喉炎：虎掌草适量，水煎含漱。

2. 慢性肝炎：虎掌草、红糖适量，水煎服，每日 3 次。

【化学成分】含黄酮苷、皂苷、香豆素、内酯、甾醇类化合物、甾体皂苷元、三萜化合物等成分。

【药理作用】有镇咳、祛痰、抗菌、抗癌等作用。

岩七

【佤族名】Si vong rang（西我然）。

【别名】心不干、岩芪、大寒药、石风丹、小万年青。

【来源】天门冬科万年青属植物开口箭 *Rohdea chinensis*（Baker）N. Tanaka 的根茎。

【原植物】多年生草本。根状茎长圆柱形，多节，绿色至黄色。叶基生，4 ～ 8 枚；叶片倒披针形、条状披针形、条形，先端渐尖，基部渐狭；鞘叶 2 枚。穗状花序侧生，直立，密生多花；苞片卵状披针形至披针形，有几枚无花苞片簇生花序顶端；花被短钟状，裂片 6，卵形，黄色或黄绿色，肉质；雄蕊 6，花丝基部扩大，有的彼此联合，上部分离，内弯，花药卵形；子房球形，3 室，花柱不明显，柱头钝三棱形，先端 3 裂。浆果球形，熟时紫红色，具 1 ～ 3 颗种子。花期 4 ～ 6 月，果期 9 ～ 11 月。

【分布生境】分布于云南楚雄、西双版纳等地；生于海拔 1000 ～ 2000m 的林下阴湿处、溪边或路旁。

【性味、功效与主治】苦、涩，凉，有小毒；清热解毒，散瘀除湿，活血止痛；用于流感，扁桃体炎，肠胃炎，风湿骨痛，跌打损伤。

【用法用量】水煎服，10 ～ 15g。

【民间经验方】

1. 骨折：岩七鲜品配散血丹、血满草、大接骨丹、双钩藤等药捣烂，拌白酒少许热包患处。

2. 胃痛：岩七 50g，岩参 50g，叶子兰 50g，金线吊葫芦 15g，干品研粉备用，3 ～ 5g 兑温开水服，每日 2 次。

【化学成分】含甾体类、多糖、挥发油、脂肪酸、绿原酸、黄酮类、生物碱及多种金属元素。

【药理作用】有抗炎、抗菌、抗肿瘤、抗氧化等作用。

岩川芎

【佤族名】Hlax si oui rang（辣土喂然）。

【别名】蕨叶白芷、黑藁本、野川芎、野当归、岩林。

【来源】伞形科山芎属植物蕨叶藁本 *Conioselinum pteridophyllum*（Franch.）Lavrova 的全草。

【原植物】多年生草本。根茎细长，结节明显，黑褐色；茎直立，圆柱形，中空，具细条纹。基生叶及茎下部叶具长柄，基部扩大成鞘；叶片轮廓卵形，2 ～ 3 回羽状全裂，羽片 5 ～ 7 对，长圆状卵形，小羽片 3 ～ 5 对，卵形，末回裂片倒卵形至扇形，不规则齿状浅裂，裂片先端具小尖头，脉简化为鞘状。复伞形花序顶生或腋生；总苞片 8 ～ 10，线形；伞辐 12 ～ 20，小总苞片 6 ～ 10，线形；萼齿不明显；花瓣白色，倒卵形；花柱基圆垫状，花柱 2，后期向下反曲。分生果椭圆形，背棱显著突起，侧棱扩大成翅；每棱槽内有油管 3，合生面油管 6；胚乳腹面平直。花期 8 ～ 9 月，果期 10 月。

【分布生境】分布于云南丽江、迪庆、大理、昆明等地；生于海拔 2400 ～ 3300m 的林下、草坡、水沟边。

【**性味、功效与主治**】辛，温；散寒止痛；用于风寒感冒，头痛，偏头痛，胃寒痛，肌肉关节痛。

【**用法用量**】水煎服，10 ～ 15g。

【**民间经验方**】

1. 寒性胃痛：岩川芎 15g，七叶一枝花 10g，金线吊葫芦 5g，草果籽 7 粒，生姜 3 片，水煎服，每日 3 次。

2. 头痛：岩川芎 15g，松叶防风 15g，柴胡 15g，水煎服，每日 3 次。

3. 脑栓塞：岩川芎 15g，三七 5g，天麻 10g，回心草 10g，青叶胆 15g，龙胆草 10g，水煎服，每日 3 次。

4. 食疗：岩川芎 30g 研粉，炖肉 90g，分三次服，用于肌肉痛。

【**化学成分**】根含细辛醚、丁香色原酮、去甲丁香色原酮、香柑内酯、镰叶芹二醇、阿魏酸、棕榈酸、硬脂酸、β - 谷甾醇、胡萝卜苷等成分。

【**药理作用**】有镇痛、抗凝等作用。

岩白菜

【**佤族名**】Daex glaox rang（德搞老然）。

【**别名**】岩壁菜、滇岩白菜、岩菖蒲、蓝花岩陀、岩七。

【**来源**】虎耳草科岩白菜属植物岩白菜 *Bergenia purpurascens*（Hook. f. et Thoms.）Engl. 的根茎或全草。

【**原植物**】多年生草本。根状茎粗壮，被鳞片。叶均基生；叶片革质，倒卵形、狭倒卵形至近椭圆形，稀阔倒卵形至近长圆形，长 5.5 ～ 16cm，宽 3 ～ 9cm，先端钝圆，边缘具波状齿至近全缘，基部楔形，两面具小腺窝，无毛；叶柄托叶鞘边缘无毛。花葶疏生腺毛；聚伞花序圆锥状；花梗与花序分枝均密被具长柄之腺毛；托杯外面被具长柄之腺毛；萼片革质，近狭卵形，先端钝，腹面和边缘无毛，背面密被具长柄之腺毛；花瓣紫红色，阔卵形，先端钝或微凹，基部变狭成爪，多脉；子房卵球形，花柱 2。花果期 5 ～ 10 月。

【**分布生境**】分布于云南丽江、大理、迪庆、怒江、保山、临沧、楚雄、曲靖、昭通等地；生于海拔 1800 ～ 4200m 的亚高山针叶林阴湿处及石灰岩缘阴湿处，亦有栽培。

【**性味、功效与主治**】甘、涩，平；清热解毒，祛痰止咳，健胃止泻；用于痢疾，肠炎，慢性支气管炎，哮喘。

【用法用量】水煎服，10 ～ 15g。

【民间经验方】

1. 咳嗽：岩白菜 15g，白酒少许为引，水煎服，每日 3 次。

2. 月经不调：岩白菜 15g，红糖少量为引，水煎服。

3. 食疗：岩白菜 15g，天冬 15g，大树理肺散 10g，与猪心、猪肺一起炖服，用于肺结核。

【化学成分】根茎及全草含岩白菜素及多种鞣质等成分。

【药理作用】有抗菌、消炎、镇咳及抗肿瘤等作用。

岩芋

【佤族名】Graox rang（告让）。

【别名】母猪半夏、独叶半夏、野芋头、野磨芋。

【来源】天南星科天南星属植物象头花 *Arisaema franchetianum* Engl. 的块茎。

【原植物】块茎扁球形，颈部生多数圆柱状肉质根，周围有多数小球茎，均肉红色（故有红半夏、红南星之称），小球茎逐渐与母体分离，然后萌发为独立的植株。鳞叶 2 ～ 3，披针形，膜质，淡褐色，带紫色斑润，包围叶柄及花序柄，上部分离；叶 1，叶柄肉红色；幼株叶片轮廓心状箭形，全缘，腰部稍狭缩，两侧基部近圆形；成年植株叶片绿色，背淡，近革质，3 全裂，裂片无柄或近无柄，中裂片卵形、宽椭圆形或近倒卵形，基部短楔形至近截形，骤狭渐尖；侧裂片偏斜，椭圆形，外侧宽几为内侧的 2 倍，比中裂片小，基部楔形，均全缘，侧脉 5 ～ 10 对，集合脉距边缘有明显的网脉。花序柄短于叶柄，肉红色，花期直立，果期下弯 180 度；佛焰苞污紫色、深紫色，具白色或绿白色宽条纹，圆筒形，喉部边缘反卷；檐部下弯成盔状，渐尖，有线形尾尖，下垂；肉穗花序单性，雄花序紫色，长圆锥形，花疏，雄花具粗短的柄，花药 2 ～ 5，药室球形，顶孔开裂，附属器绿紫色，伸长的圆锥状，向下渐狭成短柄；雌花序圆柱形，花密，子房绿紫色，顶部扁平，近五角形，下部棱状楔形。浆果绿色，干时黄褐色，倒圆锥形。种子 1 ～ 2，倒卵形或卵形，种皮淡褐色，骨质，表面泡沫状。花期 5 ～ 7 月，果 9 ～ 10 月成熟。

【分布生境】云南除西部、西南部外，均有分布；生于海拔 900 ～ 3000m 的林下草坡、灌木丛中。

【性味、功效与主治】麻、辣，热，有大毒；散瘀，消肿，止痛；用于乳腺炎，无名肿毒，淋巴结核，毒蛇咬伤。

【用法用量】泡酒服，0.9～1.5g。外用，适量，捣烂敷于患处。

【民间经验方】

乳腺炎，无名肿毒，淋巴结核，毒蛇咬伤：岩芋适量，捣细调成糊状外敷患处，或配方捣细外敷于患处。

【药理作用】有抗炎、抗肿瘤、解毒等作用。

岩陀

【佤族名】Joung rao rang（总绕让）。

【别名】毛青红、红姜、参麻。

【来源】虎耳草科鬼灯檠属植物西南鬼灯檠 *Rodgersia sambucifolia* Hemsl. 的根茎。

【原植物】多年生草本。茎无毛。叶为羽状复叶；叶柄长 3.4～28cm，仅基部与小叶着生处具褐色长柔毛；小叶片 3～9（～10），基生叶和下部茎生叶通常具顶生小叶片 3 枚，具侧生小叶片 6～7 枚，倒卵形、长圆形至披针形，先端短渐尖，基部楔形，边缘有重锯齿，腹面被糙伏毛，背面沿脉生柔毛。聚伞花序圆锥状；花序轴与花梗密被膜片状毛；萼片 5，近卵形，腹面无毛，背面疏生黄褐色膜片状毛，先端短渐尖；花瓣不存在；心皮 2，下部合生，子房半下位，花柱 2。花果期 5～10 月。

【分布生境】分布于云南昆明、曲靖、玉溪、文山、昭通、楚雄、大理、丽江、迪庆、怒江等地；生于海拔 2000～2400m 的山坡、林下阴湿处。

【性味、功效与主治】苦、涩，凉；活血调经，祛风湿，收敛止泻；用于风湿腹胀，胃病，月经不调。

【用法用量】水煎服，15～30g。

【民间经验方】

胃痛：岩陀 15g，水煎服。

【化学成分】含岩白菜素等成分。

【药理作用】有抗炎、抗氧化、抗菌、抗病毒、保肝、抗溃疡和保护胃肠等作用。

岩姜

【佤族名】 Si mging rang（士梗然）。

【别名】 良姜、滇高良姜。

【来源】 姜科喙花姜属植物喙花姜 *Rhynchanthus beesianus* W.W.Smith 的根茎。

【原植物】 株高 0.5 ～ 1.5m，具肉质、增厚的根茎，须根粗，密被茸毛。茎中部以下被张开的鳞片状鞘。叶片 3 ～ 6 枚，椭圆状长圆形，顶端尾状渐尖，基部圆形或急尖，两面均无毛，干时边缘褐色；叶柄极短，内面红色；叶舌膜质，长约 2mm，鞘部张开，具紫色斑纹。穗状花序顶生，直立，有花约 12 朵，花序柄短；苞片线状披针形，鲜时红色，干时紫红色，薄膜质；花萼管红色，上部一侧开裂，顶端具 2 个绿色的小尖头；花冠管红色，上部稍扩大，裂片卵状披针形，直立，上部淡黄色，基部淡红色，无唇瓣及侧生退化雄蕊；花丝舟状，黄色，披针形，顶端喙状，突出于花冠之外，基部变宽，折叠；花柱线形；子房被短柔毛。花期 7 月。

【分布生境】 分布于云南大部分地区；生于海拔 1500～1900m 的疏林、灌丛、草地或附生于树上。

【性味、功效与主治】 辛，热；温中散寒，祛风除湿，止痛；用于胃肠寒痛，风湿疼痛，感冒。

【用法用量】 水煎服，10 ～ 15g。

【民间经验方】

1. 胃寒痛：岩姜 15g，山胡椒 5g，水煎服。
2. 预防瘴疟、感冒、霍乱等疾病：外出随身佩带岩姜。

【化学成分】 主要含有酚类化合物，如原儿茶酸、原儿茶醛、尼泊金异丙酯、木兰花碱、香草酸等；还有黄酮类化合物，如甲氧基香豆素，7- 甲氧基 -4- 甲基香豆素、柚皮苷查尔酮、山柰酚、6- 去甲氧基橘皮素等。

【药理作用】 有抗炎、抗氧化、抗菌、抗肿瘤、保护胃肠、降血糖、调血脂等作用。

岩笋

【佤族名】 Meix rang（么让）。

【别名】通兰、岩角、石竹子。

【来源】兰科笋兰属植物笋兰 *Thunia alba*（Lindl.）Rchb. F. 的全草。

【原植物】地生或附生草本，地下具粗短根状茎及大量纤维根。茎直立，较粗壮，圆柱形，通常具10余枚互生叶，基部有数枚抱茎鞘，初时全部包藏于叶鞘内，秋季叶脱落后仅留筒状鞘，貌似多节竹笋。叶薄纸质，狭椭圆形或狭椭圆状披针形，先端长渐尖或渐尖，基部具筒状鞘并抱茎，有关节，花后叶片凋落仅留下筒状鞘；筒状鞘，后期变为干膜质。总状花序具2～7朵花；花苞片大，宽椭圆形至狭椭圆形，舟状，薄革质，宿存；花大，白色，唇瓣黄色而有橙色或栗色斑和条纹，仅边缘白色；萼片狭长圆形，先端渐尖；花瓣与萼片近等长，稍狭；唇瓣宽卵状长圆形或宽长圆形，几不裂，上部边缘皱波状，有不规则流苏或呈啮蚀状；唇盘上部有5～6枚褶片，褶片不规则裂成短流苏；基部的距圆筒状，先端钝。蒴果椭圆形。花期6月，果期不详。

【分布生境】分布于云南大理、普洱、玉溪、保山、临沧、红河等地；生于海拔1500～2300m的岩石或树干上。

【性味、功效与主治】甘，平；活血，祛瘀，接骨，止咳平喘；用于跌打损伤，肺炎，气管炎。

【用法用量】水煎服，10～15g。外用，鲜品适量，捣烂敷于患处，亦可用干粉加水或酒调敷于患处。

【民间经验方】

1. 跌打损伤：岩笋鲜品捣烂敷于患处，或干粉调酒敷患处。

2. 肺炎，气管炎：岩笋10g，水煎服，每日1次。

【化学成分】含豆甾醇、山药素Ⅲ、肉啉醇、β-谷甾醇等成分。

【药理作用】有调节免疫功能、抗氧化、抗辐射、抗炎、镇痛、抗肿瘤、降血糖、保护胰岛、保护神经等作用。

岩葱

【佤族名】Daex mou rang（德某然）。

【别名】树葱、老鼠尾巴、石葱。

【来源】兰科鸢尾兰属植物棒叶鸢尾兰 *Oberonia cavaleriei* Finet 的全草。

【原植物】植株常倒悬，具短茎。叶近基生，4～5枚，近圆柱形或扁圆柱形，但基部多两侧压扁并互相套叠，肉质，常稍弯曲，先端渐尖，基部一侧有白色透明的干膜质边缘，脉不明显，基部具关节。花葶从叶丛中抽出，圆柱形，无翅，在花序下方具多枚不育苞片；不育苞片狭披针形；总状花序下垂，圆柱形，具密集的小花；花苞片披针形，膜质，先端长渐尖，边缘有不规则的齿裂；花白色或绿白色，仅唇瓣与蕊柱常略带浅黄褐色；萼片近椭圆形或长圆状卵形，先端钝，背面近先端处常有刺毛状突起，脉不明显；侧萼片常略宽于中萼片；花瓣狭长圆形，与萼片近等长，先端钝，背面近先端处亦具刺毛状小突起；唇瓣近长圆形，不明显 3 裂；侧裂片边缘有数个不规则的流苏状裂条；中裂片边缘也有数条不规则的流苏状裂条；两侧的较短；蕊柱粗短。蒴果近椭圆形；果梗很短。花、果期 8 ～ 10 月。

【分布生境】分布于云南南部至东南部；生于海拔 1200 ～ 1500m 的林下或灌丛中的树木枝条上。

【性味、功效与主治】辛、微苦，温；消炎，利尿；用于骨折，外伤出血，白淋，解毒。

【用法用量】水煎服，10 ～ 15g。外用，鲜品适量，捣烂敷于患处。

【民间经验方】

1. 解毒：岩葱适量，水煎服。

2. 精神病：岩葱 10g，黄草 5g，板蓝根 6g，茅草 6g，树芭蕉 8g，小铜锤 6g，水煎服，每日 3 次。

3. 跌打损伤：岩葱配隔夜找娘、伸筋草、叶子兰、续断、骨碎补等药鲜品捣烂敷于患处。

【化学成分】含酚类化合物等。

【药理作用】有调节免疫功能、抗疲劳、抗氧化、抗衰老、抗肿瘤、辅助化疗、抗炎、镇痛等作用。

罗浮柿

【佤族名】Kaox groung moui siah（靠公梅西丫）。

【别名】野柿花、牛古柿、山红柿、山柿。

【来源】柿科柿属植物罗浮柿 *Diospyros morrisiana* Hance 的茎皮、叶。

【原植物】乔木或小乔木。树皮呈片状剥落，表面黑色，除芽、花序和嫩梢外，各部分无毛。枝灰褐色，散生长圆形或线状长圆形的纵裂皮孔；嫩枝疏被短柔毛。冬芽圆锥状，有短柔毛。叶薄革质，长椭圆形或下部的为卵形，先端短渐尖或钝，基部楔形，叶缘微背卷，上面有光泽，深绿色，下面绿色，干时上面常呈灰褐色，下面常变为棕褐色，中脉上面平坦，下面凸起，侧脉纤细，每边4～6条，上面略明显，下面稍凸起，在老叶上的有时上面微凹下，斜向上生，梢端网结，小脉很纤细，结成疏网状，不明晰；叶柄长约1cm，嫩时疏被短柔毛，先端有很狭的翅。雄花序短小，腋生，下弯，聚伞花序式，有锈色绒毛；雄花带白色，花萼钟状，有绒毛，4裂，裂片三角形，花冠在芽时为卵状圆锥形，开放时近壶形，4裂，裂片卵形，反曲；雄蕊16～20枚，着生在花冠管的基部，每2枚合生成对，腹面1枚较短；花药有毛；花梗短，密生伏柔毛；雌花腋生，单生；花萼浅杯状，外面有伏柔毛，内面密生棕色绢毛，4裂，裂片三角形；花冠近壶形，外面无毛，内面有浅棕色绒毛；裂片4，卵形，先端急尖；退化雄蕊6枚；子房球形；花柱4，通常合生至中部，有白毛。果球形，黄色，有光泽，4室，每室有1种子。种子近长圆形，栗色，侧扁，背较厚；宿存萼近平展，近方形，外面近秃净，内面被棕色绢毛，4浅裂。花期5～6月，果期11月。

【分布生境】分布于云南马关、西畴、富宁、金平、屏边等地；生于海拔650～1600m的密林或山坡次生林中。

【性味、功效与主治】苦、涩，凉；消炎解毒，收敛；用于食物中毒，腹泻，赤白痢疾，烧烫伤。

【用法用量】水煎服，干品9～15g，鲜品15～30g。外用，适量研粉撒敷患处。

【民间经验方】

烧烫伤：罗浮柿叶鲜品适量捣敷。

【化学成分】含单宁、异柿醌等成分。

【药理作用】有抗氧化、抗衰老等作用。

使君子

【佤族名】Daex louih ia gad（得累亚戛）。

【别名】留球子、四君子。

【来源】使君子科风车子属植物使君子 *Combretum indicum*（L.）Jongkind 的根茎、果实。

【原植物】攀缘状灌木。小枝被棕黄色短柔毛。叶对生或近对生，叶片膜质，卵形或椭圆形，先端短渐尖，基部钝圆，表面无毛，背面有时疏被棕色柔毛，侧脉7或8对；叶柄无关节，幼时密生锈色柔毛。顶生穗状花序，组成伞房花序式；苞片卵形至线状披针形，被毛；萼管被黄色柔毛，先端具广展、外弯、小形的萼齿5枚；花瓣5，先端钝圆，初为白色，后转淡红色；雄蕊10，不突出冠外，外轮着生于花冠基部，内轮着生于萼管中部，花药长约1.5mm；子房下位，胚珠3颗。果卵形，短尖，无毛，具明显的锐棱角5条，成熟时外果皮脆薄，呈青黑色或栗色。种子1颗，白色，圆柱状纺锤形。花期初夏，果期秋末。

【分布生境】分布于云南西南部、南部；生于海拔400～1050m的河岸、林缘及次生疏林中，亦有栽培。

【性味、功效与主治】甘，温，有毒；杀虫消积；果实用于蛔虫病；根茎用于痢疾。

【用法用量】水煎服，3～9g。

【民间经验方】

蛔虫病：果实烧去果皮，空腹嚼服使君子仁，儿童1～2粒，成人8～10粒。

【化学成分】种子含使君子酸、使君子酸钾、脂肪油、糖类化合物、胡芦巴碱等成分。果肉含胡芦巴碱、柠檬酸、苹果酸、琥珀酸、葡萄糖、蔗糖、脂肪油及甾醇等成分。叶含使君子酸钾、胡芦巴碱、L-脯氨酸、L-天门冬素等成分。

【药理作用】有驱蛔虫、蛲虫的作用；此外尚有抗皮肤真菌等作用。

侧柏

【佤族名】Kao biao weng（考表吻）。

【别名】柏叶、扁柏叶、丛柏叶。

【来源】柏科侧柏属植物侧柏 *Platycladus orientalis*（L.）Franco 的叶、种子。

【原植物】乔木。树皮薄，浅灰褐色，纵裂成条片。枝条向上伸展或斜展，幼树树冠卵状尖塔形，老树树冠则为广圆形；生鳞叶的小枝细，向上直展或斜展，扁平，排成一平面。叶鳞形，先端微钝，小枝中央的叶的露出部分呈倒卵状菱形或斜方形，背面中间有条状腺槽，两侧的叶船形，先端微内曲，背部有钝脊，尖头的下方有腺点。雄球花黄色，卵圆形；雌球花近球形，蓝绿色，被白粉。球果近卵圆形，成熟前近肉质，蓝绿色，被白粉，成熟后木质，开裂，红褐色；中间两对种鳞倒卵形或椭圆形，鳞背顶端的下方有一向外弯曲的尖头，上部1对种鳞窄长，近柱状，顶端有向上的尖头，下部1对种鳞极小，稀退化而不显著。种子卵圆形或近椭圆形，顶端微尖，灰褐色或紫褐色，稍有棱脊，无翅或有极窄之翅。

花期 3 ～ 4 月，球果 10 月成熟。

【分布生境】分布于云南各地；生于海拔 300 ～ 3400m 的较干燥山坡；主要为栽培品，野生品亦有。

【性味、功效与主治】苦、涩，寒；凉血止血，化痰止咳，生发乌发；用于吐血，衄血，咯血，便血，崩漏下血，肺热咳嗽，血热脱发，须发早白。

【用法用量】水煎服，6 ～ 12g。外用，适量。

【民间经验方】

血热脱发，须发早白：侧柏叶适量，水煎洗发。

【化学成分】叶含黄酮类化合物、鞣质和挥发油等成分。种子含柏木醇、谷甾醇和双萜类成分及脂肪油、少量挥发油、皂苷等成分。

【药理作用】有镇咳、祛痰、平喘、止血、镇静、抗菌等作用。种子对前脑基底核破坏的小鼠被动回避学习有改善作用。

爬山龙

【佤族名】Ya loi mu（丫累木）、Muig rang（梅让）。

【别名】过江龙、大过山龙、爬山虎、大青竹标、大青蛇。

【来源】天南星科崖角藤属植物爬树龙 *Rhaphidophora decursiva*（Roxb.）Schott 的藤茎。

【原植物】附生藤本。茎粗壮，背面绿色，腹面黄色，节环状，黄绿色，生多数肉质气生根。幼枝上叶片圆形，先端骤尖，全缘。成熟枝叶片轮廓卵状长圆形、卵形，表面绿色，发亮，背面淡绿色，有时更长大，先端锐尖，基部浅心形，中肋腹面下陷，背面隆起；不等侧羽状深裂达中肋，裂片 6 ～ 9（～ 15）对，中部裂片不等侧的线形，上弯，基部稍狭，先端近截平，上侧渐尖，具凸尖，中央有 1 条（基生裂片有 3 条）明显隆起的Ⅰ级侧脉或 2 ～ 3 条Ⅱ级侧脉，向上裂片渐狭，基生裂片较宽。花序腋生，序柄粗壮，绿色，圆柱形；佛焰苞肉质，二面黄色，边缘稍淡，卵状长圆形，蕾时席卷，花时展开成舟状；肉穗花序无柄，灰绿色，圆柱形，先端钝圆，基部斜形；雄蕊花丝线形，基部狭，与子房近等长，花药黄色，长圆形；子房正六角状锥形，花柱明显，柱头长圆形，纵向，黄色；胚珠每室多数，珠柄纤细，着生于由隔膜形成的侧膜胎座上。果序粗棒状；浆果锥状楔形，绿白色，下部白色透明或黄色。花期 5 ～ 8 月，果翌年夏秋成熟。

【分布生境】分布于云南西北部、西南部、南部至东南部；生于海拔 1090 ～

1800m 的沟谷雨林或常绿阔叶林中，攀缘于大树树干上。

【性味、功效与主治】苦，寒；活血散瘀，祛风除湿，消肿，止痛；用于风湿性关节炎，跌打损伤，痈疮肿痛。

【用法用量】水煎服，15～30g。外用，适量，捣烂敷于患处。

【民间经验方】

风湿性关节炎，骨折，跌打损伤，痈疮肿痛：爬树龙 9～15g，水煎服，或取鲜品适量，捣烂敷于患处。

【化学成分】含木脂素、酚酸及衍生物，还有芳香烃类、甾醇类等成分。

【药理作用】有修复骨损伤、抗神经病理性疼痛、抗肿瘤等作用。

金毛狗脊

【佤族名】Guax glong（寡委）。

【别名】金狗脊黄毛、金毛狗。

【来源】金毛狗科金毛狗属植物金毛狗 *Cibotium barometz*（L.）J.Sm. 的根茎。

【原植物】根状茎卧生，粗大，顶端生出一丛大叶，柄棕褐色，基部被有一大丛垫状的金黄色茸毛，有光泽，上部光滑。叶片大，长达 180cm，宽约相等，广卵状三角形，三回羽状分裂；下部羽片为长圆形，互生，远离；一回小羽片互生，开展，接近，有小柄，线状披针形，长渐尖，基部圆截形，羽状深裂几达小羽轴；末回裂片线形略呈镰刀形，尖头，开展，上部的向上斜出，边缘有浅锯齿，向先端较尖，中脉两面凸出，侧脉两面隆起，斜出，单一，但在不育羽片上分为二叉。叶几为革质或厚纸质，干后上面褐色，有光泽，下面为灰白或灰蓝色，两面光滑，或小羽轴上下两面略有短褐毛疏生；孢子囊群在每一末回能育裂片 1～5 对，生于下部的小脉顶端，囊群盖坚硬，棕褐色，横长圆形，两瓣状，内瓣较外瓣小，成熟时张开如蚌壳，露出孢子囊群；孢子为三角状的四面形，透明。

【分布生境】分布于云南西双版纳、文山、红河、德宏、保山等地；生于林缘溪边阴湿处和疏林下。

【性味、功效与主治】苦、甘，温；消炎，止痛，除风湿；用于牙龈发炎，腰背酸痛，风湿骨痛。

【用法用量】水煎服，5～9g。

【民间经验方】

牙龈发炎：金毛狗脊适量，水煎服。

【**化学成分**】含蕨素 R、蕨素 Z、金粉蕨素、金粉蕨素 -2′-O- 阿洛糖苷、欧蕨伊鲁苷等成分。

【**药理作用**】有止血作用，并且对流感病毒及肺炎双球菌均有抑制作用。

金丝木通

【**佤族名**】Si ndah saex nblaeng（西达色布冷）。

【**别名**】野木通、金毛木通、铁脚威灵、山棉花。

【**来源**】毛茛科铁线莲属植物金毛铁线莲 *Clematis chrysocoma* Franch. 的全草。

【**原植物**】木质藤本，或呈灌木状。茎、枝圆柱形，有纵条纹，小枝密生黄色短柔毛，后脱落变无毛。叶对生，或数叶与花一同自腋芽长出，呈簇生状；小叶片革质或薄革质，2 ～ 3 裂，边缘疏生粗牙齿；中央小叶片卵形、菱状倒卵形或倒卵形；侧生小叶片较小，卵形、卵圆形或倒卵形，稍偏斜，两面密生绢状毛，下面毛尤密。花 1 ～ 5 朵出自腋芽，簇生，有时 3 ～ 5 朵成聚伞花序顶生或腋生于幼枝上，花梗密生黄色短柔毛，花两性；萼片 4，倒卵形或椭圆状倒卵形，白色、粉红色或带紫红色，外面被短柔毛，内面无毛；花瓣无；雄蕊多数，无毛；心皮多数，被毛。瘦果扁，卵形或倒卵形，被绢状毛，宿存花柱羽毛状，羽毛呈金黄色。花期 4 ～ 7 月，果期 7 ～ 11 月。

【**分布生境**】分布于云南昆明、曲靖、玉溪、保山、昭通、丽江、楚雄、红河、文山、大理、怒江、迪庆等地；生于海拔 1000 ～ 3200m 的山坡、山谷的灌木丛中、林下或林边，或河谷旁。

【**性味、功效与主治**】苦、辛，微温；消炎利尿，舒筋活络；用于尿路感染，风湿性关节炎，腰腿痛，肾炎水肿。

【**用法用量**】水煎服或泡酒服，干品 15 ～ 25g，鲜品 50 ～ 75g。

【**民间经验方**】

尿路感染：金丝木通 15g，金钱草 15g，车前草 15g，水煎服。

【**化学成分**】含长链烷烃、角鲨烯等成分。

【**药理作用**】有抗类风湿关节炎、逆转肿瘤多药耐药、抗耐药性真菌感染等作用。

金刚纂

【佤族名】Gen ndag soux（嘎打兽）。

【别名】五楞金刚、霸王鞭、铁篱笆、百部回阳。

【来源】大戟科大戟属植物火殃勒 *Euphorbia antiquorum* Linn. 的茎、叶。

【原植物】肉质灌木状小乔木，乳汁丰富。茎常三棱状，偶有四棱状并存，上部多分枝；棱脊3条，薄而隆起，边缘具明显的三角状齿，齿间距离约1cm；髓三棱状，糠质。叶互生于齿尖，少而稀疏，常生于嫩枝顶部，倒卵形或倒卵状长圆形，顶端圆，基部渐狭，全缘，两面无毛；叶脉不明显，肉质；叶柄极短；托叶刺状，宿存；苞叶2枚，下部结合，紧贴花序，膜质，与花序近等大。花序单生于叶腋，基部具短柄；总苞阔钟状，边缘5裂，裂片半圆形，边缘具小齿；腺体5，全缘；雄花多数；苞片丝状；雌花1枚，花柄较长，常伸出总苞之外；子房柄基部具3枚退化的花被片；子房三棱状扁球形，光滑无毛；花柱3，分离；柱头2浅裂。蒴果三棱状扁球形，成熟时分裂为3个分果爿。种子近球状，褐黄色，平滑；无种阜。花果期全年。

【分布生境】分布于云南西双版纳、楚雄、迪庆、丽江等地；生于海拔1000～1900m的村旁、路边。

【性味、功效与主治】苦，寒，有毒；消肿，拔毒，止泻；用于急性胃肠炎，疟疾，跌打肿痛，疥癣。

【用法用量】水煎服，鲜品3～6g。外用，鲜品适量，捣细敷于患处。

【民间经验方】

1. 甲沟炎，无名肿毒：金刚纂叶1片，蚯蚓5条，辣椒5g，铁落20g，拔毒散嫩尖5g，诸药用芭蕉叶包裹并放入火灰中加热，后包患处一小时，每日3次。

2. 佤族民间常用金刚纂茎髓煮猪脚食用，有除风扫毒的作用。

【化学成分】茎含3α-无羁萜醇、蒲公英赛醇、黄酮类化合物、氨基酸及糖类化合物等成分。乳汁含β-香树脂醇乙酸酯、环木菠萝烯醇、大戟醇等成分。

【药理作用】有截疟等作用。

金纽扣

【佤族名】Ma pian a lix（马片啊梨）、Rib blix si nbeix（日布里西背）。

【别名】遍地红、黄花草、过海龙。

【来源】菊科金纽扣属植物金纽扣 *Acmella paniculata*（Wall. ex DC.）R. K. Jansen 的全草。

【原植物】一年生草本。茎直立或斜升，多分枝，带紫红色，有明显的纵条纹，被短柔毛或近无毛。叶卵形、宽卵圆形或椭圆形，顶端短尖或稍钝，基部宽楔形至圆形，全缘，波状或具波状钝锯齿，侧脉细，2～3对，在下面稍明显，两面无毛或近无毛，叶柄被短毛或近无毛。头状花序单生，或圆锥状排列，卵圆形，有或无舌状花；花序梗较短，少有更长，顶端有疏短毛；总苞片约8个，2层，绿色，卵形或卵状长圆形，顶端钝或稍尖，无毛或边缘有缘毛；花托锥形，托片膜质，倒卵形；花黄色，雌花舌状，舌片宽卵形或近圆形，顶端3浅裂；两性花花冠管状，有4～5个裂片；瘦果长圆形，稍扁压，暗褐色，基部缩小，有白色的软骨质边缘，上端稍厚，有疣状腺体及疏微毛，边缘有缘毛，顶端有1～2个不等长的细芒。花果期4月～11月。

【分布生境】分布于云南玉溪、红河、文山、西双版纳、普洱、临沧、德宏、保山、大理等地；生于海拔1000～1900m的山坡林下、河边、村边空地及田间、沟边、水边。

【性味、功效与主治】辛、辣、麻、苦，微温，有小毒；清热解毒，消炎，止痛，祛风除湿；用于乳腺炎，跌打劳伤，毒蛇咬伤，疮痈肿毒。外用于跌打损伤，牙痛，风湿性关节炎。

【用法用量】水煎服，鲜品10～15g。外用，适量。

【民间经验方】

1. 乳腺炎：金纽扣根100g，穿山甲壳（代）50g，白牡丹根30g，白牛胆根30g，均取鲜品，洗净，切断，开水煎煮，每日1剂，分3次服。

2. 跌打损伤，牙痛，风湿性关节炎：金纽扣适量，配方捣烂外敷。

3. 食疗：金纽扣30～60g，土牛膝根15g，猪蹄1个，水炖服。

【化学成分】含α-香树脂醇、β-香树脂醇、蜂花醇、豆甾醇、谷甾醇-O-β-D-葡萄糖苷等成分。

【药理作用】有抗肿瘤等作用。

金线吊葫芦

【佤族名】Rib mgib dam（日不吉党）。

【别名】金果榄、苦地胆、山慈菇。

【来源】防己科青牛胆属植物青牛胆 *Tinospora sagittata*（Oliv.）Gagnep. 的块根。

【原植物】草质藤本，具连珠状块根，膨大部分常为不规则球形，黄色；枝纤细，有条纹，常被柔毛。叶纸质至薄革质，披针状箭形或有时披针状戟形，先端渐尖，有时尾状，基部弯缺常很深，后裂片圆、钝或短尖，通常仅在脉上被短硬毛，有时上面或两面近无毛。花序腋生，常数个或多个簇生，聚伞花序或分枝成疏花的圆锥状花序，总梗、分枝和花梗均丝状；小苞片 2，紧贴花萼；萼片 6，或有时较多，常大小不等，最外面的小，常卵形或披针形，阔卵形至倒卵形，或阔椭圆形至椭圆形；花瓣 6；雄蕊 6，与花瓣近等长或稍长；雌花萼片与雄花相似；花瓣楔形；心皮 3，近无毛。核果红色，近球形；果核近半球形。花期 4 月，果期秋季。

【分布生境】分布于云南南部；生于山谷溪边疏林下或石缝间。

【性味、功效与主治】苦，寒；清热解毒，消肿止痛；用于胃、十二指肠溃疡，慢性胃炎，胃下垂，咽喉炎等。

【用法用量】水煎服，5 ～ 10g。

【民间经验方】

1. 胃痛：金线吊葫芦 20g，七叶一枝花 30g，草果 10g，干姜 15g，叶子兰 20g，干品研粉备用，3 ～ 5g 温开水冲服，每日 2 次。

2. 接触性皮炎：金线吊葫芦鲜品配盐酸树叶，水煎外洗，每日 2 次。

3. 痢疾：金线吊葫芦根研粉，3 ～ 5g，温开水吞服，每日 2 次。

4. 食疗：金线吊葫芦 10g，海带 15g，公鸡爪 4 只，桃果 20g，猪舌根软骨 50g，水煎服，每日 1 剂。

【化学成分】块根含掌叶防己碱、防己内酯、异防己内酯、药根碱、金果榄苷等成分。根含掌叶防己碱、药根碱、非洲防己碱、千金藤宁碱、去氢分离木瓣树胺、蝙蝠葛任碱、木兰花碱、2- 脱氧 - 甲壳甾酮、2- 脱氧 -3- 表甲壳甾酮、2- 去氧甲壳甾酮 -3-O- β - 吡喃葡萄糖苷等成分。

【药理作用】有抗肾上腺素、抗 5- 羟色胺、抗胆碱酯酶、兴奋子宫、抗菌、降血糖等作用。

金银花

【佤族名】 Dai si mgrag（呆西各拉）、Dai si nkri（呆西克里）。

【别名】 金银藤。

【来源】 忍冬科忍冬属植物忍冬 *Lonicera japonica* Thunb. 的花。

【原植物】 半常绿藤本。幼枝暗红褐色，密被黄褐色、开展的硬直糙毛、腺毛和短柔毛，下部常无毛。叶纸质，卵形至矩圆状卵形，有时卵状披针形，稀圆卵形或倒卵形，极少有 1 至数个钝缺刻，顶端尖或渐尖，少有钝、圆或微凹缺，基部圆或近心形，有糙缘毛，上面深绿色，下面淡绿色，小枝上部叶通常两面均密被短糙毛，下部叶常平滑无毛而下面多少带青灰色；叶柄密被短柔毛。总花梗通常单生于小枝上部叶腋，与叶柄等长或稍较短，密被短柔后，并夹杂腺毛；苞片大，叶状，卵形至椭圆形，两面均有短柔毛或有时近无毛；小苞片顶端圆形或截形，为萼筒的 1/2 ～ 4/5，有短糙毛和腺毛；萼筒长约 2mm，无毛，萼齿卵状三角形或长三角形，顶端尖而有长毛，外面和边缘都有密毛；花冠白色，有时基部向阳面呈微红，后变黄色，唇形，筒稍长于唇瓣，很少近等长，外被多少倒生的开展或半开展糙毛和长腺毛，上唇裂片顶端钝形，下唇带状而反曲；雄蕊和花柱均高出花冠。果实圆形，熟时蓝黑色，有光泽。种子卵圆形或椭圆形，褐色，中部有 1 凸起的脊，两侧有浅的横沟纹。花期 4 ～ 6 月，果熟期 10 ～ 11 月。

【分布生境】 分布于云南昆明、文山、红河、玉溪、楚雄、大理、丽江等地；生于海拔 1900m 以下地区，有栽培。

【性味、功效与主治】 甘，寒；清热解毒，疏散风热；用于喉炎，尿道炎，肺炎，痈肿疔疮，热毒血痢。

【用法用量】 水煎服，5 ～ 10g。

【民间经验方】

1. 喉炎：金银花 10g，水煎服。

2. 食疗：金银花 5g，冰糖适量，代茶饮，可清热解毒。

【化学成分】 含绿原酸、异绿原酸、白果酸、β - 谷甾醇、豆甾醇、β - 谷甾醇 -D- 葡萄糖苷、豆甾醇 -D- 葡萄糖苷及数十种挥发油成分。

【药理作用】 有抗病原微生物、抗病毒、抗生育、降血脂、抗炎、解热等作用。

鱼子兰

【佤族名】Si ndah saex rong（土打舌蓢）。

【别名】珍珠兰、野珠兰、靛叶黑节草、节节茶、九节风。

【来源】金粟兰科金粟兰属植物鱼子兰 *Chloranthus erectus*（Buch.–Ham.）Verdc. 的全株。

【原植物】半灌木。茎圆柱形，无毛。叶对生，坚纸质，宽椭圆形、倒卵形至长倒卵形或倒披针形，顶端渐窄成长尖，基部楔形，边缘具腺头锯齿，两面无毛；侧脉 5 ～ 9 对。穗状花序顶生，两歧或总状分枝，复排列成圆锥花序式，具长总花梗；苞片三角形或宽卵形；花小，白色；雄蕊 3 枚，药隔合生成一卵状体，上部 3 浅裂，中央裂片较大，具 1 个 2 室的花药，两侧裂片较小，各具 1 个 1 室的花药，药隔不伸长，药室在药隔的中部或中部以上；子房卵形。果倒卵形，幼时绿色，成熟时白色。花期 4 ～ 6 月，果期 7 ～ 9 月。

【分布生境】分布于云南中部及南部；生于海拔 350 ～ 2400m 的疏林或密林下山坡、溪边。

【性味、功效与主治】苦、辛，温，有小毒；祛风除湿，行血止痛，消炎散肿；用于跌打损伤，风湿疼痛，感冒，月经不调，肺炎，阑尾炎，急性胃肠炎等。

【用法用量】水煎服，干品 15 ～ 20g。外用，适量，捣烂外敷于患处。

【民间经验方】

1. 肺结核：鱼子兰 15g，百部 15g，地胆头 10g，水煎服，每日 3 次。

2. 风湿性关节炎：鱼子兰 15g，苏木 10g，七叶莲 10g，岩川芎 10g，水煎服，每日 3 次。

3. 胃炎：鱼子兰 10g，水菖蒲 10g，七叶一枝花 5g，水煎服，每日 3 次。

4. 骨折：鱼子兰配血满草、灯台树叶等鲜品捣烂外包患处。

【化学成分】根含金粟兰内酯 A、金粟兰内酯 C、异莪术呋喃二烯和银线草呋喃醇。鲜花含顺式 - 茉莉酮酸甲酯、顺式 - β - 罗勒烯、β - 蒎烯等成分。

【药理作用】有抗炎等作用。

鱼眼草

【佤族名】Rib ngai gax（日乃嘎）。

【别名】地胡椒、鼓丁草、翳子草、地细辛、小馒头草、蛆头草。

【来源】菊科鱼眼草属植物鱼眼草 *Dichrocephala integrifolia*（L. f.）Kuntze 的全草。

【原植物】一年生草本，直立或铺散。茎通常粗壮，少有纤细的，不分枝或分枝自基部而铺散，或分枝自中部而斜升；茎枝被白色长或短绒毛，上部及接花序处的毛较密，或果期脱毛或近无毛。叶卵形、椭圆形或披针形；中部茎叶具大头羽裂，顶裂片宽大，侧裂片 1 ～ 2 对，通常对生而少有偏斜的，基部渐狭成具翅的长或短柄；叶簇或小枝被较密的绒毛。头状花序小，球形，生枝端，多数头状花序在枝端或茎顶排列成疏松或紧密的伞房状花序或伞房状圆锥花序；花序梗纤细；总苞片 1 ～ 2 层，膜质，长圆形或长圆状披针形，稍不等长，顶端急尖，微锯齿状撕裂；外围雌花多层，紫色，花冠极细，线形，顶端通常 2 齿；中央两性花黄绿色，少数，管部短，狭细，檐部长钟状，顶端 4 ～ 5 齿。瘦果压扁，倒披针形，边缘脉状加厚；无冠毛，或两性花瘦果顶端有 1 ～ 2 个细毛状冠毛。花果期全年。

【分布生境】分布于云南昆明、大理、丽江、文山，以及保山腾冲、普洱景东等地；生于海拔 1800 ～ 2800m 的原野荒地、路边。

【性味、功效与主治】辛、苦，凉；清热解毒，祛风明目，止毒；用于尿路感染，口腔溃疡，子宫炎，疔疮，皮肤感染。

【用法用量】水煎服，10 ～ 20g。

【民间经验方】

尿路感染，口腔溃疡，子宫炎：鱼眼草 20g，龙葵 25g，水煎服。

【化学成分】含萜类化合物、脂肪酸、甾醇、生物碱、苯丙素类及挥发油等成分。

【药理作用】有抗氧化、抑菌等作用。

鱼腥草

【佤族名】Daexsiouihngaig（歹西呕嘎）、Ribsiauihngaig（日西呕嘎）。

【别名】侧耳根、蕺耳根。

【来源】三白草科蕺菜属植物蕺菜 *Houttuynia cordata* Thunb. 的全草。

【原植物】腥臭草本。茎下部伏地，节上轮生小根，上部直立，无毛或节上被毛，有时带紫红色。叶薄纸质，有腺点，背面尤甚，卵形或阔卵形，顶端短渐尖，基部心形，两面有时除叶脉被毛外余均无毛，背面常呈紫红色；叶脉 5 ～ 7 条，全部基出或最内 1 对离基从中脉发出，如为 7 脉时，则最外 1 对很纤细或不明显；叶柄无毛；托叶膜质，顶端钝，下部与叶柄合生而成长 8 ～ 20mm 的鞘，且常有缘毛，基部扩大，略抱茎。总花梗无毛；总苞片长圆形或倒卵形，顶端钝圆；雄蕊长于子房，花丝长为花药的 3 倍。蒴果顶端有宿存的花柱。花期 4 ～ 7 月。

【分布生境】分布于云南各地；生于沟谷、田埂、地边、溪边草丛中，现有作蔬菜栽培。

【性味、功效与主治】辛，寒；清热解毒，消炎，利尿；用于肺热咳嗽，乳腺炎，流行性腮腺炎，尿道感染。根用于咳嗽，发热。

【用法用量】水煎服，30 ～ 60g。

【民间经验方】

1. 消炎，利尿：鱼腥草全草适量，水煎服。

2. 食疗：①鱼腥草 100g，通气香 50g，茴香根 50g，猪脑 1 个，食盐少许，均取鲜品，洗净混匀，剁细蒸熟食用，每日 3 次，用于失眠症。②鱼腥草鲜品 100g，猪肺 1 个，煮食，用于胃痛。③鱼腥草鲜品适量，与蒜蓉、辣椒、酱油、醋一起拌匀食用，可清热解毒、清利湿热。

【化学成分】含挥发油，油中主要成分为鱼腥草素、月桂烯、α - 蒎烯、柠檬烯、甲基正壬基甲酮、莰烯、乙酸龙脑酯、芳樟醇、月桂醛等成分。

【药理作用】有抗菌、抗病毒、利尿、镇痛、止血、促进细胞再生等作用。

狗舌草

【佤族名】Rib ndag soux（日达勺）。

【别名】黑阳参、黑元参、白紫草、土玄参。

【来源】紫草科长蕊斑种草属植物长蕊斑种草 *Antiotrema dunnianum*（Diels）Hand.–Mazz. 的根及根茎。

【原植物】茎 1 条或 2 条，密生短柔毛，仅上部花序有分枝。基生叶匙形至狭椭圆形，先端钝或急尖，两面密生具基盘的短硬毛；茎生叶较小，倒披针形至狭卵状长圆形。花序顶生，有多数或少数分枝；花多数，花梗稍下弯，花序轴、花梗及花萼都密生短柔毛；花萼，裂片线状披针形或三角状披针形，先端急尖，果期稍增大；花冠蓝色或紫红色，无毛，檐部裂片近圆形，比筒部短 2 ～ 2.5 倍，开展，全缘，有脉，附属物梯形，先端钝，边缘有乳头状突起；雄蕊 5，花丝丝形，长到达花冠裂片的先端或稍低，花药椭圆形；子房 4 裂，通常 1 ～ 3 个发育，花柱丝形，柱头很小。小坚果稍内弯，淡褐色至黑褐色，密生疣状突起，腹面的环状突起几占全长，外层有疣状齿，内层全缘，着生面在底部。种子狭卵形，背腹扁，胚根在下方。花期 5 ～ 6 月，果期 7 ～ 8 月。

【分布生境】分布于云南大部分地区；生于海拔 1800 ～ 2700m 的山坡草地、路边或松栎林内、灌丛下。

【性味、功效与主治】苦、微甘，凉；养阴补虚，除热解毒；用于虚劳发热，头昏，热淋，痈肿，口疮，牙痱。

【用法用量】水煎服，干品 9 ～ 15g，鲜品 30 ～ 60g。外用，适量，捣敷。

【民间经验方】

痈肿：狗舌草根及根茎鲜品适量捣敷。

【化学成分】含吡咯里西啶类生物碱等成分。

【药理作用】有调节免疫功能、抗肿瘤、抗辐射等作用。

狗尾巴参

【佤族名】Si ndah saex hnao（西达色脑）。

【别名】倒竹散、小玉竹、宝铎草。

【来源】百合科万寿竹属植物距花万寿竹 *Disporum calcaratum* D. Don 的根茎。

【原植物】根状茎曲折，横出；根质地较硬。茎高 30 ～ 70cm 或可达 1m，具棱，上部有分枝。叶纸质或厚纸质，卵形、椭圆形或矩圆形，长 5 ～ 8cm，宽 2 ～ 5cm，先端骤尖或渐尖，基部圆形或近心形，边缘和下面脉上稍粗糙；叶柄长 3 ～ 5mm。伞形花序有花 10 多朵，着生在与中上部叶对生的短枝顶端；花梗长 1 ～ 2cm，在果期较粗，下弯，棱上密生乳头状突起；花紫色；花被片倒披针形，长 12 ～ 20mm，宽 3 ～ 5mm，先端尖，基部有直出或向外斜出的长距，距长 4 ～ 5mm；花药长 4 ～ 5mm，花丝比花药长 2 倍；花柱连同 3 裂柱头比子房长 2 ～ 3 倍；雌雄蕊均不伸出花被之外。浆果近球形，直径约 1.1cm。种子褐色，直径 3 ～ 5mm。花期 6 ～ 7 月，果期 8 ～ 11 月。

【分布生境】分布于云南昆明、普洱、临沧、红河、文山、西双版纳、怒江等地；生于山沟，林下草丛中。

【性味、功效与主治】甘，平；养阴润肺，益气生津；用于小儿肺炎，肺热咳嗽，腰膝酸软，盗汗。

【用法用量】水煎服，15 ～ 20g。

【民间经验方】

1. 小儿肺炎：狗尾巴参配桑白皮、柴胡、地骨皮，水煎服。

2. 食疗：狗尾巴参 30g，猪肺 1 个，炖至熟透服，用于肺气虚喘。

【化学成分】含黄酮类化合物及黄酮苷、甾体皂苷及豆甾醇、谷甾醇、麦角甾醇和胡萝卜苷、苯甲酸苄酯等成分。

【药理作用】有清除靶向肿瘤、抗神经炎症、抗辐射等作用。

狗尾巴树

【佤族名】Kaox si ndax soux（靠西达叟）。

【别名】非岛桐、红果果、香桂树。

【来源】大戟科野桐属植物粗糠柴 *Mallotus philippensis*（Lam.）Muell. Arg. 的根。

【原植物】小乔木或灌木。小枝、嫩叶和花序均密被黄褐色短星状柔毛。叶互生或有时小枝顶部的对生，近革质，卵形、长圆形或卵状披针形，顶端渐尖，基部圆形或楔形，边近全缘，上面无毛，下面被灰黄色星状短绒毛，叶脉上具长柔毛，散生红色颗粒状腺体；基出脉 3 条，侧脉 4 ～ 6 对；近基部有褐色斑状腺体 2 ～ 4 个；叶柄两端稍增粗，被星状毛。花雌雄异株，花序总状，顶生或腋生，单生或数个簇生；雄花 1 ～ 5 朵簇生于苞腋；雌花苞片卵形，花萼裂片 3 ～ 5 枚，卵状披针形，外面密被星状毛；子房被毛，柱头密生羽毛状突起。蒴果扁球形，具 2(～ 3）个分果爿，密被红色颗粒状腺体和粉末状毛；种子卵形或球形，黑色，具光泽。花期 4 ～ 5 月，果期 5 ～ 8 月。

【分布生境】分布于云南富宁、麻栗坡、西畴、金平、屏边、景洪、勐腊、勐海、耿马、沧源、西盟等地；生于海拔 200 ～ 1300m 的林缘和灌丛中。

【性味、功效与主治】苦、涩，凉；止痢，消炎止痛；用于急、慢性痢疾，咽喉肿痛。

【用法用量】水煎服，干品 15 ～ 25g，鲜品 25 ～ 50g。

【民间经验方】

1. 食疗：粗糠柴叶 6g，捣烂，加两次米泔水炖服，用于湿热泄泻。

2. 咽喉肿痛：狗尾巴树适量，水煎服。

【化学成分】含纤维素、胶质类物质。

【药理作用】有驱虫、提高小肠张力以增强蠕动等作用。

闹鱼藤

【佤族名】Hnu liex（奴列）。

【别名】冲天子、苦檀子、土大风子、猪腰子、苦蚕子。

【来源】豆科鱼藤属植物厚果鱼藤 *Derris taiwaniana*（Hayata）Z. Q. Song 的根、叶、种子。

【原植物】巨大藤本。幼年时直立如小乔木状。嫩枝褐色，密被黄色绒毛，后渐秃净，老枝黑色，光滑，散布褐色皮孔，茎中空。叶为羽状复叶；托叶阔卵形，黑褐色，贴生鳞芽两侧，宿存；小叶 6 ～ 8 对，草质，长圆状椭圆形至长圆状披针形，先端锐尖，基部楔形或圆钝，上面平坦，下面被平伏绢毛，中脉在下面隆起，密被褐色绒毛，侧脉 12 ～ 15 对，平行近叶缘弧曲；小叶柄密被毛；无小托叶。总状圆锥花序，2 ～ 6 枝生于新枝下部，密被褐色绒毛，花 2 ～ 5 朵，着生节上；苞片小，阔卵形，小苞片甚小，线形，离萼生；花萼杯状，密被绒毛，萼齿甚短，几不明显，圆头，上方 2 齿全合生；花冠淡紫，旗瓣无毛，或先端边缘具睫毛，卵形，基部淡紫，基部具 2 短耳，无胼胝体，翼瓣长圆形，下侧具钩，龙骨瓣基部截形，具短钩；雄蕊单体，对旗瓣的 1 枚基部分离；无花盘；子房线形，密被绒毛，花柱长于子房，向上弯，胚珠 5 ～ 7 粒。荚果深褐黄色，肿胀，长圆形，单粒种子时卵形，秃净，密布浅黄色疣状斑点，果瓣木质，甚厚，迟裂，有种子 1 ～ 5 粒；种子黑褐色，肾形，或挤压呈棋子形。花期 4 ～ 6 月，果期 6 ～ 11 月。

【分布生境】分布于云南屏边、勐腊等地；生于海拔 1000 ～ 1700m 的溪边、疏林下及灌木丛中。

【性味、功效与主治】苦、辛，凉，有大毒。根散瘀消肿；用于急性胃肠炎，痧症腹痛，跌打损伤。种子散瘀止痛；用于跌打损伤。

【用法用量】内服研末或煅存性或磨汁，0.9 ～ 1.5g。外用，适量，捣烂敷于患处。本品有大毒，内服宜慎重。

【民间经验方】

1. 急性胃肠炎：闹鱼藤根 0.9 ～ 1.5g，捣烂取汁，开水冲服。
2. 跌打损伤、骨折：闹鱼藤鲜根皮适量，捣烂敷于患处。
3. 枪伤：闹鱼藤果适量，捣烂敷于患处。

【化学成分】种子含鱼藤酮、类鱼藤酮等成分。

【药理作用】有促进血液循环及骨细胞生长等作用。

卷柏

【佤族名】Mgai rang（盖然）。

【别名】石花、还魂草、九死还魂草、一把抓。

【来源】卷柏科卷柏属植物卷柏 *Selaginella tamariscina*（P. Beauv.）Spring. 的全草。

【原植物】多年生草本。主茎短或长，直立，下着须根。各枝丛生，直立，干后拳卷，密被覆瓦状叶，各枝扇状分枝至 2 ～ 3 回羽状分枝。叶小，异型，交互排列；侧叶披针状钻形，长约 3mm，基部龙骨状，先端有长芒，远轴的一边全缘，宽膜质，近轴的一边膜质缘极狭，有微锯齿；中叶两行，卵圆披针形，先端有长芒，斜向，左右两侧不等，边缘有微锯齿，中脉在叶上面下陷。孢子囊穗生于枝顶，四棱形；孢子叶三角形，先端有长芒，边缘有宽的膜质；孢子囊肾形，大小孢子的排列不规则。

【分布生境】分布于云南昆明、玉溪、丽江，以及西双版纳勐腊、迪庆德钦、大理洱源等地；生于向阳山坡或岩石缝内。

【性味、功效与主治】辛，平；活血通经，止血；用于月经不调，子宫出血，便血，脱肛等。

【用法用量】水煎服，15 ～ 20g。

【民间经验方】

1. 月经不调：卷柏 15g，小红参 10g，胡椒 7 粒，水煎服，每日 3 次。

3. 子宫出血：卷柏烧炭研末备用，每次 5g，开水送服。

3. 子宫脱垂：卷柏 10g，响铃草 6g，叶子兰 6g，水煎服，每日 3 次。

4. 食疗：卷柏 5g，猪蹄 250g，调味品适量，将卷柏洗净，纱布包好与猪蹄同炖至烂熟后服食，用于产后骨节酸痛。

【化学成分】含苏铁双黄酮、穗花杉双黄酮、扁柏双黄酮、异柳杉双黄酮、柳杉双黄酮 B、芹菜素、海藻糖等成分。

【药理作用】有抗癌、止血、抑菌、解痉等作用。

泽泻

【佤族名】 daex pag lan（德帕郎）。

【来源】 泽泻科泽泻属植物泽泻 *Alisma plantago-aquatica* Linn. 的根。

【原植物】 多年生水生或沼生草本。块茎较大。叶多数；挺水叶宽披针形、椭圆形，先端渐尖，基部近圆形或浅心形，叶脉 5 ～ 7 条，叶柄较粗壮，基部渐宽，边缘窄膜质。花葶高；花序具 3 ～ 9 轮分枝，每轮分枝 3 ～ 9 枚；花两性；花梗不等长；外轮花被片卵形，边缘窄膜质，具 5 ～ 7 脉，内轮花被片近圆形，比外轮大，白色、淡红色，稀黄绿色，边缘波状；心皮排列不整齐，花柱柱头长约为花柱 1/5；花药黄绿色或黄色；花托在果期呈凹凸。瘦果椭圆形，背部具 1 ～ 2 条浅沟，腹部自果喙处凸起，呈膜质翅，两侧果皮纸质，半透明，或否，果喙自腹侧中上部伸出。种子紫红色。花果期 5 ～ 9 月。

【分布生境】 除西双版纳等热带地区外，云南各地均有分布；生于海拔 580 ～ 2500m 的水田、水沟、湖滨、沼泽地。

【性味、功效与主治】 甘、淡，寒；利水渗湿，泄热；用于产后泄泻，痢疾，肾虚早泄。

【用法用量】 水煎服，5 ～ 20g。

【民间经验方】

1. 产后泄泻，痢疾：泽泻 20g，杭白芍 50g，当归 40g，山药 75g，川厚朴 10g，黄芪 25g，车前子 15g，红花 12g，茯苓 15g，山楂片 10g，甘草 5g，生姜 3 片，大枣 5 个，水煎服。

2. 肾虚早泄：泽泻、熟地黄、山药、山茱萸、云茯苓、牡丹皮、枸杞、覆盆子、菟丝子、五味子、胡芦巴、淫羊藿适量，水煎服。

【化学成分】 含三萜类化合物泽泻醇 A、泽泻醇 B、泽泻醇 A 单乙酸酯、泽泻醇 B 单乙酸酯、表泽泻醇 A 等，另含甾醇、生物碱、苷类化合物、黄酮类化合物、有机酸、氨基酸、多糖、挥发油、脂肪酸、树脂、蛋白质、淀粉等成分。

【药理作用】 有利尿、降血压、降血脂、抗动脉粥样硬化、抗脂肪肝、抑菌、抗炎、调节免疫功能等作用。

细茎石斛

【佤族名】Kua Koi（垮快）。

【别名】铜皮石斛、云南石斛、带纹石斛。

【来源】兰科石斛属植物细茎石斛 *Dendrobium moniliforme*（L.）Sw 的茎、花。

【原植物】茎直立，细圆柱形，具多节，干后金黄色或黄色带深灰色。叶数枚，二列，常互生于茎的中部以上，披针形或长圆形，先端钝并且稍不等侧 2 裂，基部下延为抱茎的鞘。总状花序 2 至数个，生于茎中部以上具叶和落了叶的老茎上，通常具 1 ～ 3 花；花苞片干膜质，浅白色带褐色斑块，卵形，先端钝；萼片和花瓣相似，卵状长圆形或卵状披针形，先端锐尖或钝，具 5 条脉；花瓣通常比萼片稍宽；唇瓣白色、淡黄绿色或绿白色，带淡褐色或紫红色至浅黄色斑块，整体轮廓卵状披针形，比萼片稍短，基部楔形，3 裂；侧裂片半圆形，直立，围抱蕊柱，边缘全缘或具不规则的齿；唇盘密布短柔毛，基部常具 1 个椭圆形胼胝体，近中裂片基部通常具 1 个紫红色、淡褐色或浅黄色的斑块。花期通常 3 ～ 5 月。

【分布生境】分布于云南普洱、楚雄、红河，以及临沧耿马、大理漾濞、怒江贡山、迪庆香格里拉等地；附生于海拔 350 ～ 3000m 处的杂木林中树上或岩石上。

【性味、功效与主治】甘、淡；清热生津；用于热病伤津，口干燥渴，病后虚热，阴伤目暗。

【用法用量】水煎服，茎 10 ～ 20g，花 1 ～ 3g；鲜品加倍，或入丸、散，或熬膏。

【民间经验方】

1. 口干烦渴：细茎石斛适量，水煎服。

2. 食疗：①细茎石斛茎适量，鸡 1 只，共炖食用，可补虚生津。②细茎石斛茎或花适量，开水泡饮，加少量蜂蜜，可滋阴生津。

【化学成分】含 3,4- 二羟基 -5,4′- 二甲氧基联苄、β- 谷甾醇、胡萝卜苷等成分。

【药理作用】有降血糖等作用。

贯众

【佤族名】Guax vi siah（刮喂下）。

【别名】小贯众、鸡脑壳、鸡公头、地良姜。

【来源】鳞毛蕨科贯众属植物贯众 *Cyrtomium fortunei* J.Smith. 的根茎。

【原植物】植株高 30 ～ 70cm。根茎短而斜升，连同叶柄基部密被黑褐色、阔卵状披针形大鳞片；叶簇生；叶柄禾秆色，向上被疏鳞片；叶片长圆形至披针形，基部不缩狭，一回羽状；羽片 10 ～ 20 对，镰状披针形，有短柄，基部圆楔形，上侧稍呈尖耳状突起，边缘有细锯齿；叶脉网状。孢子囊群生于内藏小脉先端，散生于羽片背面；囊群盖圆盾形，棕色，全缘。

【分布生境】分布于云南大部分地区；生于海拔 700 ～ 2300m 的林缘、山谷和田埂、路旁。

【性味、功效与主治】苦，微寒；清热平肝，解毒杀虫，止血；用于流行性感冒，痢疾，高血压，脑膜炎。

【用法用量】水煎服，15 ～ 20g。

【民间经验方】

1. 流感：贯众 15g，白虎草 10g，紫苏叶 10g，地肤草叶 10g，生姜少许为引，水煎服，每日 3 次。

2. 睾丸炎：贯众 50g，水煎后分次当茶频饮。

3. 食疗：贯众 30g，与猪大肠炖服，用于痔疮出血。

【化学成分】含贯众苷、异槲皮苷、紫云英苷、贯众素等成分。

【药理作用】有镇静、催眠、收涩等作用。

革命菜

【佤族名】Daex leen mgong（德轮汞）。

【别名】大胖菜、满天飞。

【来源】菊科野茼蒿属植物野茼蒿 *Crassocephalum crepidioides*（Benth.）S. Moore 的全草。

【原植物】直立草本。茎有纵条棱，无毛叶膜质，椭圆形或长圆状椭圆形，顶端渐尖，基部楔形，边缘有不规则锯齿或重锯齿，或有时基部羽状裂，两面无或近无毛。头状花序数个在茎端排成伞房状，总苞钟状，基部截形，有数枚不等长的线形小苞片；总苞片 1 层，线状披针形，等长，具狭膜质边缘，顶端有簇状毛，小花全部管状，两性，花冠红褐色或橙红色，檐部 5 齿裂，花柱基部呈小球状，分枝，顶端尖，被乳头状毛。瘦果狭圆柱形，赤红色，有肋，被毛；冠毛极多数，白色，绢毛状，易脱落。花期 7 ～ 12 月。

【分布生境】分布于云南南部；生于海拔 1000 ～ 1600m 的荒地、路旁、林下和水沟边。

【性味、功效与主治】辛，平；助消化，健脾消肿；用于胃胀满，脾虚浮肿。

【用法用量】水煎服，干品 15 ～ 30g，鲜品 30 ～ 50g。外用，捣敷。

【民间经验方】

1. 胃胀满：革命菜适量煎服。

2. 食疗：鲜革命菜嫩苗或嫩叶适量，鸡蛋 2 个，煎炒，以盐、鸡精、料酒调味，食用，可清热解毒、健脾利水。

【化学成分】含烯烃类化合物，如月桂烯，以及多种维生素、黄酮类化合物、多酚类化合物、香豆素等成分。

【药理作用】有调节肿瘤代谢、抗肠道溃疡、修复电离辐射损伤等作用。

茜草

【佤族名】Rib bid（日不别）。

【别名】大红参、红茜根、小血藤。

【来源】茜草科茜草属植物茜草 *Rubia cordifolia* L. 的根。

【原植物】多年生攀缘草本。根数条至数十条丛生，外皮紫红色或橙红色。茎四棱形，棱上生多数倒生的小刺。叶 4 片轮生，具长柄；叶片形状变化较大，卵形、三角状卵形、宽卵形至窄卵形，先端通常急尖，基部心形，上面粗糙，下面沿中脉及叶柄均有倒刺，全缘，基出脉 5。聚伞花序圆锥状，腋生及顶生；花小，黄白色，5 数；花萼不明显；花冠辐状，5 裂，裂片卵状三角形，先端急尖；雄蕊 5，着生在花冠管上；子房下位，2 室，无毛。浆果球形，红色后转为黑色。花期 6 ～ 9 月，果期 8 ～ 10 月。

【分布生境】分布于云南全省；生于山坡路旁、沟沿、田边、灌丛及林缘。

【性味、功效与主治】苦，寒；活血止血，祛瘀；用于衄血，便血，崩漏，月经不调，风湿关节痛，跌打损伤，肠炎，神经性皮炎。

【用法用量】水煎服，15 ～ 20g。

【民间经验方】

1. 贫血：茜草 15g，小红参 10g，鸡血藤 10g，红糖少量为引，水煎服，每日 2 次。

2. 不孕症：茜草 15g，苎麻 15g，胡椒 7 粒，水煎服，每日 3 次。

3. 食疗：①茜草 10g，甲鱼 1 只，共炖服，用于肝硬化合并出血。②茜草适量，小嫩鸡 1 只，炖后食用，用于产后虚弱。

【化学成分】含蒽醌衍生物、萘醌衍生物、萘氢醌衍生物、三萜类化合物等成分。

【药理作用】有止血、抗血小板聚集、升高白细胞、镇咳祛痰、抗菌、抗癌、抑制碳酸钙结石的形成、增加冠状动脉血流量、兴奋子宫、抑制大鼠皮肤结缔组织的通透性等作用。

草血竭

【佤族名】Gong ki（公克）。

【别名】毛叶草血竭、老腰弓、土血竭。

【来源】蓼科拳参属植物草血竭 *Bistorta paleacea*（Wall. ex Hook. f.）Yonek. & H. Ohashi 的根状茎。

【原植物】多年生草本。根状茎肥厚，弯曲，黑褐色。茎直立，不分枝，无毛，具细条棱，单生或 2 ～ 3。基生叶革质，狭长圆形或披针形，顶急尖或微渐尖，基部楔形，稀近圆形，边缘全缘，脉端增厚，微外卷，上面绿色，下面灰绿色，叶下面疏生卷曲的短柔毛；茎生叶披针形，较小，具短柄，最上部的叶为线形；托叶鞘筒状膜质，下部绿色，上部褐色，开裂；无缘毛。总状花序呈穗状，紧密；苞片卵状披针形，膜质，顶端长渐尖；花梗细弱，开展，比苞片长；花被 5 深裂；淡红色或白色，花被片椭圆形，雄蕊 8；花柱 3，柱头头状。瘦果卵形，具 3 锐棱，有光泽，包于宿存花被内。花期 7 ～ 8 月，果期 9 ～ 10 月。

【分布生境】分布于云南各地；生于海拔 1350 ～ 4200m 的草坡、山谷、沟边、林中、林缘、林下等地。

【性味、功效与主治】涩，温；收敛止血，生肌止痛；用于胃痛，胃及十二指肠溃疡，崩漏，外伤出血。

【用法用量】水煎服，5 ～ 10g。

【民间经验方】

1. 痢疾：草血竭 10g，翻白叶 10g，葛根 10g，十大功劳 10g，水煎服，每日 2 次。

2. 胃溃疡：草血竭 10g，金线吊葫芦 5g，七叶一枝花 5g，仙鸣草 6g，水煎服，每日 3 次。

【化学成分】含混合性鞣质等成分。

【药理作用】有促进凝血等作用。

草决明

【佤族名】Dai bi（呆比）。

【别名】决明子、假花生、假绿豆、马蹄决明。

【来源】豆科决明属植物决明 *Senna tora*（L.）Roxb. 的种子。

【原植物】一年生亚灌木状草本。叶柄上无腺体；叶轴上每对小叶间有棒状的腺体 1 枚；小叶 3 对，膜质，倒卵形或倒卵状长椭圆形，顶端圆钝而有小尖头，基部渐狭，偏斜，上面被稀疏柔毛，下面被柔毛；小叶柄托叶线状，被柔毛，早落。花腋生，通常 2 朵聚生；花梗丝状；萼片稍不等大，卵形或卵状长圆形，膜质，外面被柔毛；花瓣黄色，下面两片略长；能育雄蕊 7 枚，花药四方形，顶孔开裂，花丝短于花药；子房无柄，被白色柔毛。荚果纤细，近四棱形，两端渐尖，膜质；种子约 25 颗，菱形，光亮。花果期 8 ～ 11 月。

【分布生境】原产于美洲热带地区，云南除迪庆、昭通地区外均有分布；生于海拔 500 ～ 1300m 的村寨旁旷地、林缘、路旁。

【性味、功效与主治】苦、甘，凉；清肝明目，利水，通便；用于风热赤眼，青盲，肝炎，习惯性便秘。

【用法用量】水煎服，9 ～ 15g。

【民间经验方】

风热赤眼，青盲：草决明 15g，菊花 10g，枸杞 10g，代茶饮。

【化学成分】含大黄酚、大黄素甲醚、芦荟大黄素、大黄素、决明素、橙黄决明素及决明内酯等成分。

【药理作用】种子的醇提取物具有降血压、抗菌等作用。

草果

【佤族名】Blix qaox go（不李草果）。

【别名】草果仁、姜炒草果、炒草果仁。

【来源】姜科豆蔻属植物草果 *Amomum tsaoko* Crevost & Lemarie 的果实。

【原植物】茎丛生，全株有辛香气，地下部分略似生姜。叶片长椭圆形或长圆形，顶端渐尖，基部渐狭，边缘干膜质，两面光滑无毛，无柄或具短柄，叶舌全缘，顶端钝圆。穗状花序不分枝，每花序约有花 5 ～ 30 朵；总花梗被密集的鳞片，鳞片长圆形或长椭圆形，顶端圆形，革质，干后褐色；苞片披针形，顶端渐尖；小苞片管状，一侧裂至中部，顶端 2 ～ 3 齿裂，萼管约与小苞片等长，顶端具钝 3 齿；花冠红色，裂片长圆形；唇瓣椭圆形，顶端微齿裂。蒴果密生，熟时红色，干后褐色，不开裂，长圆形或长椭圆形，无毛，顶端具宿存花柱残迹，干后具皱缩的纵线条，果梗基部常具宿存苞片。种子多角形，有浓郁香味。花期 4 ～ 6 月，果期 9 ～ 12 月。

【分布生境】分布于云南西双版纳、德宏、普洱、文山、红河、丽江、楚雄等地；生于海拔 1200 ～ 1800m 的林下荫处，栽培或野生。

【性味、功效与主治】辛，温；燥湿散寒，祛痰截疟；用于脘腹胀满冷痛，反胃呕吐，痰饮，疟疾，妇女产后怕冷。

【用法用量】水煎服，25 ～ 50g，或入丸、散。

【民间经验方】

1. 牙痛：草果面 0.5g，花椒面 0.2g，取二味药药粉放入纸烟里，点燃后慢慢吸入，有止痛作用。

2. 食疗：草果 5 ～ 6g，羊肉 500g，豌豆 80g，萝卜 200g，姜、香菜、食盐、胡椒粉、醋各适量，大火烧开，小火再煮，可芳香开胃。

【化学成分】含挥发油，油中成分为 1,8- 桉叶素、α - 蒎烯、β – 蒎烯等。

【药理作用】有镇咳、祛痰、抗炎、抗菌、驱豚鼠蛔虫等作用。

茶

【佤族名】Kaox qax（考茶）。

【别名】苦茶、老苦茶、山茶、古树茶。

【来源】山茶科山茶属植物茶 *Camellia sinensis*（L.）Kuntze. 的根、叶。

【原植物】灌木或小乔木。嫩枝无毛。叶革质，长圆形或椭圆形，先端钝或尖锐，基部楔形，上面发亮，下面无毛或初时有柔毛，侧脉 5 ～ 7 对，边缘有锯齿，叶柄无毛。花 1 ～ 3 朵腋生，白色；苞片 2 片，早落；萼片 5 片，阔卵形至圆形，无毛，宿存；花瓣 5 ～ 6 片，阔卵形，基部略连合，背面无毛，有时有短柔毛；雄蕊基部连生；子房密生白毛；花柱无毛，先端 3 裂。蒴果 3 球形或 1 ～ 2 球形，每球有种子 1 ～ 2 粒。花期 10 月至翌年 2 月。

【分布生境】分布于云南普洱、临沧、西双版纳、德宏等地；广泛栽培。

【性味、功效与主治】苦，平；强心利尿，抗菌消炎，收敛止泻，降压；用于高血压，肝炎，心脏病水肿。

【用法用量】水煎服，15 ～ 20g。

【民间经验方】

1. 解毒：老茶树老叶适量，猪油 1 勺，煎煮内服，起催吐作用。

2. 高血压、高血糖：老茶树根 15g，玉米须 6g，水煎代茶饮。

3. 沙眼：老茶叶、千里光各适量水煮，外洗。

4. 食疗：①茶叶适量，开水泡饮，或配伍西瓜皮、薄荷，煎煮后代茶饮，可祛暑解表。②茶叶除可作茶饮外，还可做茶叶蛋、油炸茶叶、凉拌茶叶、茶叶焖鱼，具有开胃消食的功效。

【化学成分】茶叶含嘌呤类生物碱、可可豆碱、茶碱、黄嘌呤、鞣质、没食子酸、茶黄素、异茶黄素、精油等成分。

【药理作用】有兴奋中枢、降血压、利尿、降血脂、抗动脉硬化、抗氧化、抑制血小板聚集和抗血栓、抗诱变、抗炎、抗过敏、抗病原微生物、抗癌等作用。

胡椒

【佤族名】Si mgiab lao（西各里芳）。

【别名】白胡椒、黑胡椒。

【来源】胡椒科胡椒属植物胡椒 *Piper nigrum* L. 的果实。

【原植物】木质攀缘藤本。茎、枝无毛，节显著膨大，常生小根。叶厚，近革质，阔卵形至卵状长圆形，稀有近圆形，顶端短尖，基部圆，常稍偏斜，两面均无毛；叶脉 5 ～ 7 条，稀有 9 条，最上 1 对互生，叶柄无毛；叶鞘延长，长常为叶柄之半。花杂性，通常雌雄同株；花序与叶对生，短于叶或与叶等长；总花梗与叶柄近等长，无毛；苞片匙状长圆形，顶端阔而圆，与花序轴分离，呈浅杯状，狭长处与花序轴合生，仅边缘分离；雄蕊 2 枚，花药肾形，花丝粗短；子房球形，柱头 3 ～ 4，稀有 5。浆果球形，无柄，成熟时红色，未成熟时干后变黑色。花期 6 ～ 10 月。

【分布生境】分布于云南西双版纳、德宏、普洱、文山、红河、丽江、楚雄等地；生于海拔 1200 ～ 1800m 的林下荫处，栽培或野生。

【性味、功效与主治】辣、辛，温；祛寒，消炎，温胃，除湿，发汗；用于流行性感冒，风寒感冒。

【用法用量】水煎服，7～10粒，或研细，配方水煎服。

【民间经验方】

1. 胃寒疼痛：胡椒、姜适量，代茶饮。
2. 食疗：胡椒粉适量，与鸡蛋或肉同蒸服，可温中健胃。

【化学成分】含多种酰胺类化合物，又含挥发油等成分。

【药理作用】有升压等作用。

南板蓝

【佤族名】Hlax niah（辣捏）。

【别名】板蓝、靛叶。

【来源】爵床科马蓝属植物板蓝 *Strobilanthes cusia*（Nees）Kuntze 的根、叶。

【原植物】多年生草本。稍木质化，通常成对分枝，幼嫩部分和花序均被锈色、鳞片状毛，叶柔软，纸质，椭圆形或卵形，顶端短渐尖，基部楔形，边缘有稍粗的锯齿，两面无毛，干时黑色；侧脉每边约8条，两面均凸起；叶柄长1.5～2cm；穗状花序直立；苞片对生。蒴果无毛。种子卵形。花期11月。

【分布生境】分布于云南西双版纳、大理，以及昭通盐津，普洱西盟、景谷等地；生于海拔600～2100m的林下阴湿地，亦有栽培。

【性味、功效与主治】苦，寒；清热解毒，凉血利尿；用于防治流行性脑脊髓膜炎，乙型脑炎，流行性感冒，腮腺炎，扁桃体炎，口腔炎，痢疾，蛇咬伤。

【用法用量】水煎服，10～30g。

【民间经验方】

1. 腮腺炎，扁桃体炎：板蓝根适量，水煎服。
2. 食疗：板蓝叶适量，清炒，可清热解毒。

【化学成分】根茎中含大黄酚、靛苷、靛玉红、靛蓝、β-谷甾醇、羽扇豆醇、白桦脂醇、羽扇豆酮等成分。叶含靛苷、靛玉红、靛蓝、色氨酮等成分。

【药理作用】有抗肿瘤作用。

南蛇藤

【佤族名】 Blix daex diag（布里得地丫）。

【别名】 灯油果、滇南蛇藤、打油果、红果藤、小黄果。

【来源】 卫矛科南蛇藤属植物灯油藤 *Celastrus paniculatus* Willd. 的果实 。

【原植物】 常绿藤本灌木。小枝被毛或光滑，皮孔椭圆形，通常密生，稀不显著；腋芽小，三角形。叶椭圆形、长方椭圆形、长方形、阔卵形、倒卵形至近圆形，先端短尖至渐尖，基部楔形较圆，边缘锯齿状，叶两面光滑，稀在叶背脉腋处有微毛，侧脉 5 ～ 7 对；托叶线形，早落。聚伞圆锥花序顶生，上部分枝与下部分枝近等长，稍平展，花序梗及小花梗偶被短绒毛，关节位于基部；花淡绿色；花萼 5 裂，覆瓦状排列，半圆形，具缘毛；花瓣长方形至倒卵长方形；花盘厚膜质杯状，不明显 5 裂；雄蕊着生花盘边缘，在雌花中雄蕊退化；子房近球状，在雄花中退化成短棒状。蒴果球状，具 3 ～ 6 种子。种子椭圆状，两端稍尖。花期 4 ～ 6 月，果期 6 ～ 9 月。

【分布生境】 分布于云南普洱、西双版纳等地；生于海拔 200 ～ 1800m 的林缘，藤、灌木丛中。

【性味、功效与主治】 辛、苦，平；杀虫，消炎；用于神经性皮炎。

【用法用量】 水煎服，10 ～ 30g。

【民间经验方】

神经性皮炎：用南蛇藤果榨出的油配方治疗。

【化学成分】 种子含锥序南蛇藤二醇、锥序南蛇藤呋喃四醇等成分。

【药理作用】 有修复神经、抗肿瘤、抗辐射认知损伤等作用。

南酸枣

【佤族名】 Kaox laix（考来）。

【别名】 五眼果、山枣、人面子、酸枣。

【来源】 漆树科南酸枣属植物南酸枣 *Choerospondias axillaris*（Roxb.）B.L.Burtt & A. W. Hill 的树皮、果实。

【原植物】 落叶乔木。树皮灰褐色，片状剥落，小枝粗壮，暗紫褐色，无毛，具皮孔。奇数羽状复叶，有小叶 3 ～ 6 对，叶轴无毛，叶柄纤细，基部略膨大；

小叶膜质至纸质，卵形或卵状披针形或卵状长圆形，先端长渐尖，基部多少偏斜，阔楔形或近圆形，全缘或幼株叶边缘具粗锯齿，两面无毛或稀叶背脉腋被毛，侧脉 8 ～ 10 对，两面突起，网脉细，不显。雄花序被微柔毛或近无毛；苞片小；花萼外面疏被白色微柔毛或近无毛，裂片三角状卵形或阔三角形，先端钝圆，边缘具紫红色腺状睫毛，里面被白色微柔毛；花瓣长圆形，无毛，具褐色脉纹，开花时外卷；雌花单生于上部叶腋，较大；子房卵圆形，无毛，5 室。核果椭圆形或倒卵状椭圆形，成熟时黄色，果核顶端具 5 个小孔。

【分布生境】分布于云南西双版纳、普洱、临沧、红河、文山、昆明等地；生于海拔 600 ～ 2000m 的沟谷雨林中。

【性味、功效与主治】辛，平；清热解毒，收敛止血；用于水火烫伤，止痛，止血。

【用法用量】水煎服，10 ～ 15g。

【民间经验方】

止痛：南酸枣树皮适量，水煎服。

【化学成分】树皮含柚皮素、南酸枣苷等成分。

【药理作用】树皮煎剂对金黄色葡萄球菌、大肠杆菌、绿脓杆菌有抑制作用。

柿

【佤族名】Kaox long moui（考龙某）。

【别名】柿子。

【来源】柿科柿属植物柿 *Diospyros kaki* Thunb. 的果实、果蒂、果霜。

【原植物】落叶大乔木。树皮深灰色至灰黑色，或者黄灰褐色至褐色，沟纹较密，裂成长方块状。树冠球形或长圆球形。枝开展，带绿色至褐色，无毛，散生纵裂的长圆形或狭长圆形皮孔。叶纸质，卵状椭圆形至倒卵形或近圆形，通常较大，先端渐尖或钝，基部楔形、钝圆形或近截形，很少为心形，新叶疏生柔毛，老叶上面有光泽，深绿色，无毛，下面绿色，有柔毛或无毛。花雌雄异株，但间或有雄株中有少数雌花，雌株中有少数雄花，花序腋生，为聚伞花序；雄花序小，弯垂，有短柔毛或绒毛，有花 3 ～ 5 朵，通常有花 3 朵；总花梗有微小苞片；雄花小；花萼钟状，两面有毛，深 4 裂，裂片卵形，有睫毛；花冠钟状，不长过花萼的 2 倍，黄白色，外面或两面有毛，4 裂，裂片卵形或心形，开展，两面有绢毛或外面脊上有长伏柔毛，里面近无毛，先端钝。果嫩时绿色，后变黄色，橙黄色。种子褐色，椭圆状，侧扁。花期5～6月，果期9～10月。

【分布生境】云南大部分地区有栽培；生于海拔1500～2000m的地区。

【性味、功效与主治】甘、涩，寒；清热止渴，解毒消炎，清热除湿，活血降压，解毒，催吐；用于热咳烦渴，酒精中毒，呃逆不止，慢性支气管炎，干咳喉痛，高血压病，头晕头痛。

【用法用量】水煎服，10～30g。

【民间经验方】

1. 慢性支气管炎：柿子果霜适量，水煎服。

2. 食疗：取成熟的柿子，削去外皮，日晒夜露，约经一月后，放至席圈内，再经一月左右，即可服食，可润肺、涩肠、止血。

【化学成分】含羟基三萜酸、无羁萜、β-谷甾醇等成分。

【药理作用】有抗心律失常、镇静、抗生育等作用。

树仲

【佤族名】Kaox gum（靠古木）。

【别名】树杜仲、黏香树、豆腐渣、潺槁树。

【来源】樟科木姜子属植物潺槁木姜子 *Litsea glutinosa*（Lour.）C.B.Rob. 的树皮、叶。

【原植物】常绿小乔木或乔木。树皮灰色或灰褐色，内皮有黏质。小枝灰褐色，幼时有灰黄色绒毛。顶芽卵圆形，鳞片外面被灰黄色绒毛。叶互生，倒卵形、倒卵状长圆形或椭圆状披针形，先端钝或圆，基部楔形，钝或近圆，革质，幼时两面均有毛，老时上面仅中脉略有毛，下面有灰黄色绒毛或近于无毛，羽状脉，侧脉每边8～12条，直展，中、侧脉在叶上面微突，在下面突起；叶柄有灰黄色绒毛。伞形花序生于小枝上部叶腋，单生或几个生于短枝上；苞片4；每一花序有花数朵；花梗被灰黄色绒毛；花被不完全或缺。果球形，先端略增大。花期5～6月，果期9～10月。

【分布生境】分布于云南普洱、双江、临沧，以及西双版纳勐腊、景洪、勐海，德宏芒市，保山龙陵，怒江贡山等地；生于海拔500～1900m的山地林缘、疏林或灌丛中。

【性味、功效与主治】甘，温，芳香；散瘀消肿，续筋接骨，止血；用于跌打损伤，创伤出血。

【用法用量】外用，鲜品适量，捣烂敷于患处。

【民间经验方】

跌打损伤：树仲树皮或叶鲜品适量，捣烂敷于患处。

【化学成分】叶含柚皮苷、紫云英苷、槲皮素-3-鼠李糖苷、山柰酚-7-葡萄糖苷、蹄纹天竺素-3-葡萄糖苷、鞣质等成分。树皮含水溶性阿拉伯木聚糖等成分。

【药理作用】有防止动脉粥样硬化、降血清胆固醇和甘油三酯、扩张冠脉血管、提高小鼠对缺氧的耐力、抗衰老、抗疲劳等作用，对肾上腺素引起的血糖过高有显著的抑制作用和抑菌作用。

树葱

【佤族名】Deax mou kaox（德某考）。

【别名】石葱、蜈蚣草、岩葱、毛兰。

【来源】兰科毛兰属植物指叶拟毛兰 *Mycaranthes pannea*（Lindley）S. C. Chen & J. J. Wood 的全草。

【原植物】植株较小，幼被易脱落白色绒毛。假鳞茎圆柱形，顶生 3 ～ 4 叶。叶肉质，圆柱形，稍两侧扁，近轴面槽缘常疏生白色绒毛。花序单生假鳞茎顶部，被白色绒毛，具 1 ～ 4 花；苞片被白色绒毛；花黄色，萼片密被白色绒毛，中萼片椭圆形，侧萼片斜卵状三角形，基部与蕊柱足合成萼囊；花瓣长圆形，两面疏被白色绒毛，唇瓣近倒卵状椭圆形，不裂，上面被白色绒毛，背面基部被稍长白色绒毛，余被稍短的毛，基部具线形胼胝体，近端具长椭圆形胼胝体蕊柱，背面疏被白色绒毛。花期 4 ～ 5 月。

【分布生境】分布于云南西南部；生于海拔 800 ～ 2200m 的林中树上或树下岩石上。

【性味、功效与主治】苦，凉；清热解毒，消肿止痛；用于跌打损伤，痈疮疖肿，烫伤，食物及药物中毒。

【用法用量】水煎服，15 ～ 20g。

【民间经验方】

1. 药物、蕈类中毒：树葱 20g，水煎服，每日 3 次。

2. 烫伤：树葱干品研粉，调香油外擦患处。

【化学成分】含氰苷等成分，易引起中毒。

【药理作用】有抗耐药性病原菌感染、抗肿瘤、抗氧化损伤等作用。

树薄荷

【佤族名】Deax jang greem（德站个母）。

【别名】毛丁香罗勒、丁香草、真草、青香罗勒、香草。

【来源】唇形科罗勒属植物丁香罗勒 *Ocimum gratissimum* L. 的全草、种子。

【原植物】直立灌木。全株芳香，多分枝。茎、枝四棱形，被长柔毛。叶对生，叶柄扁平，密被柔毛状绒毛；叶片卵圆状长圆形或长圆形，先端渐尖，基部楔形，边缘具圆齿，两面密被柔毛状绒毛及腺点。轮伞花序具 6 朵花，密集组成顶生和腋生总状花序，常呈圆锥状，密被柔毛及腺点，无柄；花萼钟形，外面被柔毛及腺点，花萼钟形，萼齿 5，上唇 3 齿，中齿卵圆形，先端锐尖，边缘下延，略反卷，侧齿小，具刺尖，下唇 2 齿极小，先端刺芒状；花冠白黄或白色，稍长于花萼，唇片外面被微柔毛及腺点，上唇宽大，4 裂，下唇长圆形，稍长于上唇，全缘；雄蕊 4，近等长，后对雄蕊花丝基部具齿状附属物，子房 4 裂，花柱超出雄蕊，柱头 2 裂；花盘 4 齿状，前方 1 齿稍超过子房。小坚果近球形，褐色，多皱纹，有具腺的凹穴。花期 10 月，果期 11 月。

【分布生境】云南有栽培。

【性味、功效与主治】辛，温；祛风消肿，散瘀止痛，疏风解表；用于胃、肠胀气，消化不良，跌打瘀肿，风湿痹痛，湿疹皮炎。

【用法用量】水煎服，10 ～ 15g。

【民间经验方】

1. 胃肠胀气：树薄荷 15g，草果 1 个，生姜适量，水煎服，每日 3 次。

2. 风寒感冒：树薄荷 10g，紫苏叶 10g，柴胡 10g，水煎服，每日 3 次。

3. 清洁眼睛，治疗不明原因引起的眼痛：将树薄荷种子在睡前放入眼内，轻轻揉滚，第二天清晨种子带眼内杂物自然掉出眼外。

【化学成分】含挥发油。

【药理作用】有抗细菌感染、抗神经炎症、改善胰岛素抵抗等作用。

面瓜七

【佤族名】Nbi rang（比然）。

【别名】荷花七、缅瓜七、麦瓜七、大秦归。

【来源】伞形科独活属植物思茅独活 *Heracleum henryi* H. Wolff. 的根。

【原植物】多年生草本。根通常圆锥形，有时下部多分歧。茎圆形，中空，外表有纵沟纹，被有短柔毛。基生叶具长柄，叶柄抱茎；叶片轮廓为长椭圆形，二至三回羽状分裂，有 3 对羽片，末回羽片宽椭圆形，近二回羽状分裂，顶端裂片近圆形，羽状分裂，顶端小裂片长披针形，基部下延呈狭翅状，两侧小叶无柄，披针形，边缘有锯齿；茎中部的叶片一至二回羽状分裂，叶柄基部具膨大的叶鞘，中间小叶具长叶柄，顶端小叶长披针形，两侧小叶近长椭圆形，边缘有锯齿；茎上部叶渐简化，一回羽状分裂，裂片均为披针形，边缘具大小不等的锯齿。复伞形花序顶生和侧生，花序梗密被白色短毛；总苞片 5 ～ 6，长椭圆形，顶端渐尖；伞辐 28 ～ 32，被短毛；每小伞形花序有花 30 余朵；萼齿长三角形；花瓣白色，二型；花柱基扁圆锥形，花柱短。双悬果近圆形。花期 8 月。

【分布生境】分布于云南普洱、保山，以及临沧镇康等地；生于海拔 1500 ～ 2300m 的山坡林缘。

【性味、功效与主治】辛、甘，温，微麻；祛风除湿，止痛，利尿；用于风湿麻木，跌打损伤。

【用法用量】水煎服，10 ～ 15g。

【民间经验方】

1. 肺痈咳嗽、劳伤咳嗽：面瓜七 15g，鱼腥草 30g。水煎分 3 次温服。

2. 风湿骨痛：面瓜七 15g，鸡血藤 15g，松叶防风 15g，五味藤 10g，生姜 3 片为引，水煎服，每日 3 次。

3. 跌打损伤：面瓜七 30g，七叶莲 30g，龙血树 15g，鸡血藤 20g，续断 30g，泡白酒 3 斤，10 天后口服 20 ～ 30mL，每日 1 次。

4. 食疗：面瓜七适量泡酒服，用于风湿骨痛。

【化学成分】含长前胡乙素和丙素、香柑内酯、白当归素等成分。

【药理作用】有重塑靶向肿瘤血管、抗神经炎症、抗氧化等作用。

韭菜根

【佤族名】Hlax ga siah（拉戛下）。

【别名】丰本、起阳草、懒人草、长生韭。

【来源】百合科葱属植物韭 *Allium tuberosum* Rottl.ex Spreng. 的全株。

【原植物】具倾斜的横生根状茎。鳞茎簇生，近圆柱状；鳞茎外皮暗黄色至黄褐色，破裂成纤维状，呈网状或近网状。叶条形，扁平，实心，比花葶短，边缘平滑。花葶圆柱状，常具2纵棱，下部被叶鞘；总苞单侧开裂，或2～3裂，宿存；伞形花序半球状或近球状，具多但较稀疏的花；小花梗近等长，比花被片长2～4倍，基部具小苞片，且数枚小花梗的基部又为1枚共同的苞片所包围；花白色；花被片常具绿色或黄绿色的中脉，内轮的矩圆状倒卵形，稀为矩圆状卵形，先端具短尖头或钝圆，外轮的常较窄，矩圆状卵形至矩圆状披针形，先端具短尖头；花丝等长，为花被片长度的2/3～4/5，基部合生并与花被片贴生，合生部分高0.5～1mm，分离部分狭三角形，内轮的稍宽；子房倒圆锥状球形，具3圆棱，外壁具细的疣状突起。花果期7～9月。

【分布生境】原产于亚洲东南部，现分布于云南省大部分地区；生于海拔1800～2500m处，野生或栽培。

【性味、功效与主治】辛，温；温中，行气，散瘀血，消肿，接骨；用于跌打损伤，痢疾，吐血，尿血，脱肛。

【用法用量】水煎服，鲜品30～60g。外用，适量，捣细或捣汁敷于患处。

【民间经验方】

1. 尿道结石：韭菜60g，麝香25g，取韭菜鲜品，洗净，捣细，捏出汁与麝香调匀，用温开水送服，每日1剂，分3次服。一般结石不大者，用药3～5剂，结石可排出体外，疼痛消失。本方孕妇忌服。

2. 食疗：①鲜韭菜根适量，与肉同炖，可温中补益。②鲜韭菜根适量，加入小米辣、酱油、醋、盐等适量，拌匀，可健脾开胃。

【化学成分】含甲基烯丙基二硫化物、二甲基二硫化物、2-丙烯基（烯丙基）二硫化物、蒜氨酸等成分。

【药理作用】有抗菌、溶血、祛痰等作用。

响铃豆

【佤族名】Rib lang lon siah（日不兰落下）。

【别名】响铃草、狗响铃。

【来源】豆科猪屎豆属植物响铃豆 *Crotalaria albida* B. Heyne ex Roth 的全草。

【原植物】多年生直立草本。基部常木质；植株或上部分枝，通常细弱，被紧贴的短柔毛。托叶细小，刚毛状，早落；单叶，叶片倒卵形、长圆状椭圆形或倒披针形，先端钝或圆，具细小的短尖头，基部楔形，上面绿色，近无毛，下面暗灰色，略被短柔毛；叶柄近无。总状花序顶生或腋生，有花 20 ～ 30 朵，苞片丝状，小苞片与苞片同形，生萼筒基部；花萼二唇形，深裂，上面二萼齿宽大，先端稍钝圆，下面三萼齿披针形，先端渐尖；花冠淡黄色，旗瓣椭圆形，先端具束状柔毛，基部胼胝体可见，翼瓣长圆形，约与旗瓣等长，龙骨瓣弯曲，中部以上变狭形成长喙；子房无柄。荚果短圆柱形，无毛，稍伸出花萼之外。种子 6 ～ 12 颗。花果期 5 ～ 12 月。

【分布生境】分布于云南昆明、玉溪、楚雄、普洱、红河、保山、丽江，以及西双版纳景洪、勐腊，大理宾川等地；生于海拔 700 ～ 2800m 的山中次生阔叶林缘灌丛中。

【性味、功效与主治】甘、微苦，凉；清热敛肺，止咳化痰，定喘；用于尿道炎，膀胱炎，气管炎，支气管炎，肺炎，哮喘。

【用法用量】水煎服，25 ～ 50g。

【民间经验方】

1. 膀胱炎：响铃豆 15g，水煎服，每日 3 次。

2. 肾炎：响铃豆 15g，木贼 15g，水煎服，每日 3 次。

3. 肝硬化腹水：响铃豆 15g，羊奶果嫩尖 10g，羊耳菊根 10g，叶子兰 10g，水煎服，每日 3 次。

4. 肾结石：响铃豆 15g，过路黄 10g，心叶藤 10g，杜仲 10g，松寄生 10g，水煎服，每日 3 ～ 5 次。

【化学成分】种子含野百合碱、响铃豆碱等成分。

【药理作用】有清除肿瘤细胞、抗感染、重塑免疫功能等作用。

钝叶桂

【佤族名】Rib som lo（日送骡）。

【别名】山肉桂、土肉桂、老母猪桂皮、沧木、青樟木。

【来源】樟科桂属植物钝叶桂 *Cinnamomum bejolghota*（Buch.–Ham.）Sweet 的树皮。

【原植物】小至大乔木。树皮青绿色，有香气。枝条常对生，粗壮，小枝圆柱形或钝四棱形，初时被微柔毛，后变无毛。叶近对生，椭圆状长圆形，先端钝、急尖或渐尖，基部近圆形或渐狭，硬革质，上面绿色，光亮，下面淡绿或黄绿色，两面无毛，三出脉或离基三出脉，基生侧脉直达叶端；叶柄粗壮，腹平背凸。圆锥花序生于枝条上部叶腋内，多花密集，多分枝；花黄色，花被片 6，卵圆状长圆形；能育雄蕊 9，退化雄蕊 3，箭头状，具长柄；子房长圆形，花柱细长，柱头盘状。果椭圆形，鲜时绿色；果托黄带紫红，稍增大，倒圆锥形。花期 3 ～ 4 月，果期 5 ～ 7 月。

【分布生境】分布于云南南部；生于海拔 600 ～ 1780m 的山坡、沟谷的疏林或密林中。

【性味、功效与主治】甘、辛，温；温中散寒，理气止痛，止血，接骨；用于跌打损伤，胃寒疼痛，虚寒泄泻，风湿骨痛。

【用法用量】水煎服，干品 9 ～ 15g，鲜品 16 ～ 30g。外用，鲜品适量，捣烂敷于患处。

【民间经验方】

跌打损伤，骨折：钝叶桂鲜品适量配接骨丹等捣烂敷于患处。

【化学成分】含挥发油，油中主含桂皮醛等成分。

【药理作用】有调节糖脂代谢、调控肿瘤免疫、修复神经血管等作用。

香椿

【佤族名】Kao si dung（考西东）。

【别名】红椿、椿芽树、椿花。

【来源】楝科香椿属植物香椿 *Toona sinensis*（Juss.）Roem. 的嫩尖。

【原植物】乔木。树皮粗糙，深褐色，片状脱落。叶具长柄，偶数羽状复叶，对生或互生，纸质，卵状披针形或卵状长椭圆形，先端尾尖，基部一侧圆形，另一侧楔形，不对称，边全缘或有疏离的小锯齿，两面均无毛，无斑点，背面常呈粉绿色，侧脉每边 18 ～ 24 条，平展，与中脉几成直角开出，背面略凸起。圆锥花序与叶等长或更长，被稀疏的锈色短柔毛或有时近无毛，小聚伞花序生于短的小枝上，多花；花具短花梗；花萼 5 齿裂或浅波状，外面被柔毛，且有睫毛；花瓣 5，白色，长圆形，先端钝，无毛；雄蕊 10，其中 5 枚能育，5 枚退化；花盘无毛，近念珠状；子房圆锥形，有 5 条细沟纹，无毛，每室有胚珠 8 颗，花柱比子房长，柱头盘状。蒴果狭椭圆形，深褐色，有小而苍白色的皮孔，果瓣薄。种子基部通常钝，上端有膜质的长翅，下端无翅。花期 6 ～ 8 月，果期 10 ～ 12 月。

【分布生境】分布于云南大部分地区；多生于海拔 1000 ～ 2700m 的山谷、溪旁或山坡疏林中，常栽培为行道树或供庭园观赏。

【性味、功效与主治】苦、涩，凉；清热燥湿，收涩止带，止血止泻；用于各种原因引起的皮肤瘙痒，湿热泻痢，带下病，崩漏，便血。

【用法用量】水煎服，10～20g。外用，水煎洗患处。

【民间经验方】

1. 皮肤瘙痒：菜豆树30g，香椿嫩尖20g，用开水烫后趁热涂搽患处，每日2～3次。

2. 食疗：①凉拌：香椿嫩尖适量，与蒜蓉、辣椒、酱油、醋、盐拌匀，可开胃爽神。②香椿煎鸡蛋：香椿芽250g，鸡蛋3个，花生油50g，细盐、味精少许，煎炒。

【化学成分】含黄酮类、萜类、苯丙素类、酚类化合物等成分。

【药理作用】有杀菌、抗炎、镇痛、抗癌、抑制血小板聚集、抗氧化、降血糖等作用。

香橼

【佤族名】Mag u（马乌）。

【别名】枸橼、钩缘干、香泡树、香橼柑、枸橼、香圆。

【来源】芸香科柑橘属植物香橼 *Citrus medica* L. 的成熟果实。

【原植物】不规则分枝的灌木或小乔木。新生嫩枝、芽及花蕾均暗紫红色，茎枝多刺。单叶，稀兼有单身复叶，则有关节，但无翼叶；叶柄短，叶片椭圆形或卵状椭圆形，顶部圆或钝，稀短尖，叶缘有浅钝裂齿。总状花序有花达12朵，有时兼有腋生单花；花两性，有单性花趋向，则雌蕊退化；花瓣5片；雄蕊30～50枚；子房圆筒状，花柱粗长，柱头头状。果椭圆形、近圆形或两端狭的纺锤形，果皮淡黄色，粗糙，甚厚或颇薄，难剥离，内皮白色或略淡黄色，棉质，松软，瓢囊10～15瓣，果肉无色，近于透明或淡乳黄色，爽脆，味酸或略甜，有香气。种子小，平滑，子叶乳白色，多或单胚。花期4～5月，果期10～11月。

【分布生境】云南大部分地区有栽培。

【性味、功效与主治】辛、苦、酸，温；理气，止痛，化痰；用于胃腹胀痛，消化不良，气逆呕吐，痰饮咳嗽。

【用法用量】水煎服，3～10g。

【民间经验方】

1. 肝胃不和、脘胁胀痛、呕吐噫气、食少：香橼 10g，陈皮 10g，香附 10g，水煎服，每日 2 ～ 3 次。

2. 食疗：鲜香橼 1 个，麦芽糖适量，放入带盖的碗中，隔水蒸数小时，以香橼稀烂为度，每服 1 匙，早晚各 1 次，可疏肝、益脾肾。

【化学成分】含橙皮苷、柠檬酸、苹果酸、琥珀酸、果胶、鞣质及维生素 C 等，尚含 β-谷甾醇、胡萝卜苷和三萜苦味素等成分。

【药理作用】有抗炎、抗病毒、促进肠胃蠕动和消化液分泌、排除肠内积气、祛痰、预防冻伤等作用。

鬼针草

【佤族名】Rib hnyag juad（惹羊抓）。

【别名】鬼叉草、对叉草、粘人草、粘连子。

【来源】菊科鬼针草属植物鬼针草 *Bidens Pilosa* L. 的全草。

【原植物】一年生草本。茎直立，钝四棱形，无毛或上部被极稀疏的柔毛。茎下部叶较小，3 裂或不分裂，通常在开花前枯萎，中部叶具无翅的柄，三出，小叶 3 枚，很少为具 5（～ 7）小叶的羽状复叶，两侧小叶椭圆形或卵状椭圆形，先端锐尖，基部近圆形或阔楔形，有时偏斜，不对称，具短柄，边缘有锯齿，顶生小叶较大，长椭圆形或卵状长圆形，先端渐尖，基部渐狭或近圆形，具柄，边缘有锯齿，无毛或被极稀疏的短柔毛，上部叶小，3 裂或不分裂，条状披针形。头状花序直径 8 ～ 9mm；总苞基部被短柔毛，苞片 7 ～ 8 枚，条状匙形，上部稍宽，草质，边缘疏被短柔毛或几无毛，外层托片披针形，果时干膜质，背面褐色，具黄色边缘，内层较狭，条状披针形；无舌状花，盘花筒状，冠檐 5 齿裂。瘦果黑色，条形，略扁，具棱，上部具稀疏瘤状突起及刚毛，顶端芒刺 3 ～ 4 枚，具倒刺毛。

【分布生境】分布于云南文山、西双版纳、昆明、丽江，以及红河金平、临沧镇康、德宏芒市、迪庆德钦等地；生于海拔（350 ～）820 ～ 2800m 的山坡、草地、路边、沟旁和村边荒地。

【性味、功效与主治】甘，寒；清热解毒，活血散瘀；用于流行性感冒，扁桃体炎，阑尾炎。

【用法用量】水煎服，10 ～ 20g。外用，适量，捣敷。

【民间经验方】

1. 扁桃体炎：鬼针草 15g，水煎服。

2. 食疗：鲜鬼针草 250g，鸡蛋 2 个，煮汤。

【化学成分】地上部分含苯基庚三炔、亚油酸、亚麻酸、无羁萜、无羁萜 -3β - 醇等成分。

【药理作用】有抗微生物与抗寄生虫等作用。

剑麻

【佤族名】Gen sang siah（梗桑晒）。

【别名】菠萝麻。

【来源】石蒜科龙舌兰属植物剑麻 *Agave sisalana* Perr.ex Engelm. 的叶。

【原植物】多年生半木质状粗壮植物。须根根系发达，地下茎横走白色，有节，肉质柔软；茎短。叶厚，肉质，剑形，先端具红褐色硬刺，边缘有短刺。花茎高 5 ～ 10m；圆锥花序顶生，花被筒状漏斗形，先端分裂，淡黄白色；雄蕊子房下位，花后萼座逐渐膨大，形成丛珠芽，通常不结实。蒴果长圆形。种子黑色扁平。生长 6 ～ 9 年后或 10 ～ 15 年后秋季开花。花后果熟，植株即枯死。

【分布生境】云南昆明，以及西双版纳景洪、勐腊，玉溪元江等地有栽培；生于高温多湿、雨量均匀的高坡处。

【性味、功效与主治】辛、苦，凉，有小毒；凉血止血，消肿解毒；用于痈肿，疮疡，小儿麻痹。

【用法用量】水煎服，9 ～ 15g。外用，鲜品适量，捣敷。

【民间经验方】

痈肿：剑麻鲜品适量，捣敷。

【化学成分】含新替告皂苷元、海柯皂苷元、剑麻皂苷元、绿莲皂苷元、洛柯皂苷元、12– 表洛柯皂苷元等多种甾体皂苷元，以及 β - 谷甾醇、5α - 孕烷 -3β ,20β - 二醇等成分。

【药理作用】有神经 - 肌肉阻滞作用。

独角莲

【佤族名】Mgah dux（嘎独）。

【别名】青天葵、独叶莲、独脚莲。

【来源】兰科芋兰属植物毛唇芋兰 *Nervilia fordii*（Hance）Schltr. 的全草。

【原植物】块茎圆球形。叶 1 枚，在花凋谢后长出，淡绿色，质地较薄，干后带黄色，心状卵形，先端急尖，基部心形，边缘波状，具约 20 条在叶两面隆起的粗脉，两面脉上和脉间均无毛。花葶下部具 3 ～ 6 枚筒状鞘；总状花序具 3 ～ 5 朵花；花苞片线形，反折，较子房和花梗长；子房椭圆形，棱上具狭翅，具花梗；花梗细，常多少下弯；花半张开；萼片和花瓣淡绿色，具紫色脉，近等大，线状长圆形，先端钝或急尖；唇瓣白色，具紫色脉，倒卵形，凹陷，内面密生长柔毛，顶部的毛尤密集成丛，基部楔形，前部 3 裂；侧裂片三角形，先端急尖，直立，围抱蕊柱；中裂片横的椭圆形，先端钝。花期 5 月。

【分布生境】分布于云南文山、红河、普洱、西双版纳等地；生于海拔 100 ～ 1000m 的林中石灰岩上。

【性味、功效与主治】甘，凉；清热润肺，散瘀，解毒；用于跌打损伤，阴虚肺燥，痰火咳嗽。

【用法用量】水煎服，10 ～ 15g。

【民间经验方】

1. 肺结核，咳嗽：独角莲 15g，野百合 10g，双参 10g，大树理肺散 10g，水煎服，每日 3 次。

2. 疮痈疖肿：独角莲适量，捣烂外包患处。

3. 食疗：白茅根 80g，独角莲 40g，橄榄 10 个，蜜枣 2 个，猪肺 1 个，细盐少许。将药物用纱布包好，与猪肺共同炖煮至烂熟，用于鼻咽癌病症流鼻血、鼻咽部干涸疼痛不适、头痛、淋巴结肿大。

【化学成分】含黄酮类、萜类化合物，以及氨基酸、挥发油等成分。

【药理作用】有抗病毒、抗肿瘤、抗炎、镇痛、平喘、镇咳等作用。

独蕨

【佤族名】Guax dix mgong（刮笫公）。

【别名】蕨蕨蒿、独蕨箕。

【来源】瓶尔小草科绒毛阴地蕨属植物绒毛阴地蕨 *Japanobotrychum lanuginosum*（Wall. ex Hook. & Grev.）M. Nishia ex Tagawa 的全草。

【原植物】根状茎短粗，直立，有一簇粗健肉质的长根，包于鞘状的棕色托叶内的芽被有密长绒毛。总叶柄粗肥，多汁草质，干后扁平，有较密生的早落的灰白色长绒毛，尤以叶轴上的分枝处为多；营养叶片为五角状的三角形或卵状三角形，渐尖头，大小不一，下部三至四回羽状；侧生羽片 6 ～ 8 对，近于对生或基部的 1 ～ 2 对对生，叶轴和羽轴上有长绒毛，尤以幼时为多；叶干后为绿色，薄草质；叶脉除中脉外不明显。孢子囊穗自第一和第二对羽片之间的叶轴上生出或有时由第二对羽片分枝点附近生出，比不育叶片为短，孢子囊穗复圆锥状，二至三回羽状，小穗张开，疏松，有绒毛。

【分布生境】分布于云南昆明、大理、西双版纳等地；生于海拔 1800 ～ 2600m 山地常绿杂木林下。

【性味、功效与主治】微苦，平；清热解毒，平肝散结；用于产后体虚，肝肾虚弱。

【用法用量】水煎服，15 ～ 30g。

【民间经验方】

1. 结石：独蕨配毛石韦、海金沙、狗响铃、车前草、锅铲藤、土茯苓、胡椒、奶浆草等药适量，水煎服，每日 3 次。
2. 神经衰弱：独蕨 15g，树葱 15g，何首乌 15g，水煎服，每日 2 次。
3. 肝脓肿：独蕨 10g，蒲公英 5g，水煎服，每日 3 次。
4. 食疗：独蕨鲜品适量，与猪蹄同炖，用于产后虚弱。

【化学成分】含黄酮类化合物、甾体化合物、酚类化合物、多糖类化合物、挥发油、有机酸、蛋白质等物质。

【药理作用】有抗炎、提高免疫力等作用。

姜

【佤族名】Si mging（西根）。

【别名】辛姜。

【来源】姜科姜属植物姜 *Zingiber officinale* Roscoe 的根茎。

【原植物】株高 0.5 ～ 1m。根茎肥厚，多分枝，有芳香及辛辣味。叶片披针形或线状披针形，无毛，无柄；叶舌膜质。穗状花序球果状；苞片卵形，淡绿色或边缘淡黄色，顶端有小尖头；花萼管长约 1cm；花冠黄绿色，裂片披针形，唇瓣中央裂片长圆状倒卵形，短于花冠裂片，有紫色条纹及淡黄色斑点，侧裂片卵形；雄蕊暗紫色，花药长约 9mm；药隔附属体钻状。花期秋季。

【分布生境】华中、华东、华南至西南地区广为栽培。

【性味、功效与主治】辛、辣，热；温中散寒，回阳通脉，燥湿消痰；用于风寒感冒，心腹冷痛，呕吐，痰饮。

【用法用量】水煎服，3～9g。外用，捣烂敷于患处或炒热熨。

【民间经验方】

1. 感冒：芫荽 50g，冰糖 50g，木姜子树皮 50g，生姜片适量，大葱适量，均取鲜品，洗净，切碎混合，加红糖适量，水煎服，每日 3 次。

2. 感冒：马鞭草根 30g，鬼针草 50g，胡椒 7 粒，丁香 5 粒，生姜片适量，大葱适量，红糖适量，水煎服，每日 1 剂，分 3 次服。

3. 风湿性心脏病：草乌 10g，黄芪 20g，佤山龙骨 30g，生姜 15g，先取草乌洗净，用文火煎煮 3～4 小时，以不麻舌头为度，然后再加入其他 3 种药，炖熟后食用，每日 1 剂，分 3 次服。

4. 腹泻：绒毛槐子梢 50g，姜片 10g，胡椒 5 粒，将绒毛槐子梢鲜品或干品，加姜片，胡椒（捣烂），水煎服，每日 1 剂，分 3 次服。

【化学成分】含多种挥发性成分：α-姜烯、β-水芹烯、β-甜没药烯、α-姜黄烯、樟烯、β-罗勒烯等。

【药理作用】有解热、镇痛、抗炎、镇静、抗惊厥、抗氧化、抗肿瘤、降低胆固醇、抗运动病、止吐、抗过敏、抗凝血等作用。

扁担藤

【佤族名】Hnu kaox mglom（努考拱拢）。

【别名】腰带藤、过江扁龙、岩五加。

【来源】葡萄科崖爬藤属植物扁担藤 *Tetrastigma planicaule*（Hook.）Gagnep. 的全株。

【原植物】攀缘木质大藤本。全株无毛。茎深褐色，阔而扁，分枝圆柱形，常有肿大的节，有条纹。卷须粗壮，不分枝。掌状复叶互生；总叶柄粗壮，基部常扁而宽；小叶 5，革质，小叶柄长 1～3cm，中间叶片长圆状披针形或倒披针状长圆形，先端渐尖，基部钝或楔形，边缘有浅钝齿；侧生小叶较狭窄或稍短。复伞形聚伞花序腋生；总花梗近基部具苞片；花萼杯状，先端截平，有乳凸状小点；花瓣 4，绿白色，卵状三角形，先端兜状；花盘在雄花中明显，浅 4 裂，在雌花中不明显，雄蕊较子房短；子房宽圆锥形，无毛，柱头 4 浅裂。浆果较大，近球形，肉质，具2颗种子。种子倒卵状椭圆形，两面均有平行的小槽2条，并具横皱纹。花期4～6月，果期6～10月。

【分布生境】分布于云南热带地区；生于海拔300～1400m的中山地区森林中，常攀附于乔木上。

【性味、功效与主治】辛、涩，温；祛风除湿，舒筋活络；用于风湿骨痛，腰肌劳损，跌打损伤，半身不遂。

【用法用量】水煎服，15～20g。

【民间经验方】

1. 风湿腰痛：扁担藤20g，野杜仲10g，松寄生10g，小红参5g，水煎服，每日3次。
2. 半身不遂：扁担藤20g，地龙10g，龙血树5g，水煎服，每日3次。
3. 下肢溃疡：扁担藤鲜叶捣烂外包患处。
4. 食疗：扁担藤30g，与猪蹄炖服；用于中风偏瘫、乙脑后遗手足畸形。

【化学物质】含黄酮苷、黄酮醇、三萜类化合物、甾醇类化合物、没食子酸、水杨酸、香草酸及皂苷类化合物等成分。

【药理作用】有修复骨关节、疏通血管、抗神经炎症等作用。

栽秧泡

【佤族名】Gon Sai（功下）。

【别名】黄锁梅。

【来源】蔷薇科悬钩子属植物栽秧藨 *Rubus ellipticus* var. *obcordatus*（Franch.）Focke的根。

【原植物】灌木。小枝紫褐色，被较密的紫褐色刺毛或有腺毛，并具柔毛和稀疏钩状皮刺。小叶3枚，倒卵形，顶端浅心形或近截形；顶生小叶比侧生者大得多，顶端急或突尖，基部圆形，上面叶脉下陷，沿中脉有柔毛，下面密生绒毛，叶脉突起，沿叶脉有紫红色刺毛，边缘具不整齐细锐锯齿；叶柄被紫红色刺毛、柔毛和小皮刺；托叶线形，具柔毛和腺毛。花数朵至十几朵，密集成顶生短总状花序，或腋生成束，稀单生；花梗和花萼上几无刺毛，有时也具刺毛；苞片线形，有柔毛；花萼外面被带黄色绒毛和柔毛或疏生刺毛；萼片卵形，顶端急尖而具短尖头；花瓣匙形，边缘啮蚀状，具较密柔毛，基部具爪，白色或浅红色；花丝宽扁，短于花柱；花柱无毛，子房具柔毛。果实近球形，金黄色，无毛或小核果顶端具柔毛；核三角卵球形，密被皱纹。花期 3 ～ 4 月，果期 4 ～ 5 月。

【分布生境】分布于云南大部分地区；生于海拔 1300 ～ 2700m 的山坡、路边、林缘、疏林、灌木丛中。

【性味、功效与主治】酸、涩，温；消肿止痛，收敛止泻；用于牙痛，咽喉肿痛，痢疾。

【用法用量】水煎服，10 ～ 15g。

【民间经验方】

咽喉肿痛：栽秧泡 15g，板蓝根 10g，水煎服。

【化学成分】根皮含鞣质等成分。

【药理作用】有抗耐药性病原菌感染、抑制肿瘤细胞、抗神经炎症等作用。

盐肤木

【佤族名】Kaox si yaox（考西咬）。

【别名】山杜仲、盐蒲、五倍子树。

【来源】漆树科盐麸木属植物盐麸木 *Rhus chinensis* Mill. 的根、叶。

【原植物】落叶小乔木或灌木。小枝棕褐色，被锈色柔毛，具圆形小皮孔。奇数羽状复叶有小叶（2 ～）3 ～ 6 对，叶轴具宽的叶状翅，小叶自下而上逐渐增大，叶轴和叶柄密被锈色柔毛；小叶多形，卵形或椭圆状卵形或长圆形，先端急尖，基部圆形，顶生小叶基部楔形，边缘具粗锯齿或圆齿，叶面暗绿色，叶背粉绿色，被白粉，叶面沿中脉疏被柔毛或近无毛，叶背被锈色柔毛，脉上较密，侧脉和细脉在叶面凹陷，在叶背突起；小叶无柄。圆锥花序宽大，多分枝，雌花序较短，密被锈色柔毛；苞片披针形，被微柔毛，小苞片极小，花白色，花梗被微柔毛；雄花花萼外面被微柔毛，裂片长卵形，边缘具细睫毛；花瓣倒卵状长圆形，开花时外卷；雄蕊伸出，花丝线形，无毛，花药卵形；子房不育；雌花花萼裂片较短，外面被微柔毛，边缘具细睫毛；花瓣椭圆状卵形，边缘具细睫毛，里面下部被柔毛；雄蕊极短；花盘无毛；子房卵形，密被白色微柔毛，花柱 3，柱头头状。核果球形，略压扁，被具节柔毛和腺毛，成熟时红色。花期 8 ～ 9 月，果期 10 月。

【分布生境】分布于云南各地；生于海拔 200 ～ 2700m 的深箐沟、向阳山坡、溪边疏林、灌木丛和荒地。

【性味、功效与主治】酸、咸，凉；消炎解毒，利尿消积，活血散瘀；用于湿热黄疸，膀胱炎，咽喉炎，肠炎痢疾，咯血，疮疡，感冒，痘疹不透。

【用法用量】水煎服，15 ～ 30g。外用，捣敷。

【民间经验方】

疮疡：盐肤叶捣敷。

【化学成分】含大量鞣质、三萜类化合物、黄酮类化合物、酚酸类化合物等成分。

【药理作用】有抗耐药性病原体感染、抗肿瘤、抗氧化等作用。

圆叶节节菜

【佤族名】Rib keid（日木克得）。

【别名】灯心草、水苋菜。

【来源】千屈菜科节节菜属植物圆叶节节菜 *Rotala rotundifolia*（Buch.–Ham.ex Roxb.）Koehne 的全草。

【原植物】一年生草本。各部无毛。根茎细长，匍匐地上；茎单一或稍分枝，直立，丛生，带紫红色。叶对生，无柄或具短柄，近圆形、阔倒卵形或阔椭圆形，顶端圆形，基部钝形，或无柄时近心形，侧脉 4 对，纤细。花单生于苞片内，组成顶生稠密的穗状花序；花极小，几无梗；苞片叶状，卵形或卵状矩圆形，约与花等长，小苞片 2 枚，披针形或钻形，约与萼筒等长；萼筒阔钟形，膜质，半透明，裂片 4，三角形，裂片间无附属体；花瓣 4，倒卵形，淡紫红色，长约为花萼裂片的 2 倍；雄蕊 4；子房近梨形，花柱长度为子房的 1/2，柱头盘状。蒴果椭圆形，3 ～ 4 瓣裂。花果期 12 月至次年 6 月。

【分布生境】分布于云南大部分地区；生于海拔 800 ～ 2500m 的水田或浅沟湿地等处。

【性味、功效与主治】甘、淡，凉；清热解毒，散瘀止痛；用于黄疸型肝炎，尿路感染，月经不调，痈疮肿毒。

【用法用量】水煎服，15 ～ 30g，鲜品 30 ～ 60g。外用，鲜品适量，捣碎敷于患处。

【民间经验方】

1. 痈疮肿毒：圆叶节节菜鲜品适量，捣碎敷于患处。

2. 用力过度，劳伤疼痛：圆叶节节菜全草适量，研末，开水冲服或泡酒，早晚各服一小杯。

【化学成分】含酚类化合物、氨基酸、黄酮苷等成分。

【药理作用】对金黄色葡萄球菌、伤寒杆菌、大肠杆菌及白喉杆菌均有抑制作用。

铁线草

【佤族名】Rib som lo（日送骡）。

【别名】绊根草、堑头草、铺地草、铜丝金、铁丝草。

【来源】禾本科狗牙根属植物狗牙根 *Cynodon dactylon*（L.）Pers. 的全草。

【原植物】低矮草本，具根茎。秆细而坚韧，下部匍匐地面蔓延生长，节上常生不定根，秆壁厚，光滑无毛，有时略两侧压扁。叶鞘微具脊，无毛或有疏柔毛，鞘口常具柔毛；叶舌仅为一轮纤毛；叶片线形，通常两面无毛。穗状花序（2～）3～5（～6）枚；小穗灰绿色或带紫色，仅含1小花；颖长1.5～2mm，第二颖稍长，均具1脉，背部成脊而边缘膜质；外稃舟形，具3脉，背部明显成脊，脊上被柔毛；内稃与外稃近等长，具2脉；鳞被上缘近截平；花药淡紫色；子房无毛，柱头紫红色。颖果长圆柱形。花果期5～10月。

【分布生境】分布于云南昆明、曲靖、玉溪、昭通、保山、丽江、楚雄、文山、大理、怒江、迪庆等地；生于旷野、路边及草地。

【性味、功效与主治】淡、苦，凉；清热利湿，解毒消肿，利尿通淋；用于肝炎，尿道感染，感冒，蛔虫病。

【用法用量】水煎服，5～15g。

【民间经验方】

1. 肝炎，尿道感染，感冒，蛔虫病：铁线草5～15g，阔叶十大功劳10g，水煎服。

2. 食疗：铁线草250g，水煎，去渣，加猪肉炖熟，食肉服汤。

【化学成分】含粗蛋白质6.1%～14.7%，粗纤维28.5%～36.9%，木质素9.3%～11.4%，灰分3.7%～6.2%，钙0.29%～0.97%，磷0.15%～0.41%，镁0.08%～0.22%，以及棕榈酸等成分。

【药理作用】有抗菌、利尿作用。

铁藤

【佤族名】Hnu ndia ron（奴达一荣）。

【别名】铁藤根、三叶大血藤、血藤、黑藤、三叶藤、大血藤、铁血藤。

【来源】豆科巴豆藤属植物巴豆藤 *Craspedolobium unijugum*（Gagnep.）Z. Wei & Pedley 的根、茎皮。

【原植物】攀缘灌木。茎具髓，初时被黄色平伏细毛，老枝渐秃净，暗褐色，具纵棱，密生褐色皮孔。叶为羽状三出复叶；叶轴上面具狭沟；托叶三角形，脱落；小叶倒阔卵形至宽椭圆形，先端钝圆或短尖，基部阔楔形至钝圆，顶生小叶较大或近等大，具长小叶柄，侧生小叶两侧不等大，歪斜，上面平坦，散生平伏细毛或秃净，下面被平伏细毛，脉上甚密，中脉直伸达叶尖成小刺尖，侧脉 5 ～ 7 对，达叶缘向上弧曲，细脉网状；小叶柄粗短，被细毛。总状花序着生枝端叶腋，常多枝聚集成大型的复合花序，节上簇生 3 ～ 5 朵花；苞片三角状卵形，脱落，小苞片三角形，微小，宿存；花萼钟状，与花梗、苞片均被黄色细绢毛，萼齿卵状三角形，短于萼筒；花冠红色，花瓣近等长。荚果线形，密被褐色细绒毛，顶端狭尖，具短尖喙，基部钝圆，果颈比萼筒短，腹缝具狭翅，有种子 3 ～ 5 粒；种子圆肾形，扁平。花期 6 ～ 9 月，果期 9 ～ 10 月。

【分布生境】分布于云南昆明、普洱，以及红河金平、西双版纳景洪等地；生于海拔 800 ～ 1600m 的山地林下或路边藤灌丛中。

【性味、功效与主治】涩、微苦，温；活血散瘀，祛风除湿；用于风湿关节疼痛，痢疾，内脏出血。

【用法用量】水煎服或泡酒服，10 ～ 15g。

【民间经验方】

风湿关节疼痛：铁藤根适量，泡酒服。

【化学成分】含香豆素类、黄酮类化合物、生物碱、萜类化合物等成分。

【药理作用】有抗肿瘤、修复神经血管、修复细胞损伤等作用。

积雪草

【佤族名】Rib hyang si yong（日耀西永）。

【别名】马蹄草、雷公根、大金钱草、钱齿草、铁灯盏。

【来源】伞形科积雪草属植物积雪草 *Centella asiatica*（L.）Urban 的全草。

【原植物】多年生草本。茎匍匐，细长，节上生根。叶片膜质至草质，圆形、肾形或马蹄形，边缘有钝锯齿，基部阔心形，两面无毛或在背面脉上疏生柔毛；掌状脉 5 ～ 7，两面隆起，脉上部分叉；叶柄无毛或上部有柔毛，基部叶鞘透明，膜质。伞形花序梗 2 ～ 4 个，聚生于叶腋，有或无毛；苞片通常 2，很少 3，卵形，膜质；每一伞形花序有花 3 ～ 4，聚集呈头状，花无柄或有 1mm 长的短柄；花瓣卵形，紫红色或乳白色，膜质。果实两侧扁压，圆球形，基部心形至平截形，每侧有纵棱数条，棱间有明显的小横脉，网状，表面有毛或平滑。花果期 4 ～ 10 月。

【分布生境】分布于云南各地；生于海拔 50 ～ 2000m 的林缘、疏林下、草地上或溪边等阴湿处。

【性味、功效与主治】甘、微苦，凉；清热解毒，活血祛瘀，利尿通淋；用于急慢性肝炎，扁桃体炎，咽喉炎，腹部热痛，尿路感染，跌打损伤。

【用法用量】水煎服，干品 9 ～ 15g，鲜品 15 ～ 30g。外用，适量，捣敷或捣汁涂。

【民间经验方】

1. 跌打损伤：积雪草鲜品适量，配方捣碎敷于患处。

2. 尿路感染：积雪草 25g，车前草 10g，狗响铃 15g，取鲜品，洗净，加水煎煮，每日 1 剂，分 3 次服。

3. 食疗：积雪草 250g，猪瘦肉 100g，食用油、生姜适量同煮，可清热补虚。

【化学成分】含积雪草苷、参枯尼苷、异参枯尼苷、羟基积雪草苷、玻热模苷、玻热米苷、马达积雪草酸、内消旋肌醇、积雪草糖、蜡、胡萝卜烃类、叶绿素、山柰酚、槲皮素和葡萄糖、鼠李糖的黄酮苷等成分。

【药理作用】有抗抑郁、抗肿瘤、抗艾滋病毒逆转录酶等作用。

笔管草

【佤族名】Rib nbob（博母）。

【别名】木贼、节节草。

【来源】木贼科木贼属植物笔管草 *Equisetum ramosissimum* subsp. *debile*（Roxb. ex Vauch.）A. Löve & D. Löve 的全草。

【原植物】根茎直立和横走，黑棕色，节和根密生黄棕色长毛或光滑无毛。地上枝多年生；枝一型，绿色，成熟主枝有分枝，但分枝常不多；主枝有脊 10 ～ 20 条，脊的背部弧形，腰一行小瘤或有浅色小横纹；鞘筒短，下部绿色，顶部略为黑棕色；鞘齿 10 ～ 22 枚，狭三角形，上部淡棕色，膜质，早落或有时宿存，下部黑棕色革质，扁平，两侧有明显的棱角，齿上气孔带明显或不明显；

侧枝较硬，圆柱状，有脊 8 ～ 12 条，脊上有小瘤或横纹；鞘齿 6 ～ 10 个，披针形，较短，膜质，淡棕色，早落或宿存。孢子囊穗短棒状或椭圆形，顶端有小尖突，无柄。

【分布生境】分布于云南大理、迪庆、西双版纳等地；生于海拔 2000m 的溪边、沟边、沙壤的半阴湿地。

【性味、功效与主治】凉，平；消炎利尿，益气安胎；用于尿道感染，小便黄，肾炎水肿，腰痛，胎动不安。

【用法用量】水煎服，干品 9 ～ 15g，鲜品 15 ～ 30g。

【民间经验方】

尿道感染，小便黄：笔管草 15g，金钱草 15g，鱼腥草 10g，水煎服。

【化学成分】茎含烟碱、山柰酚 -3- 槐糖 -7- 葡萄糖苷，还含硅化合物等成分。

【药理作用】有止咳、祛痰等作用。

臭牡丹

【佤族名】Hlax hlum（辣弄）。

【别名】臭茉莉、臭梧桐。

【来源】马鞭草科大青属植物臭牡丹 *Clerodendrum bungei* Steud. 的根茎、花。

【原植物】灌木，植株有臭味。花序轴、叶柄密被褐色、黄褐色或紫色脱落性的柔毛。小枝近圆形，皮孔显著。叶片纸质，宽卵形或卵形，顶端尖或渐尖，基部宽楔形、截形或心形，边缘具粗或细锯齿，侧脉 4 ～ 6 对，表面散生短柔毛，背面疏生短柔毛和散生腺点或无毛，基部脉腋有数个盘状腺体。伞房状聚伞花序顶生，密集；苞片叶状，披针形或卵状披针形，长约 3cm，早落或花时不落，早落后在花序梗上残留凸起的痕迹，小苞片披针形；花萼钟状，被短柔毛及少数盘状腺体，萼齿三角形或狭三角形；花冠淡红色、红色或紫红色，花冠管裂片倒卵形；雄蕊及花柱均突出花冠外；花柱短于、等于或稍长于雄蕊；柱头 2 裂，子房 4 室。核果近球形，成熟时蓝黑色。花果期 5 ～ 11 月。

【分布生境】分布于云南丽江、大理、昆明、文山，以及迪庆维西、香格里拉，保山腾冲，楚雄禄丰，红河屏边，昭通盐津等地；生于海拔（520 ～）1300 ～ 2600m 的山坡杂木林缘或路边。

【性味、功效与主治】辛、苦，平；祛风解毒，消肿止痛。根茎用于发热身痛，疟疾。花用于头痛。

【用法用量】水煎服，根茎 15 ～ 30g，花 10g。

【民间经验方】

1. 食疗：①臭牡丹 15 ～ 30g，水煎去渣，加米酒煮鸡蛋，用于高血压。或臭牡丹鲜花 30g，煮蛋服，用于头痛。②臭牡丹根 15 ～ 30g，水煎后去渣，取汁炖肉服；用于头痛，头昏，耳鸣，虚弱，失眠，跌打劳伤，风湿麻木，痢疾，脚气水肿。③臭牡丹根茎 15g，藤杜仲根皮 9g，千斤拔 15g，猪小肚（膀胱）1 个，共炖服，每日 1 剂，分 2 次服，用于子宫脱垂。④臭牡丹根茎 30g，辣蓼根 15g，猪尾椎骨适量，共炖服，每日 1 剂，分 2 次服，用于风湿腰痛。⑤臭牡丹花 30g，研粉，纳入猪直肠内炖烂服，用于内痔大便出血。⑥鲜臭牡丹 50 ～ 100g，煮豆腐服，用于牙痛。

2. 脱肛，疝气，遗尿：臭牡丹花、果各 30g，根 30g，红糖适量，水煎服。

【化学成分】茎、叶含乳酸镁、琥珀酸、硝酸钾、茴香酸、香草酸等成分。

【药理作用】有抑菌作用，并能增强子宫韧带的紧张性。

臭灵丹

【佤族名】Ae du（哦度）。

【别名】狮子草、臭叶子、六棱菊。

【来源】菊科六棱菊属植物翼齿六棱菊 *Laggera crispata*（Vahl）Hepper & J. R. I. Wood 的地上部分。

【原植物】草本。茎直立，粗壮或细弱，上部分枝，具沟纹，疏被短柔毛或杂有腺体，或有时无毛，茎翅连续或有时间断，有不整齐的粗齿或细齿。中部叶倒卵形或倒卵状椭圆形，稀椭圆形，无柄，基部长渐狭或渐狭，沿茎下延成茎翅，顶端短尖或钝，两面疏被柔毛和杂以腺体，中脉和 7 ～ 10 对侧脉在下面稍凸起，网脉略明显；上部叶小，倒卵形或长圆形，顶端钝或短尖，边缘锯齿较小。头状花序多数，在茎枝顶端排列成总状或近伞房状的大型圆锥花序，花序梗无翅，密被腺状短柔毛；总苞近钟形；总苞片约 7 层，外层绿色或中部以上绿色，叶质或基部之边缘干膜质，长圆形或长圆状披针形，顶端短尖，背面被腺状短柔毛，内层上部有时紫红色，干膜质，线形，顶端渐尖，背面脊处被腺状短柔毛或无毛，最内层极狭，通常丝状；雌花多数，花冠丝状，顶端有 4 ～ 5 小齿；两性花约与雌花等长，花冠管状，向上渐扩大，檐部通常 5 裂，裂片卵状或卵状渐尖，背面有乳头状突起。瘦果近纺锤形，有 10 棱，被白色长柔毛；冠毛白色，易脱落。花期 4 ～ 10 月。

【分布生境】 分布于云南大部分地区，生于海拔 200 ～ 2400m 的荒地、山野、路旁、山坡、田埂上及房前屋后。

【性味、功效与主治】 苦、辛，寒；清热解毒，消炎止痛；用于腹部热痛，尿黄，尿少，尿道感染，上呼吸道感染，扁桃体炎，咽喉炎。

【用法用量】 水煎服，9 ～ 15g。外用，捣敷。

【民间经验方】

1. 扁桃腺炎：臭灵丹鲜品 10g，洗净，红糖适量，放杯中，用沸水冲泡，静置片刻即可饮用，每日 3 次。

2. 急慢性喉炎：臭灵丹 15g，白花蛇舌草 10g，水煎服，每日 1 剂，分 3 次服用。

3. 流行性感冒：贯众 25g，臭灵丹 15g，鲜品或干品，洗净切片，水煎煮，每日 1 剂，分 3 次服。

4. 咽喉肿痛：臭灵丹根 20g，食盐 6g 为引，水煎服，每日 3 次。

5. 流感：臭灵丹 15g，鬼针草 15g，葱、姜各适量，红糖少量为引，水煎服，每日 2 次。

【化学成分】 含挥发油、氨基酸、黄酮类化合物等成分。

【药理作用】 有祛痰、抗炎、抗肿瘤作用。

臭假黄皮

【佤族名】 Hlax hmeem si vai（拉梦西外）。

【别名】 山黄皮、野黄皮、假黄皮、臭皮树。

【来源】 芸香科黄皮属植物假黄皮 *Clausena excavata* N. L. Burman 的根皮或叶。

【原植物】 无刺灌木或乔木。各部常有油点，小枝及花序轴常兼有丛状短毛。奇数羽状复叶，小叶两侧不对称。圆锥花序顶生；花两性，花蕾圆球形，稀卵形；花萼 5 或 4 裂，花瓣 5 或 4 片，5 片时覆瓦状排列，4 片时多近于镊合排列；雄蕊 10 或 8 枚，两轮排列，外轮的与花萼裂片对生，着生于隆起的花盘基部四周，花丝顶端钻尖，中部呈曲膝状，基部增宽，稀线形；子房 5 或 4 室，每室有并列的胚珠 2 颗，稀 1 颗，中轴胎座，花柱短而增粗，稀较子房长，柱头与花柱等宽或稍增大。浆果卵形至椭圆形；种皮膜质，棕色，子叶深绿，平凸，有时两侧边缘稍向内卷，油点多，胚茎被微柔毛。

【分布生境】分布于云南西双版纳、普洱、红河、文山、玉溪、楚雄、大理、德宏、临沧等地；生于海拔 600 ～ 1600m 的湿热河谷、山地、杂林或灌丛中。

【性味、功效与主治】苦，微寒；消炎解热，杀菌杀虫；用于感冒发热，疟疾，胃痛，腹痛，风湿痹痛，跌打损伤。

【用法用量】水煎服，9 ～ 15g。外用，鲜叶适量，水煎洗患处。

【民间经验方】

感冒发热，咳嗽气喘，疟疾，痢疾，急性胃肠炎，腹泻，尿道感染，风湿水肿，疥癣，湿疹，疮疡：臭假黄皮 15 ～ 30g，水煎服或外用。

【化学成分】根皮含假黄皮酸、假黄皮定、假黄皮因、假黄皮亭、黄樟、七非灵等成分。

【药理作用】有抗炎、杀菌等作用。

益母草

【佤族名】Rib hmom nbun（日不莫布）。

【别名】茺蔚、益母蒿。

【来源】唇形科益母草属植物益母草 *Leonurus japonicus* Houtt. 的全草。

【原植物】一年或二年生草本。茎直立，方形，单一或分枝，被微毛。叶对生；叶形多种，一年根生叶有长柄，叶片略呈圆形，叶缘 5 ～ 9 浅裂，每裂片具 2 ～ 3 钝齿，基部心形；茎中部的叶有短柄，3 全裂，裂片近披针形，中央裂片常 3 裂，两侧裂片常再 1 ～ 2 裂，最终裂片近线形，先端渐尖，边缘疏生锯齿或近全缘；最上部的叶不分裂，线形，近无柄，上面绿色，下面浅绿色，两面均被短柔毛。花多数，生于叶腋，呈轮伞状；苞片针刺状；花萼钟形，先端有 5 长尖齿，下方 2 片较上方 3 片为长；花冠唇形，淡红色或紫红色，上下唇几等长，上唇长圆形，全缘，下唇 3 裂，中央裂片较大，倒心脏形，花冠外被长绒毛，尤以上唇为甚；雄蕊 4，着生于花冠内面近裂口的下方；子房 4 裂，花柱与花冠上唇几等长，柱头 2 裂。小坚果褐色，三棱状。花期 6 ～ 8 月，果期 7 ～ 9 月。

【分布生境】分布于云南大部分地区；生于山野荒地、田埂、草地、溪边等处。

【性味、功效与主治】苦、辛，微寒；调经活血，祛瘀生新，利尿消肿；用于月经不调，痛经，急性肾炎。

【用法用量】水煎服，15 ～ 20g。

【民间经验方】

1. 急性肾炎：益母草鲜品绞汁半碗，调米汤服用。

2. 食疗：鲜益母草适量，鸡蛋 2 个，红糖少许，水煎服，用于痛经。

【化学成分】含益母草碱、水苏碱、前西班牙夏罗草酮、西班牙夏罗草酮、鼠由瓣花二萜、前益母草二萜及益母草二萜等化合物。

【药理作用】对子宫呈兴奋作用，有能显著增加冠脉流量和减慢心律、增强细胞免疫功能等作用。

烟草

【佤族名】Sub num（撒努）。

【别名】野烟、烟叶、土烟。

【来源】茄科烟草属植物烟草 *Nicotiana tabacum* L. 的叶。

【原植物】一年生或有限多年生草本。全体被腺毛。根粗壮。茎基部稍木质化。叶矩圆状披针形、披针形、矩圆形或卵形，顶端渐尖，基部渐狭至茎成耳状而半抱茎，柄不明显或成翅状柄。花序顶生，圆锥状，多花；花萼筒状或筒状钟形，裂片三角状披针形，长短不等；花冠漏斗状，淡红色，筒部色更淡，稍弓曲，裂片急尖；雄蕊中 1 枚显著较其余 4 枚短，不伸出花冠喉部，花丝基部有毛。蒴果卵状或矩圆状，长约等于宿存萼。种子圆形或宽矩圆形，径约 0.5mm，褐色。夏秋季开花结果。

【分布生境】云南全省均有栽培。

【性味、功效与主治】辛、苦，温，有毒；消肿解毒，杀虫，消炎；用于疔疮肿毒，牛皮癣，皮炎，头癣，秃疮，毒蛇咬伤。

【用法用量】多作外用，鲜品捣烂外敷。

【民间经验方】

头癣，秃疮：用烟油搽涂患处。

【化学成分】全草主要含烟碱、毒藜碱、去氢毒藜碱，尤以叶含量最高；尚含芦丁、咖啡酸、枸橼酸、绿原酸等多种成分。

【药理作用】烟碱对中枢神经和植物的细胞及运动神经末梢有双向作用，开始或小剂量引起兴奋，大剂量作用后继而麻痹，中毒症状出现，如瞳孔缩小、流涎、呕吐、腹泻，严重中毒可引起痉挛及呼吸中枢麻痹而死亡。

海仙花

【佤族名】Ex rui mo niang（哦蕊么娘）。

【别名】三台红花、楼台草、古木草。

【来源】报春花科报春花属植物海仙报春 *Primula poissonii* Franch. 的全草。

【原植物】多年生草本，无香气，不被粉。根茎极短，向下发出一丛粗长的支根；叶丛（至少部分叶）冬季不枯萎，叶片倒卵状椭圆形至倒披针形，先端圆钝，稀具小骤尖头，基部狭窄，下延，边缘具近于整齐的三角形小牙齿；叶柄极短或与叶片近等长，具阔翅。花葶直立，具伞形花序 2 ～ 6 轮，每轮具 3 ～ 10 花；苞片线状披针形；花梗开花期稍下弯，果时直立；花萼杯状，分裂约达全长的 1/3，裂片三角形或长圆形，先端稍钝；花冠深红色或紫红色，冠筒口周围黄色，冠筒喉部具明显的环状附属物，冠檐平展，裂片倒心形，先端通常深 2 裂。花期 5 ～ 7 月，果期 9 ～ 10 月。

【分布生境】分布于云南丽江、大理、昆明，以及迪庆香格里拉；生于海拔 1900 ～ 3800m 的沼泽草地、溪流边湿处、林缘湿草地。

【性味、功效与主治】甘、苦，平；消炎止血；用于月经不调，崩漏。

【用法用量】水煎服，15 ～ 30g。外用，适量，水煎洗。

【民间经验方】

月经不调，崩漏，白带：海仙花 30g，胡椒 7 粒，红糖为引，水煎服。

【化学成分】含多种黄酮类化合物，如槲皮素、山柰酚，还有皂苷类化合物、咖啡酸、绿原酸、挥发油等成分。

【药理作用】有调节免疫功能、抗肿瘤、修复神经血管等作用。

海芋

【佤族名】Graox laing（高兰）。

【别名】天荷、观音莲、狼毒头、野芋头。

【来源】天南星科海芋属植物海芋 *Alocasia odora*（Roxb.）K. Koch 的茎秆。

【原植物】大型常绿草本植物，具匍匐根茎，有直立的地上茎，基部长出不定芽条。叶多数，叶柄绿色或污紫色，螺状排列，粗厚，展开；叶片亚革质，草绿色，箭状卵形，边缘波状，有的长宽都在 1m 以上，后裂片联合 1/5 ～ 1/10，幼株叶片联合较多；前裂片三角状卵形，先端锐尖，长胜于宽，I 级侧脉 9 ～ 12 对，下部的粗如手指，向上渐狭；后裂片多少圆形，弯缺锐尖，有时几达叶柄，后基脉互交成直角或不及 90 度的锐角；叶柄和中肋变黑色、褐色或白色。花序柄 2 ～ 3 枚丛生，圆柱形，通常绿色，有时污紫色；佛焰苞管部绿色，卵形或短椭圆形；檐部蕾时绿色，花时黄绿色、绿白色，凋萎时变黄色、白色，舟状，长圆形，略下弯，先端喙状；肉穗花序芳香，雌花序白色，长 2 ～ 4cm，不育雄花序绿白色，能育雄花序淡黄色；附属器淡绿色至乳黄色，圆锥状，嵌以不规则的槽纹。浆果红色，卵状，种子 1 ～ 2。花期四季，但在密阴的林下常不开花。

【分布生境】分布于云南的热带和亚热带地区；生于海拔 1700m 以下的热带雨林林缘或河谷野芭蕉林下。

【性味、功效与主治】辛、涩、微麻，寒，有毒；清热解毒，消肿止痛；用于风湿痹痛，关节炎肿痛；外用于神经性皮炎，恶疮肿毒，疥疮，毒蛇、蜈蚣咬伤。

【用法用量】水煎服，10 ～ 20g。外用，鲜品捣烂敷于患处。

【民间经验方】

恶疮肿毒，疥疮：海芋鲜品捣烂敷于患处。

【化学成分】含维生素 B_1、维生素 B_2、烟酸、抗坏血酸、去氢抗坏血酸、胆甾醇等成分。

【药理作用】有解热、抗肿瘤等作用。

海金沙

【佤族名】Maox bai vi（茅摆喂）。

【别名】左转藤灰、金沙藤。

【来源】海金沙科海金沙属植物海金沙 *Lygodium japonicum*（Thunb.）Sw. 的孢子。

【原植物】多年生攀缘草本。根茎细而匍匐，被细柔毛；茎细弱，呈干草色，有白色微毛。叶为一至二回羽状复叶，纸质，两面均被细柔毛；能育羽片卵状三角形，小叶卵状披针形，边缘有锯齿或不规则分裂，上部小叶无柄，羽状或戟形，下部小叶有柄；不育羽片尖三角形，通常与能育羽片相似，但有时为一回羽状复叶，小叶阔线形，或基部分裂成不规则的小片。孢子囊生于能育羽片的背面，在二回小叶的齿及裂片顶端成穗状排列，穗长 2 ～ 4mm，孢子囊盖鳞片状，卵形，每盖下生一横卵形的孢子囊，环带侧生，聚集一处。孢子囊多在夏秋季产生。

【分布生境】分布于云南昆明、曲靖、玉溪、保山、昭通、普洱、临沧、红河、文山、西双版纳、大理、怒江、德宏等地；生于阴湿山坡灌丛中或路边林缘。

【性味、功效与主治】甘，寒；清热解毒，利尿通淋；用于泌尿系结石，肾炎，扁桃体炎，肝炎，痢疾。

【用法用量】水煎服，10～20g。

【民间经验方】

1. 泌尿系结石：海金沙 20g，过路黄 20g，白花蛇舌草 15g，水煎服，每日 3 次。

2. 肝炎：海金沙 15g，半截藤 10g，地胆头 15g，青叶胆 15g，水煎服，每日 3 次。

【化学成分】含脂肪油、海金沙素等成分。

【药理作用】有利胆排石、抑菌等作用。

通关藤

【佤族名】Hnu beeb（努贝）。

【别名】奶浆藤、通光散、大苦藤、下奶藤。

【来源】萝藦科牛奶菜属植物通光散 *Marsdenia tenacissima*（Roxb.）Moon. 的藤茎、根。

【原植物】坚韧木质藤本。茎密被柔毛；叶宽卵形，基部深心形，两面均被茸毛，或叶面近无毛。伞形状复聚伞花序腋生；花萼裂片长圆形，内有腺体；花冠黄紫色；副花冠裂片短于花药，基部有距；花粉块长圆形，每室 1 个直立，着粉腺三角形；柱头圆锥状。蓇葖长披针形，密被柔毛；种子顶端具白色绢质种毛。花期 6 月，果期 11 月。

【分布生境】分布于云南文山、普洱，以及昆明禄劝，玉溪新平，临沧镇康，红河金平、河口，西双版纳景洪，勐海、勐腊等地；生于海拔 2000m 以下的疏林中。

【性味、功效与主治】苦，寒；清热解毒，消炎止咳，平喘；用于呼吸道感染，支气管炎，支气管哮喘，咳嗽，乳汁不通，肿毒。

【用法用量】水煎服，干品 5～20g，鲜品 10～50g。外用，捣烂敷于患处。

【民间经验方】

1. 咳嗽：通关藤适量，配大树理肺散适量，水煎服。

2. 气管炎，哮喘：通光藤适量，洗净，代茶饮。

3. 疖肿：通关藤藤茎鲜品捣烂敷于患处。

【化学成分】藤茎含通光藤苷元 A、通光藤苷元 B、通光藤苷元 C，西索苷元、通光素、通光藤苷 F、通光藤苷 G、通光藤苷 H、通光藤苷 I 等。

【药理作用】有平喘、降血压、抗菌、调节免疫功能、保肝、利尿、抗肿瘤等作用。

桑

【佤族名】Kaox liah（考良）。

【别名】铁扇子。

【来源】桑科桑属植物桑 *Morus alba* L. 的根皮、树枝、叶、果实。

【原植物】落叶乔木，通常灌木状，植物体含乳液。树皮黄褐色，枝灰白色或灰黄色，细长疏生，嫩时稍有柔毛；叶互生；卵形或椭圆形，先端锐尖，基部心脏形或不对称，边缘有不整齐的粗锯齿或圆齿；托叶披针形，早落。花单性，雌雄异株；花黄绿色，与叶同时开放；雄花成柔荑花序；雌花成穗状花序；萼片 4 裂；雄花有雄蕊 4；雌花无花柱，柱头 2 裂，向外卷。聚合果腋生，肉质，有柄，椭圆形，深紫色或黑色，少有白色。花期 4 ～ 5 月，果期 6 ～ 7 月。

【分布生境】云南各地有栽培；栽培于海拔 200～2800m 的山坡、平坝、宅旁。

【性味、功效与主治】甘、苦，凉；清热消肿，除风湿，降血压；用于肺热咳嗽，风湿性关节炎肿痛，高血压。

【用法用量】水煎服，根 15 ～ 30g，树皮 9 ～ 15g，叶 3 ～ 9g。外用，适量，水煎洗或捣敷。

【民间经验方】

1. 肺热咳嗽，风湿性关节炎肿痛，高血压：桑根 15 ～ 30g，水煎服。

2. 食疗：桑椹适量，与高度白酒一同浸泡，适量服用，可活血补肾。

【化学成分】叶含芸香苷、槲皮素、异槲皮苷、挥发油等成分。根含黄酮类衍生物、挥发油、软脂酸、谷甾醇、葡萄糖等成分。嫩枝含桑色素、桑素等成分。果穗含芦丁、胡萝卜素、维生素等成分。

【药理作用】叶有降血糖、抗菌及能促进蛋白质合成、排除体内胆固醇、降低胆固醇等作用。根有利尿、镇静作用。嫩枝有显著的降压作用。果穗有增强免疫功能的作用。

绣球防风

【佤族名】Rib npu brux（里扑鲁）。

【别名】拂风草、小萝卜、月亮花、紫药、绣球草、蜜蜂草。

【来源】唇形科绣球防风属植物绣球防风 *Leucas ciliata* Hochst. ex Benth. 的全草。

【原植物】草本。茎直立，或上部多扭曲，纤弱，通常在上部分枝，偶有自基部分枝，钝四棱形，微具沟槽，密被贴生或倒向的金黄色长硬毛，有时在茎基部毛被略脱落。叶卵状披针形或披针形，先端锐尖，基部宽楔形至近圆形，有远离的浅锯齿，纸质，上面绿色，下面淡绿色，上面贴生浅黄色短柔毛，下面沿脉上密被短柔毛，余部疏被微柔毛，明显密布淡黄色腺点，侧脉 3 ～ 5 对，在上面微凹陷，下面稍突出；叶柄密生金黄色长硬毛。轮伞花序腋生，少数而远离地着生于枝条的先端，球形，多花密集，其下承以多数密集苞片；苞片线形，与萼筒等长或比萼筒长，边缘较薄，上面及边缘上具淡黄色长硬毛，下面无毛；花萼管状，先端膨大而略折曲，外面有刚毛，下部毛被稀疏或近于无毛，上部密集，内面在口部密生柔毛，脉 10，明显，齿 10，刺状，从截平而略偏斜的萼口突然伸长，在果时呈星状开张，外被长硬毛；花冠白色或紫色，与萼筒等长或略伸出于萼筒，外面近喉部具微柔毛，余部均无毛，内面在中部以下具略偏斜的须毛状毛环，冠檐二唇形，上唇直伸，盔状，长圆形，外面密被金黄色长柔毛，内面无毛；雄蕊 4，内藏，前对较长，花丝丝状，花药卵圆形，2 室，室极叉开；花柱丝状，略与雄蕊等长，先端极不等 2 裂；花盘平顶，波状；子房无毛。小坚果卵珠形，褐色。花期 7 ～ 10 月，果期 10 ～ 11 月。

【分布生境】分布于云南大部分地区；生于海拔 1000 ～ 2700m 的荒坡草丛中、稀疏松林下。

【性味、功效与主治】苦、辛，温；祛风散寒；用于感冒咳嗽，支气管炎咳嗽。

【用法用量】水煎服，15 ～ 30g。

【民间经验方】

感冒咳嗽：绣球防风 15g，配伍辛温解表药，水煎服。

【化学成分】含有咖啡酸、迷迭香酸、升麻素、亥茅酚、香豆素类化合物、辛醛、β - 甜没药烯、多糖、木香酸、香草酸等成分。

【药理作用】有抗多重耐药菌感染、抗肿瘤、调节神经免疫功能等作用。

黄花夹竹桃

【佤族名】Dai die raoh（呆跌绕）。

【别名】吊钟花、夹竹桃、癣疮叶。

【来源】夹竹桃科黄花夹竹桃属植物黄花夹竹桃 *Thevetia peruviana*（Pers.）K. Schum. 的根皮。

【原植物】常绿小乔木。全株光滑无毛，有乳液。树皮棕褐色，皮孔明显。小枝下垂，灰绿色。叶互生，无柄；叶片革质，线形或线状披针形；两端长尖，鲜绿色，光亮，背面较淡，边稍背卷；中肋明显。聚伞花序顶生；有总柄，通常 6 花成簇，黄色，芳香；花梗长约 2cm；萼片 5，绿色，三角形；花冠大形，漏斗形，花冠筒喉部具 5 个被毛的鳞片，花冠裂片 5，向左覆盖，比花冠筒长；雄蕊着生于花冠筒喉部，花丝被银白色毛；柱头圆形，先端 2 裂；花盘缺；子房无柄，秃净，2 裂。核果扁三角球形，内果皮木质，生时绿色而亮，干时黑色。种子 2 ～ 4 颗，长圆形，淡灰色。花期 6 ～ 12 月，果期 8 月至翌年春节。

【分布生境】云南等地有栽培；多培植于路边或庭园。

【性味、功效与主治】辛、苦，温，有毒；强心利尿，祛痰定喘，镇痛，祛瘀；用于支气管炎，皮肤瘙痒，疮癣。

【用法用量】水煎服，3 ～ 9g。外用，取汁涂患处。

【民间经验方】

皮肤瘙痒，疮癣：取黄花夹竹桃汁涂患处。

【化学成分】果仁含多种强心苷，主要有黄花夹竹桃苷甲、乙、丙、丁等。

【药理作用】有强心、镇静、催眠、利尿等作用。

黄果树

【佤族名】Hloux kaox blix vag hvan（漏靠布里瓦弯）、Hloux kaox mag maing（漏靠马曼）。

【别名】黄果、橙子、新会橙、广橘、广柑。

【来源】芸香科柑橘属植物甜橙 *Citrus sinensis*（L.）Osbeck. 的树皮。

【原植物】乔木。枝少刺或近于无刺。叶通常比柚叶略小，翼叶狭长，明显或仅具痕迹，叶片卵形或卵状椭圆形，很少披针形。花白色，很少背面带淡紫红色，总状花序有花少数，或兼有腋生单花；花萼 5 ～ 3 浅裂。果圆球形，扁圆形或椭圆形，橙黄至橙红色，果皮难或稍易剥离，瓢囊 9 ～ 12 瓣，果心实或半充实，果肉淡黄、橙红或紫红色，味甜或稍偏酸。种子少或无，种皮略有肋纹，子叶乳白色，多胚。花期 3 ～ 5 月，果期 10 ～ 12 月，迟熟品种至次年 2 ～ 4 月。

【分布生境】分布于云南楚雄、丽江、保山、德宏、临沧、普洱、西双版纳等地；栽培于海拔 1600m 以下地区。

【性味、功效与主治】甘、微苦；消炎止咳；用于感冒咳嗽。

【用法用量】水煎服，10 ～ 20g。

【民间经验方】

1. 感冒咳嗽：黄果树适量，水煎服。

2. 食疗：①甜橙适量，榨汁服用，可止咳。②橙皮适量，水煎，加入适量白糖或蜜糖服，用于哮喘。

【化学成分】果实含橙皮苷、柚皮芸香苷、异樱花素 -7- 芦丁糖苷、柚皮苷等黄酮苷类化合物、那可汀等生物碱、内酯、有机酸、挥发油等成分。

【药理作用】有抗炎、抗菌、抗病毒、抗变态反应、抗氧化等作用。

黄药子

【佤族名】Lin diag（林地丫）。

【别名】零余薯、金线吊虾蟆、香芋、黄狗头。

【来源】薯蓣科薯蓣属植物黄独 *Dioscorea bulbifera* L. 的块根、叶。

【原植物】缠绕草质藤本。块茎卵圆形或梨形，通常单生，每年由去年的块茎顶端抽出，很少分枝，外皮棕黑色，表面密生须根；茎左旋，浅绿色稍带红紫色，光滑无毛。叶腋内有紫棕色、球形或卵圆形珠芽，大小不一，表面有圆形斑点；单叶互生；叶片宽卵状心形或卵状心形，顶端尾状渐尖，边缘全缘或微波状，两面无毛。雄花序穗状，下垂，常数个丛生于叶腋，有时分枝呈圆锥状；雄花单生，密集，基部有卵形苞片 2 枚；花被片披针形，新鲜时紫色；雄蕊 6 枚，着生于花被基部，花丝与花药近等长；雌花序与雄花序相似，常 2 至数个丛生叶腋；退化雄蕊 6 枚，长仅为花被片 1/4。蒴果反折下垂，三棱状长圆形，两端浑圆，成熟时草黄色，表面密被紫色小斑点，无毛。种子深褐色，扁卵形，通常两两着生于每室中轴顶部，种翅栗褐色，向种子基部延伸呈长圆形。花期 7 ～ 10 月，果期 8 ～ 11 月。

【分布生境】分布于云南各地；生于海拔 800 ～ 2300m 的山坡路旁、村边灌木丛中，亦有栽培。

【性味、功效与主治】苦、辛，凉，有小毒；清热解毒，止血消肿，止咳定喘；用于恶疮肿毒，咽喉肿痛，百日咳。

【用法用量】水煎服，10 ～ 15g。

【民间经验方】

全身浮肿：黄药子鲜品适量煎水洗。

【化学成分】含黄药子素（A ～ H）、8- 表黄药子素 E 乙酸酯、薯蓣皂苷元、D-山梨糖醇、2,4,6,7- 四羟基 -9,10- 二氢菲、二氢薯蓣碱、蔗糖、还原糖、淀粉、皂苷、鞣质等成分。

【药理作用】有抗菌、抗甲状腺肿、抑制心肌、抑制肠平滑肌等作用。

菖蒲

【佤族名】Si nbraig rom（斯不惹）。

【别名】水菖蒲、家菖蒲、剑菖蒲、大菖蒲。

【来源】天南星科菖蒲属植物菖蒲 *Acorus calamus* L. 的根茎。

【原植物】多年生草本。根茎横走，稍扁，分枝，直径 5 ～ 10mm，外皮黄褐色，芳香，肉质根多数，具毛发状须根。叶基生，基部两侧膜质叶鞘向上渐狭，至叶长 1/3 处渐行消失、脱落；叶片剑状线形，基部宽、对褶，中部以上渐狭，草质，绿色，光亮；中肋在两面均明显隆起，侧脉 3 ～ 5 对，平行，纤弱，大都伸延至叶尖。花序柄三棱形；叶状佛焰苞剑状线形；肉穗花序斜向上或近直立，狭锥状圆柱形；花黄绿色；子房长圆柱形。浆果长圆形，红色。花期（2 ～）6 ～ 9 月。

【分布生境】分布于云南大理、楚雄、红河、文山、玉溪、丽江，以及迪庆香格里拉、维西等地；生于海拔 600 ～ 2700m 的湖泊、池塘、水沟、溪涧。

【性味、功效与主治】辛、苦，温；开窍化痰，助消化，止痛；用于痰蒙清窍，神志昏迷，健忘，失眠，脘腹痞满，胀闷痰痛。

【用法用量】水煎服或研粉，15g。外用，适量，碾粉油调敷患处。

【民间经验方】

1. 痰涎壅闭，慢性气管炎，痢疾，肠炎，食欲不振，消化不良，胃寒疼痛：菖蒲 15g，水煎服或研粉，每日 3 次，每次 5g。

2. 神经性头痛：菖蒲 15g，水煎服。

3. 疥疮：菖蒲，外用，适量碾粉油调，外敷于患处。

4. 腹部胀满，胃寒疼痛：菖蒲 15g，石菖蒲 10g，芦子 5g，荜茇 5g，用烫火灰炮制，生熟各半，研粉温开水送服，每日 3 次。

5. 食疗：菖蒲、姜黄、紫菀、茜草、扁藤根适量，一起装入剖净后的鸡肚内，文火炖熟，睡前服下，用于久咳久喘。

【化学成分】含挥发油，主要成分为顺式甲基异丁香油酚、菖蒲大牻牛儿酮、异菖蒲烯二醇、菖蒲混烯，还含少量的芳樟醇、樟脑、龙脑、α - 松油醇、β - 榄香烯、甲基丁香油酚、β - 荜澄茄油烯、白菖烯、水菖蒲酮、异水菖蒲酮、表水菖蒲酮、反式 - 甲基异丁香油酚、β - 愈创木烯、荜澄茄烯、菖蒲新酮、异菖蒲新酮、去二氢菖蒲烯、榄香醇、α - 细辛脑、δ - 荜澄茄醇、卡拉达三烯等。

【药理作用】水菖蒲挥发油具有较好的平喘、镇咳、祛痰、抗菌等作用，对离体肠管、子宫和气管平滑肌有松弛作用。

萝卜

【佤族名】Rang reng（染仁）。

【别名】萝白。

【来源】十字花科萝卜属植物萝卜 *Raphanus sativus* L. 的根、种子。

【原植物】一年生或二年生直立草本。根肥厚，肉质、大小、色泽、形状不一。茎粗壮，具纵纹及沟，有分枝，多少有白霜。根生叶丛生，呈琴形羽状分裂，疏生粗毛；茎下部叶琴形羽状分裂，顶端裂片最大，先端钝，两侧裂片 4 ～ 6 对，沿叶轴对生或互生，三角状卵形，愈向下裂片愈小，先端锐，边缘钝齿状或牙齿状；茎上部的叶渐小，叶片矩圆形，先端短尖，边缘有浅锯齿或近于全缘；基部具短柄或近无柄。总状花序生于分枝顶端；萼片 4，线状长椭圆形，绿色，外面带淡紫色；花瓣 4，倒卵状楔形，具长爪，白色，淡紫色或粉红色；雄蕊 4；雌蕊 1，子房细圆柱形。长角果圆柱形，肉质，在种子处稍向内缢缩，先端具较长的尖喙。种子呈卵圆形而微扁，红褐色。花期 3 ～ 6 月，果期 5 ～ 8 月。

【分布生境】云南各地普遍栽培。

【性味、功效与主治】辛、甘，凉。热食，可宽中下气，消宿食，解香油毒；用于麦面食积。生食，可破血，动痰，逆气上升。

【用法用量】水煎服，9 ～ 15g。外用，捣敷或捣汁滴鼻。咳嗽忌用。

【民间经验方】

1. 食积：萝卜 15g，大红袍 25g，杏叶防风 15g，甘草 5g，水煎服。

2. 食疗：①萝卜根适量，与肉或排骨同炖食，用于脾胃虚寒。②萝卜捶碎，与蜂蜜同煎，细细嚼咽，用于翻胃吐食。③生萝卜数枚，绞汁服，用于白痢。

【化学成分】根含葡萄糖、蔗糖、果糖、甲硫醇、维生素、莱菔苷及微量锰和钙等成分。种子含脂肪油、莱菔素、芥子碱、辛烯醛、邻苯二甲酸丁二脂，尚含硬脂酸、γ-谷甾醇、β-谷甾醇、正三十烷等成分。

【药理作用】种子有止咳、化痰、平喘、降血压、抗炎、解毒及抗病原微生物等作用。鲜嫩根有抗癌、抗菌等作用。

菊叶鱼眼草

【佤族名】Rib ngai gox（日改戛）。

【别名】金鱼眼、大鱼草。

【来源】菊科鱼眼草属植物菊叶鱼眼草 *Dichrocephala chrysanthemifolia*（Blume）DC. 的全草。

【原植物】一年生草本。多分枝；茎枝较坚硬，被白色短绒毛或柔毛或粗毛。叶长圆形或倒卵形，羽状半裂、深裂或浅裂；侧裂片 2 ～ 3 对，长圆形或披针形或三角状披针形，边缘一侧或两侧有 1 ～ 2 个细小尖锯齿或无锯齿。头状花序球形或长圆状，较下述两种较大，果期明显增大，单生于茎枝上部的叶腋处，近总状花序式排列；花序梗密被短柔毛或尘状绒毛；总苞片 1 ～ 2 层，边缘白色膜质，稍不等长；外围雌花多层，花冠紫色，短漏斗形，上部 3 ～ 5 深裂齿；中央两性花少数，管状，上部 4 ～ 5 裂齿，外面有稀疏黏质黄色腺点和柔毛。瘦果压扁，倒披针状，边缘脉状加厚；无冠毛，或两性花瘦果顶端有 1 ～ 2 个细毛状冠毛。

【分布生境】分布于云南西双版纳、红河、文山、普洱等地；生于海拔 2000m 的路旁及田边荒地。

【性味、功效与主治】辛、微苦，凉；清热解毒，化痰止咳，行水消肿，止血；用于尿路感染，口腔溃疡，子宫炎，疔疮，皮肤感染。

【用法用量】水煎服，10 ～ 30g。

【民间经验方】

口腔溃疡：菊叶鱼眼草适量，水煎服。

【化学成分】含挥发油，其中主要成分为柠檬烯、β-蒎烯、α-蒎烯，此外尚含微量元素。

【药理作用】有镇咳、祛痰等作用。

桫椤

【佤族名】Guan kaox（刮考）。

【别名】大贯众、树蕨。

【来源】桫椤科桫椤属植物桫椤 *Alsophila spinulosa*（Wall.ex Hook.）R.M. Tryon 的茎。

【原植物】大型树状蕨类。深褐色或浅黑色，外皮坚硬，有老叶脱落后留下的痕迹；叶顶生呈树冠状；叶柄粗壮，禾秆色至棕色，连同叶轴下密生短刺，基部密生棕色线状披针形鳞片；叶片大，纸质，椭圆形，三回羽状分裂；羽片 12 ～ 16 对，互生，有柄；狭椭圆形；二回羽片 16 ～ 18 对，互生，近无柄；线状披针形；末回裂片 15 ～ 20 对，互生，披针形，边缘有钝齿，背面有小鳞片；叶脉羽状，侧脉分叉。孢子囊群圆球形，生于侧脉分叉处凸起的囊托上，囊群盖圆球形，膜质，顶端开裂。

【分布生境】分布于云南昆明、玉溪、曲靖、昭通、临沧、文山、西双版纳、怒江、德宏等地；生于海拔 100 ～ 1000m 的溪边林下草丛中或阔叶林下。

【性味、功效与主治】苦，平；祛风除湿，活血通络，杀虫；用于风湿性关节炎，跌打损伤，各种皮肤癣，蛔虫病。

【用法用量】水煎服，15 ～ 20g。

【民间经验方】

1. 流感：桫椤 15g，鬼针草 15g，白虎草 10g，红糖少量，水煎服，每日 3 次。

2. 风湿骨痛：桫椤 20g，水煎后冲少量白酒内服，每日 3 次。

【化学成分】含桫椤黄酮 A、桫椤黄酮 B、甾醇等成分。

【药理作用】有抑菌等作用。

常山

【佤族名】Si ndah saex houig（西达色很）。

【别名】鸡骨冈、冈骨本、大金刀。

【来源】虎耳草科常山属植物常山 *Dichroa febrifuga* Lour. 的根。

【原植物】灌木。小枝圆柱状或稍具四棱，无毛或被稀疏短柔毛，常呈紫红色。叶形状大小变异大，常椭圆形、倒卵形、椭圆状长圆形或披针形，先端渐尖，基部楔形，边缘具锯齿或粗齿，稀波状，两面绿色或一至两面紫色，无毛或仅叶脉被皱卷短柔毛，稀下面被长柔毛，侧脉每边 8 ～ 10 条，网脉稀疏；叶柄无毛或疏被毛。伞房状圆锥花序顶生，有时叶腋有侧生花序，花蓝色或白色；花蕾倒卵形，花萼倒圆锥形，4 ～ 6 裂；裂片阔三角形，急尖，无毛或被毛；花瓣长圆状椭圆形，稍肉质，花后反折；雄蕊 10 ～ 20 枚，一半与花瓣对生，花丝线形，扁平，初与花瓣合生，后分离，花药椭圆形；花柱 4（5 ～ 6），棒状，柱头长圆形，子房 3/4 下位。浆果直径 3 ～ 7mm，蓝色，干时黑色。种子具网纹。花期 2 ～ 4 月，果期 5 ～ 8 月。

【分布生境】分布于云南德宏、普洱、临沧、西双版纳、红河、文山、大理等地；生于海拔 150 ～ 1600m 的林下、路旁或溪边；亦有栽培。

【性味、功效与主治】苦、辛，寒，有毒；截疟，涌吐痰涎；用于疟疾，瘰疬。

【用法用量】水煎服或制成丸，温开水送服，4 ～ 9g，入丸、散酌减。

【民间经验方】

疟疾：常山配青蒿，水煎服。

【化学成分】含常山碱、黄常山定碱、4- 喹唑酮、伞形花内酯、黄常山碱乙、黄常山碱甲等成分。

【药理作用】有抗疟、抗阿米巴、降血压、调节平滑肌收缩、抗病毒、抗癌等作用。

野三七

【佤族名】Sang qix diag（三七叠）。

【别名】竹节七、白三七。

【来源】五加科人参属植物竹节参 *Panax japonicus*（T. Nees）C. A. Meyer 的块根。

【原植物】多年生草本。根茎横卧，呈竹鞭状，肉质，结节间具凹陷茎痕；侧面常生多数圆锥状肉质根，白色；茎直立，圆柱形，有条纹，光滑无毛。掌状复叶 3 ～ 5 枚轮生于茎端；小叶通常 5，两侧的较小，薄膜质，倒卵状椭圆形至长椭圆形，先端渐尖至长渐尖，稀为尾状渐尖，基部阔楔形至近圆形，两侧的稍偏斜，边缘呈细锯齿或重锯齿，两面沿脉上疏被刚毛。伞形花序单生于茎端，有花 50 ～ 80 朵或更多；花小，淡绿色；花瓣 5，长卵形，覆瓦状排列。果近球形，成熟时红色，具种子 2 ～ 5 粒，白色，三角状长卵形。花期 5 ～ 6 月，果期 7 ～ 9 月。

【分布生境】分布于云南普洱、保山、怒江、玉溪、大理、昭通、丽江，以及西双版纳勐海、迪庆德钦等地；生于海拔 1800 ～ 3200m 的山谷阔叶林中。

【性味、功效与主治】甘、微苦，温；散瘀止痛，止血；用于跌打损伤，久病后虚弱，寒湿痹痛，肺结核咯血，产后血瘀腹痛。

【用法用量】水煎服，10 ～ 20g。

【民间经验方】

1. 产后感染：野三七 10g，玉竹 15g，七叶一枝花 10g，水煎服，每日 3 次。

2. 胃痛：野三七 15g，金线吊葫芦 5g，山乌龟 10g，草果 1 个，生姜为引，水煎服，每日 3 次。

3. 脑梗死：野三七 15g，三七 5g，双钩藤 15g，岩川芎 10g，土党参 10g，首乌 10g，回心草 10g，白花蛇舌草 15g，鸡屎藤 15g，野杜仲 15g，黑胡椒 5 粒，水煎服，每日 3 次。

4. 食疗：野三七适量，与鸡肉、猪排骨等同炖食，用于久病体虚。

【化学成分】根茎含竹节人参皂苷Ⅲ、竹节人参皂苷Ⅳ、竹节人参皂苷Ⅴ、人参皂苷 Rd、人参皂苷 Re、人参皂苷 Rg_1、人参皂苷 Rg_2、三七皂苷 R_2、伪人参皂苷 F_{11}、竹节人参皂苷Ⅴ的甲酯、齐墩果酸 -3-O-β-D-（6′- 甲酯）- 吡喃葡萄糖醛酸苷、齐墩果酸 -28-O-β-D- 吡喃葡萄糖苷、β- 谷甾醇 -3-O-β-D- 吡喃葡萄糖苷、齐墩果酸 -3-O-[β-D-（6′- 甲酯）- 吡喃葡萄糖醛酸基]-28-O-β-D- 吡喃葡萄糖苷、齐墩果酸 -3-O-[β-D- 吡喃葡萄糖（1→2）-β-D- 吡喃葡萄糖]-28-O-β-D- 吡喃葡萄糖苷等成分。

【药理作用】有抗炎、延缓衰老、降血糖等作用。

野半夏

【佤族名】Mgah hngoux（噶勾欧）。

【别名】独角莲、野慈姑。

【来源】天南星科犁头尖属植物犁头尖 *Typhonium blumei* Nicolson & Sivad. 的全草、块茎。

【原植物】块茎近球形、头状或椭圆形，褐色，具环节，节间有黄色根迹，颈部生黄白色纤维状须根，散生疣凸状芽眼。幼株叶 1 ～ 2，叶片深心形、卵状心形至戟形，多年生植株有叶 4 ～ 8 枚，叶柄基部鞘状、鸢尾式排列，淡绿色，上部圆柱形，绿色；叶片绿色，背淡，戟状三角形，前裂片卵形；后裂片长卵形，外展，基部弯缺呈“开”形；中肋 2 面稍隆起，侧脉 3 ～ 5 对，最下 1 对基出，伸展为侧裂片的主脉，集合脉 2 圈。花序柄单 1，从叶腋抽出，淡绿色，圆柱形，直立；佛焰苞管部绿色，卵形；檐部绿紫色，卷成长角状，盛花时展开，后仰，卵状长披针形，中部以上骤狭成带状下垂，先端旋曲，内面深紫色，外面绿紫色；肉穗花序无柄，雌花序圆锥形；附属器深紫色，具强烈的粪臭，基部斜截形，明显具细柄，向上渐狭成鼠尾状，近直立，下部 1/3 具疣皱，向上平滑；子房卵形，黄色，柱头无柄，盘状具乳突，红色。中性花同型，线形，上升或下弯，两头黄色，腰部红色。花期 5 ～ 7 月。

【分布生境】分布于云南勐腊；生于海拔 1200m 以下的地边、田头、草坡、石隙中。

【性味、功效与主治】辛、苦，温，有毒；解毒，散结，止痛，祛湿；用于胃痛，胃溃疡，痈疖肿毒，跌打损伤。

【用法用量】水煎服或酒送服，10 ～ 20g。外用，磨汁或捣烂敷于患处。

【民间经验方】

痈疖肿毒，跌打损伤：野半夏块茎磨汁或捣烂敷于患处。

【化学成分】含多种生物碱、甾醇、多糖等成分。

【药理作用】有抗炎等作用。

野芝麻

【佤族名】ngiex diag（给地儿）。

【别名】长叶序芝麻。

【来源】梧桐科山芝麻属植物长序山芝麻 *Helicteres elongate* Wall. 的全株。

【原植物】灌木。小枝甚柔弱，散生，被星状短柔毛。叶矩圆状披针形或矩圆状卵形，顶端渐尖，基部圆形而偏斜，边缘有不规则的锯齿，上面被稀疏的星状短柔毛，下面被星状短柔毛及长柔毛；托叶条形早落。聚伞花序伸长，顶生或腋生，几与叶等长，有多数花；小苞片条形；萼管状钟形，5 裂，裂片三角状披针形，宿存，被短柔毛；花瓣 5 片，黄色，下面的花瓣只有一个耳状附属体和在瓣片上有一行毛；雌雄蕊柄有毛，雄蕊10枚；子房5室，被毛，每室约有胚珠10个。蒴果长圆筒形，顶端尖锐，密被灰黄色星状毛。花期6～10月。

【分布生境】 分布于云南富宁、金平、屏边、普洱等地；生于海拔200～1600m的路边、村边的荒地上或干旱草坡上。

【性味、功效与主治】 甘、辛，平；清热解表，止咳。全株用于发热。根用于感冒发热，支气管炎，咳嗽。

【用法用量】 水煎服，25～40g。外用，捣敷。

【民间经验方】

感冒发热：野芝麻根25g，柴胡15g，水煎服。

【化学成分】 含β-谷甾醇、白桦脂酸、齐墩果酸、山芝麻酸甲酯、山芝麻宁酸甲酯、山芝麻宁酸、山芝麻酸内酯、曼家酮等成分。

【药理作用】 有抗多重耐药菌感染、抗肿瘤、调控神经免疫等作用。

野坝子

【佤族名】 Hlax nbih kaox（辣比考）。

【别名】 香苏草、野苏、野香苏、小野荞子、满山香、小坝子。

【来源】 唇形科香薷属植物野拔子 *Elsholtzia rugulosa* Hemsl的全草。

【原植物】 半灌木。枝四棱形，密被白色微柔毛。叶对生；叶柄密被白色柔毛；叶片卵形或椭圆状菱形，先端急尖或微钝，基部楔形，边缘具钝锯齿，近基部全缘，上面具皱纹，被毛，下面密被灰白色绒毛。轮伞花序多桦密集成假穗状花序，着生于主茎及侧枝顶部，序轴密被灰白色绒毛；苞片钻形，被灰白色绒毛；苞片钻形，被灰白色绒毛；花萼钟形，外面被灰白色绒毛，萼齿5；花冠淡紫色或白色，外面被柔毛，上唇直立，先端微缺，下唇3裂，中裂片圆形，边缘啮蚀状，侧裂片短，半圆形。小坚果长圆形，长约1mm，淡黄色。花期9～11月，果期10～12月或翌年2月。

【分布生境】 分布于云南各地；生于海拔1300～2800m的山坡草地、空旷地、路旁、林下或灌丛中。

【性味、功效与主治】 辛，凉；清热解毒，消食化积；用于伤风感冒，消化不良，痢疾。

【用法用量】 水煎服，15～20g。

【民间经验方】

1. 泄泻：野坝子鲜叶 15g，用手搓揉后兑温开水服。

2. 闭经，腹痛：野坝子根 15 ～ 20g，水煎服，每日 3 次。

3. 感冒：野坝子 15g，生姜 10g，红糖少许，水煎服，每日 3 次。

4. 食疗：①野坝子适量，与鸡同炖服，用于病后体虚、脾胃虚弱。②野坝子 25 ～ 50g，与红糖炒后水煎服，用于腹痛、吐泻、肠炎。

【化学成分】含香薷酮、3- 甲基丁酸、丁香酚、β - 丁香烯、乙酸乙酯、苯甲醇、脱氧香薷酮、芳梓醇等成分。

【药理作用】有抗炎、退热等作用。

野花椒

【佤族名】Si mgiab sim（斯给木醒）。

【别名】大花椒、山椒、花椒。

【来源】芸香科花椒属植物蚬壳花椒 *Zanthoxylum dissitum* Hemsl. 的根皮或茎皮。

【原植物】攀缘藤本。老茎的皮灰白色，枝干上的刺多劲直，叶轴及小叶中脉上的刺向下弯钩，刺褐红色。叶有小叶 5 ～ 9 片，稀 3 片；小叶互生或近对生，形状多样，全缘或叶边缘有裂齿，两侧对称，稀一侧稍偏斜，顶部渐尖至长尾状，厚纸质或近革质，无毛，中脉在叶面凹陷。花序腋生，花序轴有短细毛；萼片及花瓣均 4 片，油点不显；萼片紫绿色，宽卵形；花瓣淡黄绿色，宽卵形；雄蕊 4 枚，退化雌蕊顶端 4 浅裂；雌花无退化雄蕊。果密集于果序上，果梗短；果棕色，外果皮比内果皮宽大，外果皮平滑，边缘较薄，干后显出弧形环圈，残存花柱位于一侧。种子径 8 ～ 10mm。

【分布生境】分布于云南西南部；生于海拔 600 ～ 1900m 的疏林或灌木丛中，尤以石灰岩山坡多见。

【性味、功效与主治】辛、苦，微温；祛风活络，散瘀止痛，解毒消肿；用于心胃气痛，风湿骨痛，腰肌劳损，跌打瘀痛，毒蛇咬伤，破伤风。

【用法用量】水煎服，10 ～ 15g。

【民间经验方】

1. 牙痛：野花椒根皮 1 小块，煎水含漱。

2. 胃痛：野花椒根 15g，七叶一枝花 10g，山乌龟 10g，草果 1 个，水煎服，每日3次。

3.闭经：野花椒15g，红糖适量，水煎服，每日3次。

【化学成分】根含α-别隐品碱、光叶花椒碱、木兰花碱等成分。

【药理作用】有抗炎、抗菌、镇痛等作用。

野荞麦

【佤族名】Daex mguah（得挂）。

【别名】万年荞、野荞麦、血娃娃。

【来源】蓼科荞麦属植物金荞麦 *Fagopyrum dibotrys*（D. Don）Hara 的根状茎。

【原植物】多年生草本。根状茎木质化，黑褐色；茎直立，分枝，具纵棱，无毛，有时一侧沿棱被柔毛。叶三角形，顶端渐尖，基部近戟形，边缘全缘，两面具乳头状突起或被柔毛；托叶鞘筒状，膜质，褐色，偏斜，顶端截形，无缘毛。花序伞房状，顶生或腋生；苞片卵状披针形，顶端尖，边缘膜质，每苞内具2～4花；花梗中部具关节，与苞片近等长；花被5深裂，白色，花被片长椭圆形，雄蕊8，比花被短，花柱3，柱头头状。瘦果宽卵形，具3锐棱，黑褐色，无光泽，超出宿存花被2～3倍。花期7～9月，果期8～10月。

【分布生境】分布于云南大部分地区；生于海拔600～3500m的沟谷雨林、常绿阔叶林下、草坡、灌丛、山谷、水边等地。

【性味、功效与主治】辛、苦，凉；清热解毒，健脾利湿，消炎止痛；用于痢疾，胃痛，慢性胃炎。

【用法用量】水煎服，15～30g。

【民间经验方】

1.胃痛，慢性胃炎：野荞麦15g，黄秦艽15g，水煎服。

2.食疗：野荞麦嫩叶素炒食，可清热。

【化学成分】含双聚原矢车菊苷元、海柯皂苷元、β-谷甾醇、对香豆酸、阿魏酸、葡萄糖及鞣质等成分。

【药理作用】双聚原矢车菊苷元能增强小鼠腹腔巨噬细胞的吞噬作用。

野靛叶

【佤族名】Niah diag（嚏嗲）、Gram gah（敢嘎）、Kaox dai den（挎打底）。

【别名】大驳骨、鸭咀花。

【来源】爵床科爵床属植物鸭嘴花 *Justicia adhatoda* L. 的全株。

【原植物】大灌木。枝圆柱状，灰色，有皮孔，嫩枝密被灰白色微柔毛。叶纸质，矩圆状披针形至披针形，或卵形或椭圆状卵形，顶端渐尖，有时稍呈尾状，基部阔楔形，全缘，上面近无毛，背面被微柔毛；中脉在上面具槽，侧脉每边约12条；茎叶揉后有特殊臭气。穗状花序卵形或稍伸长；苞片卵形或阔卵形，被微柔毛；小苞片披针形，稍短于苞片，萼裂片5，矩圆状披针形；花冠白色，有紫色条纹或粉红色，被柔毛，冠管卵形；药室椭圆形，基部通常有球形附属物不明显。蒴果近木质，上部具4粒种子，下部实心短柄状。

【分布生境】分布于云南西双版纳、普洱、临沧，以及保山昌宁，德宏瑞丽、盈江等地；生于海拔800～1800m的平坝、路边、灌木丛中，栽培或逸为野生。

【性味、功效与主治】苦、辛，温；散瘀血，接骨，镇痛；用于风湿性关节炎，跌打损伤。

【用法用量】水煎服，30～50g。外用，捣敷。

【民间经验方】

1. 跌打损伤：野靛叶适量捣敷。

2. 食疗：野靛叶尖7个，蜂蜜30g，煮水饮，可润肺止咳。

【化学成分】含鸭嘴花碱、鸭嘴花酮碱、脱氢鸭嘴花碱、挥发油、胡萝卜素、维生素C等成分。

【药理作用】有加强心脏收缩力、增加冠状动脉血流量、解痉、局麻、抑菌、抗早孕等作用。

曼登

【佤族名】Dung（董）。

【别名】银叶栲。

【来源】壳斗科锥属植物银叶锥 *Castanopsis argyrophylla* King ex Hook. f. 的树皮。

【原植物】乔木，一年生枝干后褐黑色，二年生枝有甚多灰棕色小皮孔，枝、叶均无毛。叶厚纸质，椭圆形、卵形，或披针形，有时兼有倒卵形的叶，顶部短尖或渐尖，基部阔楔形或楔尖，全缘，叶面干后常带黄绿色，叶背带苍灰色或淡灰白色，中脉在叶面凸起，侧脉每边10～13条，网状叶脉在叶两面均明显。雄花序通常为圆锥花序，花序轴、花被片外面、花柱外部及果序轴均被灰黄或淡灰棕色甚短的毡状柔毛。果序长 10 ～ 25cm，壳斗有坚果 1 个，偶有 2 ～ 3 个，圆球形；坚果近圆球形，密被纤细伏毛，果脐占坚果面积的 2/3 ～ 4/5。花期 5 ～ 6 月，果当年 10 ～ 12 月成熟。

【分布生境】分布于云南玉溪、保山、普洱、临沧、楚雄、红河、文山、西双版纳、大理、德宏、怒江、曲靖等地；生于海拔 900 ～ 1500m 山地疏林或密林中干燥或湿润地方。

【性味、功效与主治】涩、微苦，寒；收敛，消炎止痛；用于腹泻，痢疾。

【用法用量】水煎服，20 ～ 40g。

【民间经验方】

腹泻，痢疾：曼登适量，水煎服。

蛇菰

【佤族名】Dih jaong beix（地种背）。

【别名】草狗肾、寄生黄、鹿仙草。

【来源】蛇菰科蛇菰属植物筒鞘蛇菰 *Balanophora involucrata* Hook. f. 的全草。

【原植物】草本。根茎肥厚，干时脆壳质，近球形，不分枝或偶分枝，黄褐色，很少呈红棕色，表面密集颗粒状小疣瘤和浅黄色或黄白色星芒状皮孔，顶端裂鞘 2 ～ 4 裂，裂片呈不规则三角形或短三角形。花茎大部呈红色，很少呈黄红色；鳞苞片 2 ～ 5 枚，轮生，基部连合呈筒鞘状，顶端离生呈撕裂状，常包着花茎至中部；花雌雄异株（序），花序均呈卵球形；雄花较大，3 数；花被裂片卵形或短三角形，开展；聚药雄蕊无柄，呈扁盘状，花药横裂；具短梗；雌花子房卵圆形，有细长的花柱和子房柄；附属体倒圆锥形，顶端截形或稍圆形。花期 7 ～ 8 月。

【分布生境】分布于云南迪庆、丽江、大理，以及红河屏边、怒江贡山等地；生于海拔 2300 ～ 3500m 的山坡竹林、落叶灌木丛、针阔叶混交林及云杉林下。

【性味、功效与主治】辛，平；理气健胃，清热利湿，醒酒解毒；用于胃痛，肺热咳嗽，黄疸型肝炎。

【用法用量】水煎服，10 ～ 15g。

【民间经验方】

1. 心脏病：蛇菰 15g，回心草 10g，三七 5g，小红参 10g，野当归 10g，水煎服，每日 3 次。

2. 食疗：①蛇菰 9g，炖猪大肠，用于痔疮。②蛇菰、苎麻根、棕树根各 9g，水煎，取药液炖黄鳝，用于肺热咳嗽、咯血。③蛇菰 18g，天麻 30g，共研粉，每日早晨用 3g 加白糖蒸鸡蛋服，用于老人头昏。④蛇菰 30g，与肉炖服，用于肝炎、体虚、痛经。

【化学成分】含甾醇、木脂素、三萜类化合物、葡萄糖酯、乙酸羽扇豆酸酯、松柏苷等成分。

【药理作用】有降血糖、醒酒、镇痛、抗炎等作用。

铜钱藤

【佤族名】Hnu hlax sang sein（奴拉桑森）。

【别名】宿苞豆、中国宿苞豆、铜钱麻黄。

【来源】豆科宿苞豆属植物宿苞豆 *Shuteria involucrata*（Wall.）Wight & Arn. 的根。

【原植物】草质缠绕藤本。茎纤细，密被毛或无毛。羽状复叶具 3 小叶；托叶卵状披针形；小叶膜质至薄纸质，宽卵形、卵形或近圆形，先端圆形，微缺，具小凸尖，基部圆形或宽圆形，上面黄褐色或海蓝色，下面灰色至灰绿色；小托叶针形。总状花序腋生，基部 2 ～ 3 节上具缩小的 3 小叶，无柄，圆形或肾形；花小；苞片和小苞片披针形；花萼管状，裂齿 4，披针形，比萼管短；花冠红色、紫色、淡紫色，旗瓣大，椭圆状倒卵形，先端稍钝，微凹，具瓣柄，翼瓣长圆形，与龙骨瓣近相等，均比旗瓣小；子房无柄。荚果线形，压扁，先端具喙；果瓣开裂，有时扭曲，具种子 5 ～ 6 颗，褐色，光亮。花期 11 月至翌年 3 月，果期 12 月至翌年 3 月。

【分布生境】分布于云南昆明、玉溪、红河、普洱、西双版纳、德宏、文山等地；生长于海拔 1500 ～ 2300m 的杂木林下或路边、地埂。

【性味、功效与主治】苦，凉；清热解毒；用于感冒咳嗽，咽炎，乳腺炎，肺结核，慢性支气管炎。

【用法用量】水煎服，干品 15 ～ 25g，鲜品 50 ～ 100g。

【民间经验方】

咽喉炎，扁桃体炎：铜钱草 15g，通关散 20g，水煎服。

【化学成分】含黄酮类化合物等成分。

【药理作用】有抗肿瘤、抗真菌感染、修复神经血管等作用。

铜锤玉带草

【佤族名】Rib gaing ngo（日木岗卧）。

【别名】地石榴、铜锤草。

【来源】桔梗科半边莲属植物铜锤玉带草 *Lobelia nummularia* Lam. 的全草。

【原植物】多年生草本，有白色乳汁。茎平卧，被开展的柔毛，不分枝或在基部有长或短的分枝，节上生根。叶互生，叶片圆卵形、心形或卵形，先端钝圆或急尖，基部斜心形，边缘有牙齿，两面疏生短柔毛，叶脉掌状至掌状羽脉；叶柄生开展短柔毛。花单生叶腋；花梗无毛；花萼筒坛状，无毛，裂片条状披针形，伸直，每边生 2 或 3 枚小齿；花冠紫红色、淡紫色、绿色或黄白色，花冠筒外面无毛，内面生柔毛，檐部二唇形，裂片 5，上唇 2 裂片条状披针形，下唇裂片披针形；雄蕊在花丝中部以上连合，花丝筒无毛，背部生柔毛，下方 2 枚花药顶端生髯毛。果为浆果，紫红色，椭圆状球形。种子多数，近圆球状，稍压扁，表面有小疣突。在热带地区整年可开花结果。

【分布生境】分布于云南各地；生于海拔 500 ～ 2300m 的潮湿草地、田边、沼泽地、沟边石上。

【性味、功效与主治】甘、苦，平；活血散瘀，通筋活络；用于风湿疼痛，跌打损伤，肿痛，无名肿毒。

【用法用量】水煎服，10 ～ 15g。外用，鲜品配方捣碎敷于患处。

【民间经验方】

1. 风湿疼痛，跌打损伤：铜锤玉带草鲜品配方捣碎包敷患处。

2. 食疗：①铜锤玉带草 50 ～ 60g，与羊肉一起炖服，连续服用，用于瘫痪。②铜锤玉带草 15g，地榆 10g，白芍 10g，马蹄香 10g，与鸡肉或猪肉炖煮，用于月经不调、经闭、少腹牵痛。

【化学成分】含蛋白质、维生素、多糖、皂苷、黄酮类化合物、β - 石竹烯、顺式 - β - 法呢烯、依兰烯等成分。

【药理作用】有调节免疫功能等作用。

甜荞

【佤族名】 Kao mung die（靠梦叠）。

【别名】 花麦、花荞、荞子、三角麦。

【来源】 蓼科荞麦属植物荞麦 *Fagopyrum esculentum* Moench 的种仁。

【原植物】 一年生草本。茎直立，多分枝，光滑，淡绿色或红褐色，有时生稀疏的乳头状突起。叶互生，下部叶有长柄，上部叶近无柄；托叶鞘短筒状，顶端斜而平截，早落；叶片三角形或卵状三角形，先端渐尖，基部心形或戟形，全缘，两面无毛，仅沿叶脉有毛。花序总状或圆锥状，顶生或腋生；花梗长；花淡红色或白色，密集；花被 5 深裂，裂片长圆形；雄蕊 8，短于花被；花柱 3，柱头头状。瘦果卵形，有 3 锐棱，长大于宽，顶端渐尖，黄褐色，光滑。花果期 7 ～ 10 月。

【分布生境】 云南全省均有栽培。

【性味、功效与主治】 甘，凉；降气宽肠，消肿导滞；用于肠胃积滞，痢疾，赤白带下，单纯性甲状腺肿大，慢性甲状腺炎。

【用法用量】 水煎服，20 ～ 30g。

【民间经验方】

降血糖：①甜荞炒黄后泡水服。②荞面适量，加水调匀，煎食，可降血糖。

【化学成分】 含槲皮素、槲皮苷、金丝桃苷、芸香苷、邻 - 和对 -β-D- 葡萄糖氧基苄基胺、油酸、亚麻酸、类胡萝卜素、叶绿素，另外还含三种胰蛋白酶抑制剂 T_{I1}、T_{I2} 和 T_{I4}。

【药理作用】 有降血压、降血脂、降血糖等作用。

犁头草

【佤族名】 Rib dou tai（日木豆台）。

【别名】 紫花地丁、光瓣堇菜。

【来源】 堇菜科堇菜属植物紫花地丁 *Viola philippica* Cav. 的全草。

【原植物】 多年生草本。根状茎短，垂直，淡褐色，节密生，有数条淡褐色或近白色的细根。叶多数，基生，莲座状；叶片下部者通常较小，呈三角状卵形或狭卵形，上部者较长，呈长圆形、狭卵状披针形或长圆状卵形，先端圆钝，基部截形或楔形，稀微心形，边缘具较平的圆齿，两面无毛或被细短毛，有时仅下面沿叶脉被短毛，果期叶片增大；叶柄在花期通常长于叶片 1 ～ 2 倍，上部具极狭的翅，果期上部具较宽之翅，无毛或被细短毛；托叶膜质，苍白色或淡绿色，2/3 ～ 4/5 与叶柄合生，离生部分线状披针形，边缘疏生具腺体的流苏状细齿或近全缘。花中等大，紫堇色或淡紫色，稀呈白色，喉部色较淡并带有紫色条纹；花梗通常多，数，细弱，与叶片等长或高出于叶片，无毛或有短毛，中部附近有 2 枚线形小苞片；萼片卵状披针形或披针形，先端渐尖，基部附属物短，末端圆或截形，边缘具膜质白边，无毛或有短毛；花瓣倒卵形或长圆状倒卵形，里面有紫色脉纹；距细管状，末端圆；子房卵形，无毛，花柱棍棒状，比子房稍长，基部稍膝曲，柱头三角形，两侧及后方稍增厚成微隆起的缘边，顶部略平，前方具短喙。蒴果长圆形无毛。种子卵球形，淡黄色。花果期 4 月中下旬至 9 月。

【分布生境】分布于云南昆明、曲靖、玉溪、楚雄、大理等地；生于田边、路边、空旷草地。

【性味、功效与主治】辛、苦，寒；清热解毒，凉血解毒；用于急性黄疸型肝炎，结膜炎，喉炎，乳腺炎，痈疽肿毒。

【用法用量】水煎服，5 ～ 15g。外用，捣敷。

【民间经验方】

痈疽肿毒：犁头草鲜品配伍捣敷。

【化学成分】含棕榈酸、对羟基苯甲酸、反式对羟基桂皮醛、琥珀酸、地丁酰胺、山柰酚 -3-O- 鼠李吡喃糖苷，尚含抑制艾滋病毒活性的大分子成分磺化聚糖等成分。

【药理作用】有抗病原微生物等作用。

象耳朵

【佤族名】Kaox mguah sang（考刮散）。

【别名】接骨丹。

【来源】鞘柄木科鞘柄木属植物鞘柄木 *Toricellia tiliifolia* DC. 的根、茎皮、叶。

【原植物】落叶小乔木。树皮灰黑色。小枝圆柱形，灰绿色，无毛，有不完全的环形叶痕，髓部宽，松软，白色。叶互生，纸质，椭圆状卵形至宽卵形，上面绿色，下面淡绿色，先端突尖，基部浅心形，边缘的粗锯齿有须头，有时有波状棱角，掌状叶脉 7 ～ 9 条，在上面微凸，近于无毛，下面明显突出，疏生短柔毛，网脉在下面明显；叶柄淡绿色，无毛，有纵走的条纹，上部圆柱形，向下逐渐扩展成鞘。总状圆锥花序顶生，下垂，微被短柔毛；花小，雄花的花萼管短，有裂片5，先端钝尖；花瓣5，长椭圆形，白色，无毛，先端钩状内弯；雄蕊5，与花瓣互生；子房卵圆形，无毛，花柱3～4裂，略粗壮，多数先端2裂。果实核果状，卵形，无毛，花柱宿存，成熟时紫红色至灰黑色。花期11月至次年3月，果期3～4月。

【分布生境】分布于云南西部；生于海拔1640～2600m的林缘或森林中。

【性味、功效与主治】苦、辛，温；活血止痛，接骨，散瘀消肿；用于风湿关节痛，痈疮肿毒，骨折，跌打损伤。

【用法用量】水煎服，干品15～20g，鲜品50～100g。外用，鲜品适量捣烂敷于患处。

【民间经验方】

1. 骨折，跌打损伤：象耳朵根、茎皮鲜品适量，捣烂敷于患处。
2. 食疗：象耳朵叶适量，与肉炖服。

【化学成分】茎含腺苷、软脂酸、酚类及其衍生物、烟酰胺、甾醇、β-胡萝卜苷等成分。根含愈创木内酯类化合物。

【药理作用】有促骨关节再生修复、促神经血管再生、抗氧化等作用。

象脚蕉

【佤族名】Njou（邹）。

【别名】象腿蕉。

【来源】芭蕉科象腿蕉属植物象腿蕉 *Ensete glaucum*（Roxb.）Cheesm. 的根汁。

【原植物】假茎单生，黄绿色，老时有带黑紫色的斑块，密被白色蜡粉，浆液淡橘黄色，基部远较上部为粗，呈坛状，不具匍匐茎。叶片长圆形，先端具尾尖，基部楔形，光滑无毛；叶柄短。花序初时如莲座状，后伸长成柱状，下垂；苞片绿色，宿存，每苞片内有花2列，约有花10余朵；合生花被片3深裂，离生花被片近圆形，先端微凹，凹陷处具尖头。浆果倒卵形，苍白色，具淤血色斑纹，先端粗而圆，具宿存的花被，基部渐狭，圆柱状或略扁，几无柄，果内具多数种子。种子球形，黑色，平滑，直径1.2cm。

【分布生境】产于云南南部及西部；多野生或栽培于海拔800～1100m的平坝、山地，尤喜生于沟谷两旁的缓坡地带。

【性味、功效与主治】微涩，寒；消肿止痛；用于腿脚肿痛，全身水肿。

【用法用量】外用，适量。

【民间经验方】

腿脚肿痛，全身水肿：取象脚蕉鲜汁煎水外洗。

【化学成分】含单宁、皂苷、生物碱等成分。

【药理作用】有降压、保护心血管等作用。

猪栗

【佤族名】Diah（地丫）。

【别名】白猪栗、思茅栲、锥栗。

【来源】壳斗科锥属植物思茅锥 *Castanopsis ferox*（Roxb.）Spach 的树皮。

【原植物】乔木。小枝及果序轴有多数微凸起的皮孔，枝、叶均无毛。叶质地稍硬或脆，披针形或长椭圆形，稀卵形，顶部短至长尖，基部一侧较短且偏斜，或兼有两侧对称的叶，全缘，中脉在叶面至少下半段微凸起，上半段平坦至微凹陷，侧脉每边 9 ～ 14 条，支脉细网状，有时在叶背面不明显，叶背有干后稍呈灰白色的紧实蜡鳞层，稀两面同色。雄花序穗状或圆锥花序，有时在顶部着生雌花序，花序轴被短绒毛；果序轴无毛，每壳斗有 1 坚果，壳斗圆球形，稀阔卵形，刺疏生，壳斗外壁可见，壳壁及刺被棕色微柔毛及蜡鳞，基部合生成刺束或连生成不连续的刺环。坚果近球形，顶端尖，无毛，果脐位于坚果底部。花期 8 ～ 10 月，果次年 9 ～ 11 月成熟。

【分布生境】分布于云南南部及西南部；生于海拔 700 ～ 2000m 的山坡或路旁。

【性味、功效与主治】涩、甘，微寒；收敛，止泻，消炎；用于肠炎，消化不良，腹泻。

【用法用量】水煎服，30 ～ 60g。

【民间经验方】

消化不良，腹泻：猪栗 30g，杏叶防风 15g，水煎服。

【化学成分】含黄酮类化合物、酚类化合物、萜类化合物、甾体类化合物、生物碱等成分。

【药理作用】有抗肿瘤、抗真菌感染、改善胰岛素抵抗等作用。

猪鬃草

【佤族名】 Guax siah lung mgong（刮夏龙贡）。

【别名】 铁线草、铁线蕨、猪毛七。

【来源】 铁线蕨科铁线蕨属植物铁线蕨 *Adiantum capillus-veneris* L. 的全草。

【原植物】 植株高 15 ～ 40cm。根状茎细长横走，密被棕色披针形鳞片。叶远生或近生；柄纤细，栗黑色，有光泽，基部被与根状茎上同样的鳞片，向上光滑，叶片卵状三角形，尖头，基部楔形，中部以下多为二回羽状，中部以上为一回奇数羽状；羽片 3 ～ 5 对，互生，斜向上，有柄（长可达 1.5cm），基部一对较大，长圆状卵形，圆钝头，一回（少二回）奇数羽状，侧生末回小羽片 2 ～ 4 对，互生，斜向上，大小几相等或基部一对略大，对称或不对称的斜扇形或近斜方形，上缘圆形，具 2 ～ 4 浅裂或深裂成条状的裂片，不育裂片先端钝圆形，具阔三角形的小锯齿或具啮蚀状的小齿，能育裂片先端截形、直或略下陷，全缘或两侧具有啮蚀状的小齿，两侧全缘，基部渐狭成偏斜的阔楔形，具纤细栗黑色的短柄，顶生小羽片扇形，基部为狭楔形；叶脉多回二歧分叉，直达边缘，两面均明显；叶干后薄草质，草绿色或褐绿色，两面均无毛；叶轴、各回羽轴和小羽柄均与叶柄同色，往往略向左右曲折。孢子囊群每羽片 3 ～ 10 枚，横生于能育的末回小羽片的上缘；囊群盖长形、长肾形或圆肾形，上缘平直，淡黄绿色，老时棕色，膜质，全缘，宿存。孢子周壁具粗颗粒状纹饰，处理后常保存。

【分布生境】 分布于云南大部分地区；生于海拔 1600～2400m 的河边、溪边、石岩阴湿处。

【性味、功效与主治】 甘、苦，凉；利尿，消肿，止痛；用于营养不良性水肿，尿血症，妇女血崩症等。

【用法用量】 水煎服或泡酒内服，25 ～ 50g。外用，鲜品适量，捣烂敷于患处。

【民间经验方】

1. 营养不良或其他原因引起的水肿病：猪鬃草 50g，薏苡仁根 50g，大狗响铃根 30g，臭牡丹根 30g，桃树树皮 30g，大将军 15g，均取鲜品，红糖适量，洗净，切断。大将军烫火灰炮制后放入一起混匀，水煎，每日 1 剂，分 3 次服。

2. 尿血症：猪鬃草 100g，鼻涕果树皮 50g，白牛胆根 30g，车前草 30g，水冬瓜树皮 50g，均取鲜品，洗净，切断，水煎，每日 1 剂，分 3 次服。

【化学成分】 含铁线蕨酮、黄芪苷、烟花苷、异槲皮苷、紫云英苷、鞣质、挥发油、糖类化合物等成分。

【药理作用】有祛痰等作用。

麻栎寄生

【佤族名】Si di（西地）。

【别名】桑寄生茶、栗寄生、无叶槲寄生、枫木寄生。

【来源】桑寄生科槲寄生属植物扁枝槲寄生 *Viscum articulatum* Burm. f. 的茎枝。

【原植物】亚灌木，直立或披散。茎基部近圆柱状。枝和小枝均扁平，枝交叉对生或二歧地分枝，干后边缘薄，具纵肋 3 条，中肋明显。叶退化呈鳞片状。聚伞花序，1 ～ 3 个腋生，总花梗几无，总苞舟形，具花 3 ～ 1 朵，中央 1 朵为雌花，侧生的为雄花，通常仅具 1 朵雌花或 1 朵雄花；雄花花蕾时球形，萼片 4 枚；花药圆形，贴生于萼片下半部；雌花花蕾时椭圆状，基部具环状苞片；花托卵球形；萼片 4 枚，三角形；柱头垫状。果球形，白色或青白色，果皮平滑。花果期几全年。

【分布生境】分布于云南昆明，以及保山龙陵、腾冲，玉溪峨山，普洱澜沧、景东、耿马，文山砚山，红河屏边等地；生于海拔 1200 ～ 2400m 的山地常绿阔叶林中，寄生于桑寄生科、壳斗科等植物上。

【性味、功效与主治】微苦，平，有小毒；祛风除湿，舒筋活络，清热利尿，降血压；用于四肢麻木，风湿性关节炎，小儿惊风，膀胱炎，急性高血压。

【用法用量】水煎服，10 ～ 15g。外用，适量，水煎洗或泡酒擦洗，或研末调敷。孕妇忌服。

【民间经验方】

风湿性关节炎：麻栎寄生泡酒擦洗。

【化学成分】全株含齐墩果酸、古柯二醇、肌醇、α- 香树脂醇、羽扇豆醇、白桦脂醇、白桦脂酸、黄酮苷等成分。

【药理作用】麻栎寄生醇提液对小白鼠宫颈癌 14（U14）有抑制作用。

鹿叶橐吾

【佤族名】Hlax daex briex（拉堆别）。

【别名】南瓜七、葫芦七、马蹄面。

【来源】菊科橐吾属植物鹿蹄橐吾 *Ligularia hodgsonii* Hook. 的根。

【原植物】多年生草本。根肉质，多数。茎直立，上部及花序被白色蛛丝状柔毛和黄褐色有节短柔毛，下部光滑，具棱，被枯叶柄纤维包围。丛生叶及茎下部叶具柄，柄细瘦，基部具窄鞘，叶片肾形或心状肾形，先端圆形，边缘具三角状齿或圆齿，齿端具软骨质小尖头，齿间具睫毛，基部弯缺宽或近似平截，叶质厚，两面光滑，叶脉掌状，网脉明显；茎中上部叶少，具短柄或近无柄，鞘膨大，肾形，较下部者小。头状花序辐射状，单生至多数，排列成伞房状或复伞房状花序，丛生或紧缩；总苞宽钟形，基部近平截或圆形，总苞片 8 ～ 9 层，排列紧密，背部隆起，两侧有脊，长圆形，先端宽三角形，有时具短尖头，紫红色，被褐色睫毛，背部光滑或有白色蛛丝状柔毛；舌状花黄色，舌片长圆形，先端钝，有小齿；管状花多数，伸出总苞之外，冠毛红褐色，与花冠等长。瘦果圆柱形，光滑，具肋。花果期 7 ～ 10 月。

【分布生境】分布于云南屏边、砚山、麻栗坡、西畴、绥江等地；生于海拔 1100 ～ 1600m 的林缘草坡或溪边草丛中。

【性味、功效与主治】辛、苦，温；调经活血，消炎消肿；用于月经不调，痈肿，子宫脱垂。

【用法用量】水煎服，9 ～ 12g。

【民间经验方】

1. 月经不调，痈肿：鹿叶橐吾 9 ～ 12g，水煎服，蜂蜜为引。

2. 子宫脱垂：鹿叶橐吾、刀青树寄生、鸡肚子根、草珊瑚适量，水煎服。

【化学成分】含倍半萜烯、生物碱、多糖、酯类、甾酮类等成分。

【药理作用】有抗菌、抗炎、抗肿瘤、抗氧化等作用。

商陆

【佤族名】Daib gui（傣龟）。

【别名】花商陆、土母鸡、金七娘。

【来源】商陆科商陆属植物商陆 *Phytolacca acinosa* Roxb. 的根。

【原植物】多年生草本。全株无毛。根肥大，肉质，倒圆锥形，外皮淡黄色或灰褐色，内面黄白色。茎直立，圆柱形，有纵沟，肉质，绿色或红紫色，多分枝；叶片薄纸质，椭圆形、长椭圆形或披针状椭圆形，顶端急尖或渐尖，基部楔形，渐狭，两面散生细小白色斑点，背面中脉凸起；叶柄粗壮，上面有槽，下面半圆形，基部稍扁宽。总状花序顶生或与叶对生，圆柱状，直立，通常比叶短，密生多花；花梗基部的苞片线形，上部2枚小苞片线状披针形，均膜质；花梗细，基部变粗；花两性；花被片5，白色、黄绿色，椭圆形、卵形或长圆形，顶端圆钝，大小相等，花后常反折；雄蕊8～10，与花被片近等长，花丝白色，钻形，基部成片状，宿存，花药椭圆形，粉红色；心皮通常为8，有时少至5或多至10，分离；花柱短，直立，顶端下弯，柱头不明显。果序直立；浆果扁球形，熟时黑色。种子肾形，黑色，具3棱。花期5～8月，果期6～10月。

【分布生境】分布于云南各地；生于山沟边、林下、林缘、路边。

【性味、功效与主治】苦，寒，有毒；逐水消肿，通利二便，解毒散结；用于滋补强壮，强心，水肿胀满。

【用法用量】水煎服，3～9g。外用，适量，捣敷。

【民间经验方】

强心：商陆5g，水煎服。

【化学成分】含三萜皂苷类成分。

【药理作用】有增强免疫力、抗菌、抗肿瘤、抗炎等作用。

旋花茄

【佤族名】Daex kaox（地考）。

【别名】白条花、倒提壶、大苦溜溜、苦凉菜。

【来源】茄科茄属植物旋花茄 *Solanum spirale* Roxb. 的根。

【原植物】直立灌木，植株光滑无毛。叶大，椭圆状披针形，先端锐尖或渐尖，基部楔形下延成叶柄，两面均无毛，全缘或略波状，中脉粗壮，侧脉明显，每边5～8条。聚伞花序螺旋状，对叶生或腋外生，花柄细长，开展或弯卷；萼杯状，5浅裂，萼齿圆、钝或不明显，花冠白色，筒部隐于萼内，冠檐5深裂，裂片长圆形；子房卵形，柱头截形。浆果球形，橘黄色。种子多数，压扁。花期夏秋，果期冬春。

【分布生境】云南除东北部及西北部外，各地均有分布；生于海拔500～2200m的河边沙滩、村旁、林下；亦有栽培。

【性味、功效与主治】苦，寒；清热解毒，消炎利湿；用于感冒发热，咽喉痛，腹痛，膀胱炎，跌打损伤。

【用法用量】水煎服，9 ～ 15g。外用，鲜品适量，捣敷。

【民间经验方】

1. 跌打损伤：旋花茄鲜品适量捣敷于患处。

2. 食疗：旋花茄嫩尖煮汤或素炒，可清热解毒。

【化学成分】含生物碱、糖苷等成分。

【药理作用】有抑制细菌、病毒生长，减轻炎症反应作用。

断肠草

【佤族名】Hyoun（胸）。

【别名】钩吻、大茶药、大炮叶、黄花苦蔓、文大海。

【来源】钩吻科钩吻属植物钩吻 *Gelsemium elegans*（Gardner & Champ.）Benth. 的全株。

【原植物】常绿木质藤本。小枝圆柱形，幼时具纵棱。除苞片边缘和花梗幼时被毛外，全株均无毛。叶片膜质，卵形、卵状长圆形或卵状披针形，顶端渐尖，基部阔楔形至近圆形；侧脉每边 5 ～ 7 条，上面扁平，下面凸起。花密集，组成顶生和腋生的三歧聚伞花序，每分枝基部有苞片 2 枚；苞片三角形；小苞片三角形，生于花梗的基部和中部；花梗纤细；花萼裂片卵状披针形；花冠黄色，漏斗状，内面有淡红色斑点，花冠裂片卵形；雄蕊着生于花冠管中部，花丝细长，花药卵状长圆形，伸出花冠管喉部之外；子房卵状长圆形。蒴果卵形或椭圆形，未开裂时明显具有 2 条纵槽，成熟时通常黑色，干后室间开裂为 2 个 2 裂果瓣，基部有宿存的花萼，果皮薄革质，内有种子 20 ～ 40 颗；种子扁压状椭圆形或肾形，边缘具有不规则齿裂状膜质翅。花期 5 ～ 11 月，果期 7 月至翌年 3 月。

【分布生境】分布于云南临沧、普洱，以及西双版纳勐海、景洪，红河蒙自、金平，文山西畴等地；生于海拔 650 ～ 1700m 的路边灌木丛。

【性味、功效与主治】苦、辛，温，有大毒；攻毒拔毒，散瘀止痛，杀虫止痒；用于皮肤湿疹，体癣，脚癣，跌打损伤，骨折，疔疮，风湿痛。

【用法用量】外用，鲜品适量，捣烂敷于患处，或水煎洗。

【民间经验方】

1. 皮肤湿疹，体癣，脚癣，跌打损伤，骨折，疔疮：断肠草鲜品适量，捣敷或煎水洗患处。

2. 风湿痛：断肠草适量，泡酒 1∶10 搽，配扎梅花针。

【化学成分】根含钩吻碱子、钩吻碱丑、钩吻碱寅、钩吻碱卯、钩吻碱丙、钩吻碱丁、钩吻碱戊、葫蔓藤碱甲、葫蔓藤碱乙、葫蔓藤碱丙、葫蔓藤碱丁、阿枯米定碱等。叶含钩吻碱子、钩吻碱丑、钩吻碱丁和钩吻碱辰等成分。

【药理作用】有镇痛、镇静、抗肿瘤、散瞳等作用。

续断

【佤族名】Brang breg boui（斑白卜歪）。

【别名】接骨草、山萝卜、和尚头。

【来源】川续断科川续断属植物川续断 *Dipsacus asper* Wall. 的根。

【原植物】多年生草本。根长锥形，主根明显，或数条并生，外皮黄褐色，具细长须根。茎直立，多分枝，具棱和浅槽，生细柔毛，棱上疏生刺毛。叶对生；基生叶有长柄，叶片羽状深裂，先端裂片较大，叶端渐尖，边缘有粗锯齿；茎生叶多为 3 裂，中央裂片最大，椭圆形至卵状披针形，两侧裂片较小，边缘有粗锯齿，两面被白色贴伏柔毛；茎梢的叶 3 裂或全缘，具短柄，毛较少。花小，多数，成球形头状花序；总苞片数枚，狭披针形，每花外有一苞片，阔倒卵形；副萼具 4 钝齿，密生柔毛；萼浅盘状具 4 齿，略呈卵状三角形；花冠白色或浅黄色，具 4 枚较深的裂片，花冠管基部渐狭，外侧密被下向的长柔毛。瘦果椭圆楔形，通常外被萼片，有明显 4 棱，淡褐色。花期 8 ～ 9 月，果期 9 ～ 10 月。

【分布生境】分布于云南各地；野生于山野及路旁。

【性味、功效与主治】苦、微酸，温；强筋骨，活血，止痛，解毒；用于风湿性关节炎，跌打损伤，腰痛，月经不调，咳嗽。

【用法用量】水煎服，15 ～ 20g。

【民间经验方】

1. 腰痛：续断 15g，杜仲 10g，金毛狗脊 15g，水煎服，每日 3 次。
2. 先兆流产：续断 5g，桑寄生 15g，女贞子 10g，水煎服，每日 3 次。
3. 食疗：续断与猪腰炖食，用于水肿。

【化学成分】含生物碱、挥发油、续断碱等成分。

【药理作用】有抗维生素 E 缺乏症、排脓、止血、镇痛、促进组织再生等作用。

葫芦茶

【佤族名】 Rid gaing si ngin（日不给丝念）。

【别名】 牛虫草、三脚虎、龙舌广、葫芦叶。

【来源】 豆科葫芦茶属植物葫芦茶 *Tadehagi triquetrum*（L.）Ohashi 的全草。

【原植物】 灌木或亚灌木。茎直立。幼枝三棱形，棱上被疏短硬毛，老时渐变无。叶仅具单小叶；托叶披针形，有条纹；叶柄两侧有宽翅，与叶同质；小叶纸质，狭披针形至卵状披针形，先端急尖，基部圆形或浅心形，上面无毛，下面中脉或侧脉疏被短柔毛，侧脉每边 8 ～ 14 条，不达叶缘，叶下面网脉明显。总状花序顶生和腋生，被贴伏丝状毛和小钩状毛；花 2 ～ 3 朵簇生于每节上；苞片钻形或狭三角形；花梗被小钩状毛和丝状毛；花萼宽钟形，上部裂片三角形，先端微 2 裂或有时全缘，侧裂片披针形，下部裂片线形；花冠淡紫色或蓝紫色，伸出萼外，旗瓣近圆形，先端凹入，翼瓣倒卵形，基部具耳，龙骨瓣镰刀形，弯曲，瓣柄与瓣片近等长；雄蕊二体；子房被毛，有 5 ～ 8 胚珠，花柱无毛。荚果全部密被黄色或白色糙伏毛，无网脉，腹缝线直，背缝线稍缢缩，有荚节 5 ～ 8，荚节近方形。种子宽椭圆形或椭圆形。花期 6 ～ 10 月，果期 10 ～ 12 月。

【分布生境】 分布于云南红河、西双版纳，以及昆明禄劝、曲靖师宗、玉溪元江、保山腾冲、普洱思茅等地；生于海拔 1400m 以下的荒地或山地林缘，路旁。

【性味、功效与主治】 苦、涩，凉；清热解毒，消积利湿，杀虫防腐；用于预防中暑，感冒发热，咽喉肿痛，肾炎，黄疸型肝炎，肠炎，细菌性痢疾。

【用法用量】 水煎服，10 ～ 20g。

【民间经验方】

1. 肾炎水肿：葫芦茶 30g，野绿谷根 15g，水煎服，每日 3 次。
2. 妊娠呕吐：葫芦茶 30g，水煎服，每日 3 次。
3. 黄疸型肝炎：葫芦茶 20g，青叶胆 15g，奶浆草 10g，水煎服，每日 3 次。
4. 流行性感冒：葫芦茶 15g，岩川芎 10g，薄荷 6g，水煎服，每日 3 次。
5. 食疗：葫芦茶茎 60g，与猪蹄炖服，用于风湿性关节痛。

【化学成分】 叶含鞣质、二氧化硅、氧化钾等成分。

【药理作用】 对金黄色葡萄球菌有抑制作用。

散血子

【佤族名】 Si grum sia（西枯下）。

【别名】 红天葵、龙虎叶、夜渡红、一点血。

【来源】 秋海棠科秋海棠属植物紫背天葵 *Begonia fimbristipula* Hance. 的全株。

【原植物】 多年生无茎草本。根状茎球状，具多数纤维状之根；叶均基生，具长柄；叶片两侧略不相等，轮廓宽卵形，先端急尖或渐尖状急尖，基部略偏斜，心形至深心形，边缘有大小不等三角形重锯齿，有时呈缺刻状，齿尖有芒，上面散生短毛，下面淡绿色，沿脉被毛，但沿主脉的毛较长，常有不明显白色小斑点，掌状 7（～ 8）条脉，叶柄被卷曲长毛；托叶小，卵状披针形，先端急尖，顶端带刺芒，边撕裂状。花粉红色，数朵，二至三回二歧聚伞状花序，通常均无毛或近于无毛；下部苞片早落，小苞片膜质，长圆形，先端钝或急尖，无毛；雄花花梗无毛；花被片 4，红色，外面 2 枚宽卵形，先端钝至圆，外面无毛，内面 2 枚倒卵长圆形，先端圆，基部楔形；雌花花梗无毛，花被片 3，外面 2 枚宽卵形至近圆形，近等宽，内面的倒卵形，基部楔形，子房长圆形，无毛，3 室，每室胎座具 2 裂片，具不等 3 翅；花柱 3，近离生或 1/2，无毛，柱头增厚，外向扭曲呈环状。蒴果下垂，轮廓倒卵长圆形，无毛，具有不等 3 翅。种子极多数，小，淡褐色，光滑。花期 5 月，果期 6 月开始。

【分布生境】 分布于云南普洱、西双版纳、临沧，以及文山麻栗坡等地；生于海拔 700 ～ 1120m 的山地山顶疏林下石上、悬崖石缝中、山顶林下潮湿岩石上和山坡林下。

【性味、功效与主治】 苦、辛，凉；凉血止血，解毒消肿；根用于急性肝炎，肝脾肿大，膀胱炎。全株、块茎用于中暑发烧，肺热咳嗽，咯血，淋巴结结核，瘀血腹痛，骨折，扭挫伤，烧烫伤。

【用法用量】 水煎服，15 ～ 25g。外用，鲜品适量，捣碎敷于患处。

【民间经验方】

骨折，扭挫伤：散血子茎叶鲜品适量捣碎敷于患处。

【化学成分】 块根含生物碱、内酯、香豆素、酚类化合物及氨基酸等成分。

【药理作用】 对金黄色葡萄球菌有抑制作用。

葱

【佤族名】Daex mou（德铆）。

【别名】香葱、青葱。

【来源】石蒜科葱属植物葱 *Allium fistulosum* L. 的全草。

【原植物】鳞茎单生，圆柱状，稀为基部膨大的卵状圆柱形；鳞茎外皮白色，稀淡红褐色，膜质至薄革质，不破裂。叶圆筒状，中空，向顶端渐狭，约与花葶等长。花葶圆柱状，中空，中部以下膨大，向顶端渐狭，约在1/3以下被叶鞘；总苞膜质，2裂；伞形花序球状，多花，较疏散；小花梗纤细，与花被片等长，或为其2～3倍长，基部无小苞片；花白色；花被片近卵形，先端渐尖，具反折的尖头，外轮的稍短；子房倒卵状，腹缝线基部具不明显的蜜穴；花柱细长，伸出花被外。花果期4～7月。

【分布生境】全国各地均有栽培。

【性味、功效与主治】辛，温；祛风发汗，解毒消肿，活血散瘀；用于感冒风寒，头痛，跌打损伤。

【用法用量】水煎服，6～9g。

【民间经验方】

1. 感冒风寒：葱鳞茎9g，防风15g，荆芥10g，水煎服。
2. 食疗：葱头凉拌或作为佐料，可开胃。

【化学成分】鳞茎含黏液质、粗脂肪、粗蛋白质、粗纤维、挥发油等成分。

【药理作用】有抑菌作用。

落地生根

【佤族名】Si ndah glaoh（昔打李）。

【别名】打不死、生根草。

【来源】景天科落地生根属植物落地生根 *Bryophyllum pinnatum*（L. f.）Oken 的全株。

【原植物】多年生草本。茎有分枝。叶为羽状复叶，小叶长圆形至椭圆形，先端钝，边缘有圆齿，圆齿底部容易生芽，芽长大后落地即成一新植物。圆锥花序顶生；花下垂，花萼圆柱形；花冠高脚碟形，基部稍膨大，向上成管状，裂片4，卵状披针形，淡红色或紫红色；雄蕊 8，着生花冠基部，花丝长；鳞片近长方形；心皮 4。蓇葖包在花萼及花冠内；种子小，有条纹。花期 1 ～ 3 月。

【分布生境】原产非洲，分布于云南西双版纳、文山，以及玉溪元江、临沧镇康、普洱墨江、红河河口等地；生于海拔 800 ～ 2200m 的林缘、山坡或路边，亦有栽培。

【性味、功效与主治】微涩、淡，凉；消肿止痛，拔毒生肌；用于腮腺炎，乳腺炎，痈肿疮疖，骨折。

【用法用量】外用，鲜品适量，捣烂或火烘软后敷于患处。

【民间经验方】

烧伤：落地生根鲜品 200g，洗净切细，捣烂成泥状，包敷于伤口处，每日换药 1 次，用药量亦可视伤口大小增减。本方为民间常用方，对轻度烧伤效果较好。

【化学成分】叶含直链烷类、直链烷醇类、α - 香树精及 β - 香树精、α - 谷甾醇及 β - 谷甾醇、19- 醛基强心苷等成分。

【药理作用】有杀菌等作用。

棕榈

【佤族名】Kaox si kroi（靠西克里）。

【别名】棕毛、棕皮。

【来源】棕榈科棕榈属植物棕榈 *Trachycarpus fortunei*（Hook.）H.Wendl. 的根。

【原植物】乔木状。树干圆柱形，被不易脱落的老叶柄基部和密集的网状纤维，裸露树干直径 10 ～ 15cm 甚至更粗；叶片呈 3/4 圆形或者近圆形，深裂成 30 ～ 50 片具皱褶的线状剑形的裂片，裂片先端具短 2 裂或 2 齿，硬挺甚至顶端下垂；叶柄两侧具细圆齿，顶端有明显的戟突。花雌雄异株；雄花序具有 2 ～ 3 个分枝花序，下部的分枝花序一般只二回分枝；雄花黄绿色，卵球形，钝三棱；花萼 3 片，卵状急尖；雌花序其上有 3 个佛焰苞包着，具 4 ～ 5 个圆锥状的分枝花序，下部的分枝花序二至三回分枝；雌花淡绿色，通常 2 ～ 3 朵聚生；花无梗，球形，着生于短瘤突上，萼片阔卵形，3 裂，基部合生，花瓣卵状近圆形，长于萼片 1/3，退化雄蕊 6 枚，心皮被银色毛。果实阔肾形，有脐，成熟时由黄色变为淡蓝色，有白粉，柱头残留在侧面附近。种子胚乳均匀，角质，胚侧生。花期 4 月，果期 12 月。

【分布生境】分布于云南大部分地区；稀野生于疏林中，通常栽培。

【性味、功效与主治】苦、涩，平；止血，祛湿，消肿解毒；用于吐血，便血，血淋，血崩，带下，关节痛，水肿，跌打损伤，子宫下垂，脱肛。

【用法用量】水煎服，20～50g。外用，适量，水煎洗。

【民间经验方】

子宫下垂，脱肛：①棕树叶、白叶藤根各适量，煎水外洗下腹。②棕榈根30g，白叶藤根（荷包叶）15g，猪大肠250g，取鲜品，洗净切片，共煮喝汤，用于子宫下垂、脱肛。

【化学成分】含木犀草素-7-O-葡萄糖苷、木犀草素-7-O-芸香糖苷、麦黄酮-7-芸香糖苷、原儿茶醛、原儿茶酸等成分。

【药理作用】有止血作用。

椭圆叶花锚

【佤族名】Rib mgon（日松）。

【别名】花锚。

【来源】龙胆科花锚属植物卵萼花锚 *Halenia elliptica* D. Don 的全草。

【原植物】一年生草本。根具分枝，黄褐色。茎直立，无毛，四棱形，上部具分枝。基生叶椭圆形，有时略呈圆形，先端圆形或急尖呈钝头，基部渐狭呈宽楔形，全缘，具宽扁的柄，叶脉3条；茎生叶卵形、椭圆形、长椭圆形或卵状披针形，先端圆钝或急尖，基部圆形或宽楔形，全缘，叶脉5条，无柄或茎下部叶具极短而宽扁的柄，抱茎。聚伞花序腋生和顶生；花梗长短不相等；花4数；花萼裂片椭圆形或卵形，先端通常渐尖，常具小尖头，具3脉；花冠蓝色或紫色，花冠筒裂片卵圆形或椭圆形，先端具小尖头，向外水平开展；雄蕊内藏；子房卵形，花柱极短，柱头2裂。蒴果宽卵形，上部渐狭，淡褐色。种子褐色，椭圆形或近圆形。花果期7～9月。

【分布生境】分布于云南怒江、昆明、丽江、大理以及迪庆香格里拉等地；生于海拔200～3900m的山地阳坡、灌丛中及山谷水沟边。

【性味、功效与主治】苦，寒；清热解毒，利湿；用于发热性疾病。

【用法用量】水煎服，9～15g。

【化学成分】含多种呫吨酮及其苷，如花锚苷、去甲氧基花锚苷、1-O-樱草糖苷-2,3,4,5-四甲氧基呫吨酮等，另含有齐墩果酸及谷甾醇-β-D-葡萄糖苷。

【药理作用】有保肝和增强免疫等作用。

酢浆草

【佤族名】Si nduah ngu（昔断苦）。

【别名】老鼠屎黄瓜、酸味草。

【来源】酢浆草科酢浆草属植物酢浆草 *Oxalis corniculata* L. 的全草。

【原植物】草本。全株被柔毛。根茎稍肥厚；茎细弱，多分枝，直立或匍匐，匍匐茎节上生根。叶基生或茎上互生；托叶小，长圆形或卵形，边缘被密长柔毛，基部与叶柄合生，或同一植株下部托叶明显而上部托叶不明显；叶柄基部具关节；小叶 3，无柄，倒心形，先端凹入，基部宽楔形，两面被柔毛或表面无毛，沿脉被毛较密，边缘具贴伏缘毛。花单生或数朵集为伞形花序状，腋生，总花梗淡红色，与叶近等长；花梗果后延伸；小苞片 2，披针形，膜质；萼片 5，披针形或长圆状披针形，背面和边缘被柔毛，宿存；花瓣 5，黄色，长圆状倒卵形；雄蕊 10，花丝白色半透明，有时被疏短柔毛，基部合生，长、短互间，长者花药较大且早熟；子房长圆形，5 室，被短伏毛，花柱 5，柱头头状。蒴果长圆柱形，5 棱。种子长卵形，褐色或红棕色，具横向肋状网纹。花果期 2 ～ 9 月。

【分布生境】分布于云南各地；生于海拔 350 ～ 3400m 的路边、山坡草地或林间空地。

【性味、功效与主治】酸，凉；清热利湿，散瘀消肿；用于跌打损伤，毒蛇咬伤，黄疸型肝炎，风湿性关节炎。

【用法用量】水煎服，9 ～ 15g。

【民间经验方】

消化不良，腹泻：酢浆草全草 9 ～ 15g，红毛树嫩尖 50g，缅石榴嫩尖 50g，均取鲜品，洗净，加红糖适量，开水煎煮，每日 1 剂，分 3 次服。

【化学成分】含柠檬酸、苹果酸、酒石酸、草酸等成分。

【药理作用】对金黄色葡萄球菌、福氏痢疾杆菌、伤寒杆菌、大肠杆菌、绿脓杆菌有抑制作用。

硬叶吊兰

【佤族名】Dai ngai miao siah（呆乃喵西丫）。

【别名】剑兰、吊兰子、大凉药、大甩头、卧吊兰、石吊兰。

【来源】兰科兰属植物纹瓣兰 *Cymbidium aloifolium*（L.）Sw. 的全草。

【原植物】附生植物。假鳞茎卵球形，通常包藏于叶基之内。叶 4 ～ 5 枚，带形，厚革质，坚挺，略外弯，先端不等的 2 圆裂或 2 钝裂。花葶从假鳞茎基部穿鞘而出，下垂；总状花序具（15 ～）20 ～ 35 朵花；花略小，稍有香气；萼片与花瓣淡黄色至奶油黄色，中央有 1 条栗褐色宽带和若干条纹，唇瓣白色或奶油黄色而密生栗褐色纵纹；萼片狭长圆形至狭椭圆形；花瓣略短于萼片，狭椭圆形；唇瓣近卵形，3 裂，基部多少囊状，上面有小乳突或微柔毛。蒴果长圆状椭圆形。花期 4 ～ 5 月，偶见 10 月。

【分布生境】分布于云南红河、文山、西双版纳等地；生于海拔 600 ～ 1600m 的山谷岩石上或附生树上。

【性味、功效与主治】甘、辛，平；润肺止咳，散瘀调经；用于支气管炎，肝热咳嗽，肺结核，咽喉炎，月经不调。

【用法用量】水煎服，6 ～ 15g。外用，适量，捣敷。

【民间经验方】支气管炎，肝热咳嗽，肺结核、咽喉炎、月经不调：每用干品 5 ～ 8g，鲜品 8 ～ 15g，水煎服。

【化学成分】含黄酮苷、氨基酸、硬叶吊兰素、3,7- 二羟基 -2,4,8- 三甲氧基菲等成分。

【药理作用】有降低呼吸道敏感性等作用。

紫苏

【佤族名】Ngiex lung（捏拢）、Geei mux（给木）。

【别名】苏叶、紫菜。

【来源】唇形科紫苏属植物紫苏 *Perilla frutescens*（L.）Britt. 的全株。

【原植物】一年生直立草本。茎绿色或紫色，钝四棱形，具四槽，密被长柔毛。叶阔卵形或圆形，先端短尖或突尖，基部圆形或阔楔形，边缘在基部以上有粗锯齿，膜质或草质，两面绿色或紫色，或仅下面紫色，上面被疏柔毛，下面被贴生柔毛，侧脉 7 ～ 8 对；叶柄背腹扁平，密被长柔毛。轮伞花序 2 花；苞片宽卵圆形或近圆形，先端具短尖，外被红褐色腺点，无毛，边缘膜质；花梗密被柔毛；花萼钟形，10 脉，直伸，下部被长柔毛，夹有黄色腺点，内面喉部有疏柔毛环，结果时增大，平伸或下垂，基部一边肿胀，萼檐二唇形，上唇宽大，3 齿，中齿较小，下唇比上唇稍长，2 齿，齿披针形；花冠白色至紫红色，外面略被微柔毛，内面在下唇片基部略被微柔毛，冠筒短，喉部斜钟形，冠檐近二唇形，上唇微缺，下唇3裂，中裂片较大，侧裂片与上唇相近似。小坚果近球形，灰褐色，具网纹。花期8～11月，果期8～12月。

【分布生境】全国各地栽培，少见野生。

【性味、功效与主治】辛，温；散寒解表，理气宽中；用于风寒感冒，头痛，咳嗽，胸腹胀满。

【用法用量】水煎服，15～20g。

【民间经验方】

1. 感冒：紫苏15g，藿香15g，生姜3片，水煎服，每日3次。

2. 头痛：紫苏15g，松叶防风15g，山白芷15g，生姜3片，水煎服，每日3次。

3. 恶心呕吐：紫苏鲜品适量，水煎服。

4. 食疗：紫苏子炒熟，与红糖丝粘成糖块，可芳香健脾。

【化学成分】含挥发油、黄酮及其苷类化合物、萜类化合物、类脂类化合物等成分。果实中主要含脂肪油。

【药理作用】有抗病毒、抗菌、抗炎、抗过敏、抗肿瘤、止咳平喘等作用。

紫茉莉

【佤族名】Dai sux（待续）、Dai ma mi（待妈眯）。

【别名】胭脂花、粉豆花、状元花。

【来源】紫茉莉科紫茉莉属植物紫茉莉 *Mirabilis jalapa* L. 的根。

【原植物】一年生草本。根肥粗，倒圆锥形，黑色或黑褐色。茎直立，圆柱形，多分枝，无毛或疏生细柔毛，节稍膨大。叶片卵形或卵状三角形，顶端渐尖，基部截形或心形，全缘，两面均无毛，脉隆起；上部叶几无柄。花常数朵簇生枝端；总苞钟形，5裂，裂片三角状卵形，顶端渐尖，无毛，具脉纹，果时宿存；花被紫红色、黄色、白色或杂色，高脚碟状，檐部5浅裂；花午后开放，有香气，次日午前凋萎；雄蕊5，花丝细长，常伸出花外，花药球形；花柱单生，线形，伸出花外，柱头头状。瘦果球形，革质，黑色，表面具皱纹。种子胚乳白粉质。花期6～10月，果期8～11月。

【分布生境】分布于云南大部分地区；生于海拔600～2400m的路旁、园地栽培或野生。

【性味、功效与主治】苦，寒；补虚，调经，愈伤；用于月经不调，腰痛，跌打。

【用法用量】水煎服，3 ～ 6g。外用，鲜品 15 ～ 30g，捣烂敷于患处。

【民间经验方】

1. 烫伤：紫茉莉鲜品 30g，芦荟 15g，捣烂外敷于患处。

2. 跌打损伤：紫茉莉鲜品 30g，小铜锤 20g，鱼子兰 20g，捣烂敷于患处。

3. 食疗：紫茉莉根适量，与鸡肉或猪肉炖食，用于病后体虚。

【化学成分】根含胡芦巴碱、氨基酸、有机酸及大量淀粉等成分。花含多种甜菜黄素、菜黄色素等成分。种子含大量淀粉、粗脂肪、饱和脂肪酸、油酸、亚油酸、亚麻酸、槲皮素和山柰酚葡萄糖苷等成分。

【药理作用】叶的浸剂有利尿作用。

紫金龙

【佤族名】Nya loi mu（丫来母）。

【别名】豌豆七、串枝莲、黑牛膝、野豌豆根。

【来源】罂粟科紫金龙属植物紫金龙 *Dactylicapnos scandens*（D.Don）Hutch. 的根。

【原植物】多年生草质藤本。根粗壮，木质，圆柱形，多分枝，干时外皮呈茶褐色，木栓质，有斜向沟纹；茎攀缘向上，绿色，有时微带紫色，有纵沟，具多分枝；叶片三回三出复叶，轮廓三角形或卵形，第二或第三回小叶变成卷须；小叶卵形，先端急尖、钝或圆，具小尖头，基部楔形，两侧不对称，表面绿色，有时微带紫色，背面具白粉，全缘，基出脉 5 ～ 8，在背面较明显。总状花序具（2 ～）7 ～ 10（～ 14）花；苞片线状披针形，渐尖，全缘；萼片卵状披针形，全缘，早落；花瓣黄色至白色，先端粉红色或淡紫红色；子房圆锥形，花柱圆柱形，向上渐狭，柱头近四方形，具 4 个乳突，胚珠多数。蒴果卵形或长圆状狭卵形，生时绿色，成熟时紫红色，浆果状，具宿存花柱。种子圆形至肾形，黑色，具光泽；外种皮具乳突。花期 7 ～ 10 月，果期 9 ～ 12 月。

【分布生境】分布于云南昆明、大理、普洱、保山、临沧、红河等地；生于海拔 1100 ～ 3000m 的阴湿的水沟边、低洼草地、沟谷、竹林及杂林下。

【性味、功效与主治】苦、麻，寒；止血收敛，舒筋活络，止痛；用于内伤出血，跌打损伤，产后出血，神经性头痛，牙痛，关节炎，胃痛，疥疟，头痛。

【用法用量】研粉开水送服，10 ～ 20g。外伤出血撒敷于患处。孕妇忌服。

【民间经验方】

1. 慢性胃炎：紫金龙 40g，水蜡合种仁 30g，胖光树根皮 30g，山羊头块根 30g，取上药洗净，切片，水煎，每日 1 剂，分 3 次服。

2. 食疗：紫金龙 3 ～ 5g 可炖肉或泡酒内服。

【化学成分】含异紫堇丁、普罗托品，还含少量的紫堇丁、海罂粟碱等成分。

【药理作用】有对抗乙酰胆碱、镇痛等作用。

蛤蟆叶

【佤族名】Daex ndouig si niag（德对西娘）。

【别名】车前草。

【来源】车前科车前属植物车前 *Plantago asiatica* L. 的全草。

【原植物】二年生或多年生草本。须根多数。根茎短，稍粗。叶基生呈莲座状，平卧、斜展或直立；叶片薄纸质或纸质，宽卵形至宽椭圆形，先端钝圆至急尖，边缘波状、全缘或中部以下有锯齿、牙齿或裂齿，基部宽楔形或近圆形，多少下延，两面疏生短柔毛；脉 5 ～ 7 条；叶柄基部扩大成鞘，疏生短柔毛。花序 3 ～ 10 个，直立或弓曲上升；花序梗有纵条纹，疏生白色短柔毛；穗状花序细圆柱状，紧密或稀疏，下部常间断；苞片狭卵状三角形或三角状披针形，龙骨突宽厚，无毛或先端疏生短毛；花具短梗；萼片先端钝圆或钝尖，龙骨突不延至顶端，前对萼片椭圆形，龙骨突较宽，两侧片稍不对称，后对萼片宽倒卵状椭圆形或宽倒卵形；花冠白色，无毛，冠筒与萼片约等长，裂片狭三角形，先端渐尖或急尖，具明显的中脉，于花后反折。蒴果纺锤状卵形、卵球形或圆锥状卵形，于基部上方周裂；种子 5 ～ 6（～ 12），卵状椭圆形或椭圆形，具角，黑褐色至黑色，背腹面微隆起；子叶背腹向排列。花期 4 ～ 8 月，果期 6 ～ 9 月。

【分布生境】分布于云南各地；生于路边、沟旁、田埂等处。

【性味、功效与主治】甘、淡，凉；消炎，利尿，化石，通淋；用于尿路感染，肾炎，结石，肠炎，痢疾。

【用法用量】水煎服，干品 9 ～ 30g，鲜品 30 ～ 60g。

【民间经验方】

1. 肺炎，消化不良：蛤蟆叶 20 ～ 60g，水煎服。

2. 食疗：蛤蟆叶适量，与猪小肚同炖服，用于小便不利。

【化学成分】含桃叶珊瑚苷、车前草苷、大车前苷、熊果酸等成分。

【药理作用】有祛痰、抗菌、利尿、降血压等作用。

黑面神

【佤族名】Kaox loux kain（靠漏看）。

【别名】山桂花、打打树。

【来源】大戟科黑面神属植物黑面神 *Breynia fruticose*（Linn.）Hook. f. 的根、叶。

【原植物】灌木。茎皮灰褐色。枝条上部常呈扁压状，紫红色；小枝绿色；全株均无毛。叶片革质，卵形、阔卵形或菱状卵形，两端钝或急尖，上面深绿色，下面粉绿色，干后变黑色，具有小斑点；侧脉每边 3 ～ 5 条；托叶三角状披针形。花小，单生或 2 ～ 4 朵簇生于叶腋内，雌花位于小枝上部，雄花则位于小枝的下部，有时生于不同的小枝上；雄花花萼陀螺状，顶端 6 齿裂；雄蕊 3，合生呈柱状；雌花花萼钟状，6 浅裂，萼片近相等，顶端近截形，中间有突尖，结果时约增大 1 倍，上部辐射张开呈盘状；子房卵状，花柱 3，顶端 2 裂，裂片外弯。蒴果圆球状，有宿存的花萼。花期 4 ～ 9 月，果期 5 ～ 12 月。

【分布生境】分布于云南孟连、澜沧、勐海等地；生于海拔 1150m 的山坡。

【性味、功效与主治】苦、涩，凉，有小毒；清热解毒，利湿，活血；用于老鼠咬伤及各种外伤出血。

【用法用量】水煎服，20 ～ 30g。外用，鲜品适量，捣烂敷于患处。

【民间经验方】

外伤出血：黑面神叶鲜品适量，捣烂敷于患处。

【化学成分】枝叶和茎皮均含鞣质。叶含酚类、三萜类化合物等成分。

【药理作用】有抗菌等作用。

锅铲藤

【佤族名】Hlax mgon bad（拉汞巴）。

【别名】半截叶、金边莲。

【来源】西番莲科西番莲属植物镰叶西番莲 *Passiflora wilsonii* Hemsl. 的全草。

【原植物】草质藤本。茎被稀疏柔毛。叶纸质，先端截形，三尖头状或微呈 2 ～ 3 裂，基部宽圆形至近心形，无毛，下面靠上部有 4 个腺体，裂片先端锐尖；

叶柄从基部往上 1/5 ～ 1/3 处具有 2 个腺体。花序近无柄，在卷须两侧对生，有 2 ～ 15 朵花，无毛或微被疏柔毛；花白色；萼片 5 枚，外面顶端不具角状附属器，无毛；外副花冠裂片 1 轮，丝状，内副花冠褶状；雄蕊 5 枚，花丝分离；子房椭圆球形，无柄，无毛；花柱 3 枚，分离。浆果近球形，无毛，初被白粉，熟时紫黑色。种子多数，椭圆形，暗黄色，顶端具尖头。果期 7 月。

【分布生境】分布于云南西双版纳、临沧、普洱，以及红河金平、屏边，文山西畴、麻栗坡，楚雄武定等地；生于海拔 1000 ～ 2500m 的疏林灌丛中。

【性味、功效与主治】微苦，温；舒筋活血，燥湿杀虫；用于肝炎，疟疾，风湿性关节炎，无名肿块，跌打损伤，蛔虫病。

【用法用量】水煎服，干品 10 ～ 15g，鲜品 30 ～ 50g。

【民间经验方】

骨折伤筋：锅铲藤 100g，泡酒 500mL 内服；或外用，鲜品捣碎包敷于患处。

【化学成分】含马斯林酸、木栓酮、β - 谷甾醇、麦角甾醇过氧化物、谷氨酸棕榈酸、肉豆蔻酸等成分。

【药理作用】有抗炎、抗疟、杀寄生虫等作用。

短穗鱼尾葵

【佤族名】A lai pix（阿莱皮）。

【别名】酒椰子、棕木、假桃榔。

【来源】棕榈科鱼尾葵属植物短穗鱼尾葵 *Caryota mitis* Lour. 的茎髓。

【原植物】丛生，小乔木状。茎绿色，表面被微白色的毡状绒毛。叶下部羽片小于上部羽片；羽片呈楔形或斜楔形，外缘笔直，内缘 1/2 以上弧曲成不规则的齿缺，且延伸成尾尖或短尖，淡绿色，幼叶较薄，老叶近革质；叶柄被褐黑色的毡状绒毛；叶鞘边缘具网状的棕黑色纤维。佛焰苞与花序被糠秕状鳞秕，花序短，具密集穗状的分枝花序；雄花萼片宽倒卵形，顶端全缘，具睫毛，花瓣狭长圆形，淡绿色，几无花丝；雌花萼片宽倒卵形，长约为花瓣的 1/3，顶端钝圆，花瓣卵状三角形；退化雄蕊 3 枚。果球形，成熟时紫红色，具 1 颗种子。花期 4 ～ 6 月，果期 8 ～ 11 月。

【分布生境】分布于云南南部或西部；生长于山谷林中或栽培。

【性味、功效与主治】苦、涩，平；收敛止血，消食化积；用于小儿消化不良，腹痛泻下，赤白痢疾。

【用法用量】水煎服，3～9g。

【民间经验方】

腹痛泻下：短穗鱼尾葵髓适量，水煎服。

【化学成分】含生物碱、淀粉、糖分等成分。

【药理作用】有抗肿瘤、抗炎、调节代谢、调节肠道菌群等作用。

番木瓜

【佤族名】Blix mang sang po（不李马上坡）。

【别名】乳瓜、番瓜、木瓜。

【来源】番木瓜科番木瓜属植物番木瓜 *Carica papaya* L. 的根、果实。

【原植物】常绿软木质小乔木，具乳汁。茎不分枝或有时于损伤处分枝，具螺旋状排列的托叶痕。叶大，聚生于茎顶端，近盾形，通常 5～9 深裂，每裂片再为羽状分裂；叶柄中空。花单性或两性，有些品种在雄株上偶尔产生两性花或雌花，并结成果实，亦有时在雌株上出现少数雄花；植株有雄株、雌株和两性株。浆果肉质，成熟时橙黄色或黄色，长圆球形、倒卵状长圆球形、梨形或近圆球形，果肉柔软多汁，味香甜。种子多数，卵球形，成熟时黑色，外种皮肉质，内种皮木质，具皱纹。花果期全年。

【分布生境】云南热带地区有栽培。

【性味、功效与主治】甘，平；健胃消积，滋补催乳，祛风活血；用于食积胃痛，关节痹痛，产后乳汁不通，脚气病。

【用法用量】水煎服，10～20g。

【民间经验方】

1. 胃病，消化不良：番木瓜根 15g，鸡屎藤 10g，苹果 1 个烧焦，水煎服，每日 3 次。

2. 脚气病：番木瓜鲜果适量，水煎，取药汁，调入少量食盐，泡脚 15～30 分钟。

3. 食疗：①半熟番木瓜 500g，漏芦 30g，姜片 4 片，鲫鱼 1 条（约 350g），盐、植物油适量，煲汤，用于产后缺乳。

【化学成分】果实含番木瓜碱、木瓜蛋白酶、凝乳酶；在淡黄色的果实中含隐黄素、蝴蝶梅黄素、β-胡萝卜素、δ-胡萝卜素和隐黄素环氧化物等色素；在红色的果实中尚含西红柿烃。种子含异硫氰酸苄酯、番木瓜苷等成分。

【药理作用】有抗肿瘤、抗菌、抗寄生虫、抑制蛋白酶、抗凝、降血压、抑制平滑肌、堕胎、抑制心脏和中枢等作用。

番石榴

【佤族名】Blix mag goi（不李麻拐）。

【别名】缅桃、广石榴、香石榴、番桃果。

【来源】桃金娘科番石榴属植物番石榴 *Psidium guajava* Linn. 的嫩尖。

【原植物】乔木。树皮平滑，灰色，片状剥落。嫩枝有棱，被毛。叶片革质，长圆形至椭圆形，先端急尖或钝，基部近于圆形，上面稍粗糙，下面有毛，侧脉12～15对，常下陷，网脉明显。花单生或2～3朵排成聚伞花序；萼管钟形，有毛，萼帽近圆形，不规则裂开；花瓣白色；子房下位，与萼合生，花柱与雄蕊同长。浆果球形、卵圆形或梨形，长3～8cm，顶端有宿存萼片，果肉白色及黄色，胎座肥大，肉质，淡红色。种子多数。

【分布生境】云南除东北部及西北部外的海拔100～2200m处，均有栽培，偶有野生。

【性味、功效与主治】甘、涩，平；止泻，消炎；用于肠炎，痢疾，皮肤瘙痒。

【用法用量】水煎服，25～50g。或用鲜品适量，捣烂敷于患处或泡酒内服。

【民间经验方】

1. 肠炎，痢疾：番石榴嫩尖9～15g，鲜品研细，开水冲服或配方水煎服。

2. 皮肤瘙痒：番石榴嫩尖50～100g，煮水外洗。

【化学成分】未成熟幼果含β-谷甾醇、槲皮素、番石榴苷、没食子酸、无色矢车菊素、萹蓄苷、阿拉伯聚糖等成分。成熟果实中含有槲皮素、番石榴苷、没食子酸、并没食子酸、无色矢车菊素、维生素C等成分。叶含挥发油。树皮含白矢车菊苷元、诃子鞣质酸、鞣花酸、长生苷、山楂酸等成分。根皮含鞣质和有机酸。木质部含三萜酸等成分。

【药理作用】果汁具有降血糖作用。从番石榴中提取的并没食子酸具有止血作用。叶具有降血糖、抗菌、防癌等作用。根煎剂对小鼠抗生育、抗着床、抗早孕和中期引产都有明显的效果。

腊肠豆

【佤族名】 Kaox si ndax soux（考喜搭梭）。

【别名】 牛角树、波斯皂荚。

【来源】 豆科决明属植物腊肠树 *Cassia fistula* L. 的果实。

【原植物】 落叶小乔木或中等乔木。枝细长。树皮幼时光滑，灰色，老时粗糙，暗褐色。叶长 30 ～ 40cm，有小叶 3 ～ 4 对，在叶轴和叶柄上无翅亦无腺体；小叶对生，薄革质，阔卵形、卵形或长圆形，顶端短渐尖而钝，基部楔形，边全缘，幼嫩时两面被微柔毛，老时无毛；叶脉纤细，两面均明显；叶柄短。总状花序疏散，下垂；花与叶同时开放；花梗柔弱，下无苞片；萼片长卵形，薄，开花时向后反折；花瓣黄色，倒卵形，近等大，长 2 ～ 2.5cm，具明显的脉；雄蕊 10 枚，其中 3 枚具长而弯曲的花丝，高出于花瓣，4 枚短而直，具阔大的花药，其余 3 枚很小，不育，花药纵裂。荚果圆柱形，黑褐色，不开裂，有 3 条槽纹。种子 40 ～ 100 颗，为横隔膜所分开。花期 6 ～ 8 月，果期 10 月。

【分布生境】 分布于云南普洱、西双版纳等地；生于海拔 500 ～ 1600m 处栽培。

【性味、功效与主治】 甘、淡，凉；清热通便，化滞止痛；用于腹胀，发热，便秘。

【用法用量】 水煎服，9 ～ 15g。

【民间经验方】

腹胀，便秘：腊肠豆适量，水煎服。

【化学成分】 含芦荟大黄素苷、精氨酸、亮氨酸等成分。

【药理作用】 果和果肉有泻下、镇静等作用。果肉及种子有抗菌等作用。

阔叶十大功劳

【佤族名】 Kaox tu ding（考土顶）。

【别名】 土黄柏、黄天竹、鼠不爬、山黄柏、大叶黄连、十大功劳。

【来源】 小檗科十大功劳属植物阔叶十大功劳 *Mahonia bealei*（Fort.）Carr. 的根、茎、叶。

【原植物】 灌木或小乔木。叶狭倒卵形至长圆形，具 4 ～ 10 对小叶，上面暗灰绿色，背面被白霜，有时淡黄绿色或苍白色，两面叶脉不显；小叶厚革质，硬直，自叶下部往上小叶渐次变长而狭，最下一对小叶卵形，具 1 ～ 2 粗锯齿，往上小叶近圆形至卵形或长圆形，基部阔楔形或圆形，偏斜，有时心形，边缘每边具 2 ～ 6 粗锯齿，先端具硬尖，顶生小叶较大，具柄。总状花序直立，通常 3 ～ 9 个簇生；芽鳞卵形至卵状披针形；苞片阔卵形或卵状披针形，先端钝；花黄色；外萼片卵形，中萼片椭圆形，内萼片长圆状椭圆形；花瓣倒卵状椭圆形，基部腺体明显，先端微缺；雄蕊药隔不延伸，顶端圆形至截形；子房长圆状卵形，花柱短，胚珠 3 ～ 4 枚。浆果卵形，深蓝色，被白粉。花期 9 月至翌年 1 月，果期 3 ～ 5 月。

【分布生境】分布于云南寻甸、会泽、龙陵、彝浪、水富、景东、凤庆、双柏、西畴、勐腊、贡山等地；生长于向阳山坡的灌木丛中，也有栽培。

【性味、功效与主治】苦，凉；清热解毒，化痰止咳，涩肠止痢，润肺止咳；用于风热赤眼，咽喉肿痛，肺结核咳嗽，咳血，肠炎，痢疾。

【用法用量】水煎服，9 ～ 15g。外用，适量，研末调敷，或煎水搽，或鲜品捣敷。

【民间经验方】

1. 保健：用阔叶十大功劳茎枝削成筷子使用，可防治疾病。
2. 腹泻：阔叶十大功劳 15g，水煎服，每日 3 次。
3. 肝炎：阔叶十大功劳 15g，半截藤 10g，过路黄 10g，水煎服，每日 3 次。

【化学成分】含小檗碱等成分。

【药理作用】10% 阔叶十大功劳水煎剂在体外对金黄色葡萄球菌、大肠杆菌、绿脓杆菌有轻度抑制作用。

粽叶芦

【佤族名】La laix（拉来）。

【别名】粽叶草、扫帚草。

【来源】禾本科粽叶芦属植物粽叶芦 *Thysanolaena latifolia*（Roxb. ex Hornem.）Honda. 的全草。

【原植物】多年生，丛生草本。秆直立粗壮，具白色髓部，不分枝。叶鞘无毛；叶片披针形，具横脉，顶端渐尖，基部心形，具柄。圆锥花序大型，柔软，分枝多，斜向上升，下部裸露，基部具关节；颖片无脉，长为小穗的 1/4；第一花仅具外稃，约等长于小穗；第二外稃卵形，厚纸质，背部圆，具3脉，顶端具小尖头；边缘被柔毛；内稃膜质，较短小；花药褐色。颖果长圆形。一年有两次花果期，春夏或秋季。

【分布生境】分布于云南文山、红河、西双版纳、临沧、德宏等地；生于海拔1600m以下的山坡、山谷、溪边、灌丛及林缘。

【性味、功效与主治】甘、淡，凉；清热解毒，生津止渴；用于跌打损伤，风湿病，骨折，刀伤，枪伤。

【用法用量】外用，鲜品35～50g，捣敷于患处。

【民间经验方】

骨折，刀伤：粽叶芦鲜品适量，捣敷于患处。

【化学成分】叶含铁、锰、铜、锌、镍、硅、钙、镁、钾等无机元素。

【药理作用】有抗感染、调节免疫功能等作用。

瑞丽黄芩

【佤族名】Fang go kung（烦果孔）。

【别名】挖耳草。

【来源】唇形科黄芩属植物瑞丽黄芩 *Scutellaria shweliensis* W. W. Smith 的根。

【原植物】亚灌木。根茎木质。茎直立，具多数长分枝，圆柱形，基部木质，密被伸展白色稍柔软的长硬毛，分枝圆柱形或不明显四棱形，能育。叶具短柄，腹凹背凸，密被长硬毛；叶片坚纸质，在茎枝中部以下者卵圆形，在茎枝上部者变小，卵圆形或圆状卵圆形，均先端急尖或微钝，基部宽楔形至圆形，边缘具钝的浅圆齿或茎枝上部者全缘，两面被淡黄色小硬毛但在下面较密，在茎枝上部的叶在两面常杂有黄色腺体。花单生于苞状叶腋内，聚生于茎枝上部，形成总状花序；花萼外面密被具腺长硬毛，盾片伸长，盾片十分增大，近圆形，外卷，脉纹明显；花冠紫色，外面被具腺小疏柔毛，内面无毛；冠筒长约为花冠长之半，近直伸；冠檐2唇形，上唇直伸，盔状，在花未开放时包被下唇，长圆形，先端微凹，下唇中裂片直伸，两侧边缘外卷，近圆形，先端微凹，2侧裂片微小，内侧与上唇片合生，外卷；子房4裂，近等大。小坚果黑色，椭圆球形，被白色伏贴微柔毛，腹面近基部具白色果脐。花期5～12月，花后见果。

【分布生境】分布于云南怒江，以及德宏瑞丽、芒市，临沧耿马等地；生于海拔550～1600m的疏林、高草坡。

【性味、功效与主治】苦，寒；调经活血；用于恶露不净，子宫发炎。

【用法用量】水煎服，15 ～ 30g。

【民间经验方】

恶露不净，子宫发炎：瑞丽黄芩 15g，草果、米酒为引，水煎服。

【化学成分】含黄芩苷、萜类化合物等成分。

【药理作用】有抗炎、抗菌、抗氧化、调节免疫功能等作用。

蓖麻

【佤族名】Kaox glod ia（考国呀）。

【别名】蜀芥、天麻子、红天麻子。

【来源】大戟科蓖麻属植物蓖麻 *Ricinus communis* L. 的根、叶、种子。

【原植物】一年生粗壮草本或草质灌木。小枝、叶和花序通常被白霜，茎多液汁。叶轮廓近圆形，掌状 7 ～ 11 裂，裂缺几达中部，裂片卵状长圆形或披针形，顶端急尖或渐尖，边缘具锯齿；掌状脉 7 ～ 11 条；网脉明显；叶柄粗壮，中空，顶端具 2 枚盘状腺体，基部具盘状腺体；托叶长三角形，早落。总状花序或圆锥花序；苞片阔三角形，膜质，早落；雄花花萼裂片卵状三角形；雄蕊束众多；雌花萼片卵状披针形，长 5 ～ 8mm，凋落；子房卵状，直径约 5mm，密生软刺或无刺，花柱红色，顶部 2 裂，密生乳头状突起。蒴果卵球形或近球形，果皮具软刺或平滑。种子椭圆形，微扁平，平滑，斑纹淡褐色或灰白色；种阜大。花期几全年或 6 ～ 9 月（栽培）。

【分布生境】分布于云南各地；生于海拔 100 ～ 2400m 处，栽培或逸生。

【性味、功效与主治】辛、苦，寒，有小毒；消肿，拔毒，催产；用于疮痈肿毒，乳腺炎，跌打肿痛，子宫脱出，小便混浊，外伤出血。

【用法用量】水煎服，3 ～ 12g。外用，适量，捣细敷于患处。

【民间经验方】

1. 小便混浊：蓖麻根 50g，猪鬃草 50g，铁线草 100g，取鲜品，洗净，切断，水煎，每日 1 剂，分 3 次服。

2. 肺结核病：蓖麻根 30g，倒钩草根 30g，翻白叶根 50g，灯台树皮 30g，白蔹 50g，红糖适量，均为鲜品，洗净，切断，水煎，每日 1 剂，分 3 次服用。

3. 疮痈肿毒，乳腺炎：蓖麻叶适量，捣细，敷于患处。

4. 跌打肿痛：蓖麻根 9 ～ 12g，水煎服。

5. 子宫脱出：蓖麻种仁适量，捣细，敷于前头部。

【化学成分】含脂肪油（蓖麻油）、蓖麻毒素、解酯酶、蓖麻碱等成分。蓖麻油中主要成分为蓖麻油酸甘油酯、少量异蓖麻油酸、棕榈酸、硬脂酸及9,10-二羟基硬脂酸等。

【药理作用】有抗肿瘤、抗艾滋病毒、泻下及引起血压下降、呼吸抑制等作用，并对细胞免疫有一定的抑制作用。

跳八丈

【佤族名】Kaox groung moui siah（靠公梅西丫）。

【别名】藤子杜仲、银丝杜仲、钝叶黑面神、地石榴。

【来源】大戟科黑面神属植物钝叶黑面神 *Breynia retusa*（Dennst.）Alston 的根。

【原植物】灌木。小枝具四棱；全株均无毛；叶片革质，椭圆形，顶端钝至圆形，基部圆形，上面绿色，近叶缘处密被小鳞片，下面粉绿色；侧脉每边4～5条；托叶卵状披针形。花小，黄绿色；花梗纤细；雄花花萼陀螺状，顶端6裂；雄蕊3，合生呈柱状，药隔尖而伸出花药之外；雌花花萼盘状，顶端6裂；子房3室，每室2胚珠，花柱3，粗短。蒴果近圆球状，果皮肉质，不开裂，橙红色，基部花萼宿存。花期4～9月，果期7～11月。

【分布生境】分布于云南普洱、临沧、西双版纳等地；生于海拔100～1500m的向阳山坡、路坎上及灌木丛中。

【性味、功效与主治】苦、涩，凉；清热解毒，止血，止痛；用于感冒发热，扁桃体炎，月经过多，崩漏，尿道感染。

【用法用量】水煎服，15～30g。叶捣敷患处，或研粉撒敷。

【民间经验方】

1. 感冒发热，扁桃体炎，月经过多，崩漏，尿道感染：跳八丈15～30g，水煎服。

2. 尿路感染：跳八丈25g，小响铃根40g，鼻涕果树皮25g，白牛胆根30g，小车前草50g，均取鲜品，洗净，切断，水煎，每日1剂，分3次服。

3. 食疗：跳八丈50g，与猪肉同炖食，用于产妇缺乳。

【化学成分】含酚类与三萜类化合物等成分。

【药理作用】有利乳等作用。

稗

【佤族名】Ga ga（嘎嘎）。

【别名】稗子、扁扁草。

【来源】禾本科稗属植物稗 *Echinochloa crus-galli*（Linn.）P.Beauv. 的全草。

【原植物】一年生草本。秆光滑无毛，基部倾斜或膝曲。叶鞘疏松裹秆，平滑无毛，下部者长于节间而上部者短于节间；叶舌缺；叶片扁平，线形，无毛，边缘粗糙。圆锥花序直立，近尖塔形；主轴具棱，粗糙或具疣基长刺毛；分枝斜上举或贴向主轴，有时再分小枝；穗轴粗糙或生疣基长刺毛：小穗卵形，脉上密被疣基刺毛，具短柄或近无柄，密集在穗轴的一侧；第一颖三角形，长为小穗的 1/3 ～ 1/2，具 3 ～ 5 脉，脉上具疣基毛，基部包卷小穗，顶端尖；第二颖与小穗等长，顶端渐尖或具小尖头，具 5 脉，脉上具疣基毛；第一小花通常中性，其外稃草质，上部具 7 脉，脉上具疣基刺毛，顶端延伸成一粗壮的芒，芒内稃薄膜质，狭窄，具 2 脊；第二外稃椭圆形，平滑，光亮，成熟后变硬，顶端具小尖头，尖头上有一圈细毛，边缘内卷，包着同质的内稃，但内稃顶端露出。花果期夏秋季。

【分布生境】云南大部分地区有分布；生于海拔 2500m 以下的沼泽地、沟边及水稻田中。

【性味、功效与主治】甘、苦，微寒；止血生肌；用于外伤出血。

【用法用量】水煎服，10 ～ 20g。外用，适量。

【民间经验方】

外伤出血：稗鲜品适量捣烂敷于患处。

【化学成分】含稗子素、菜油甾醇、豆甾醇和 β - 谷甾醇等。

【药理作用】有抗炎、利尿等作用。

鼠曲草

【佤族名】daex ang niag（歹盎年）、hnyee bai nbrung（聂摆谱）。

【别名】无心草、鼠耳草、清明菜、鼠米花。

【来源】菊科鼠曲草属植物鼠曲草 *Pseudognaphalium affine*（D. Don）Anderb. 的全草。

【原植物】一年生草本。茎直立或基部发出的枝下部斜升，上部不分枝，有沟纹，被白色厚绵毛。叶无柄，匙状倒披针形或倒卵状匙形，基部渐狭，稍下延，顶端圆，具刺尖头，两面被白色绵毛，上面常较薄，叶脉 1 条，在下面不明显。头状花序较多或较少数，近无柄，在枝顶密集成伞房花序，花黄色至淡黄色；总苞钟形；总苞片 2 ～ 3 层，金黄色或柠檬黄色，膜质，有光泽，外层倒卵形或匙状倒卵形，背面基部被绵毛，顶端圆，基部渐狭，内层长匙形，背面通常无毛，顶端钝；花托中央稍凹入，无毛；雌花多数，花冠细管状，花冠顶端扩大，3 齿裂，裂片无毛；两性花较少，管状，向上渐扩大，檐部 5 浅裂，裂片三角状渐尖，无毛。瘦果倒卵形或倒卵状圆柱形，有乳头状突起；冠毛粗糙，污白色，易脱落，基部联合成 2 束。花期 1 ～ 4 月，果期 8 ～ 11 月。

【分布生境】分布于云南大部分地区；生于海拔 1600 ～ 2700m 的田埂、荒地、路旁。

【性味、功效与主治】甘、酸，平；化痰止咳，祛风除湿，解毒；主治咳嗽痰多、气喘、感冒、筋骨疼痛；用于消瘦，脾虚腹泻。

【用法用量】水煎服，6 ～ 12g。

【民间经验方】

脾虚腹泻：鼠曲草全草适量，水煎服。

【化学成分】含胡萝卜素、抗坏血酸、硫胺素、核黄素等成分。花含木犀草素 4'-β-D- 葡萄糖苷、鼠曲草素、柚皮素 -5- 甲醚等成分。

【药理作用】有镇咳、抑菌等作用。

滇小蓟

【佤族名】Ga jax sad（嘎夹洒）。

【别名】线叶蓟。

【来源】菊科蓟属植物线叶蓟 *Cirsium lineare*（Thunb.）Sch.Bip. 的根或全草。

【原植物】多年生草本。根直伸。茎直立，有条棱，基部上部有分枝，分枝坚挺，全部茎枝被稀疏的蛛丝毛及多细胞长节毛或无毛至几无毛；下部和中部茎叶长椭圆形、披针形或倒披针形，向上的叶渐小，与中下部茎叶同形或长披针形或线状披针形、宽或狭线形，全部茎叶不分裂，顶端急尖或钝或尾状渐尖，基部渐狭在中下部茎成长或短翼柄，在上部叶则无叶柄，两面异色或稍见异色，上面绿色，被多细胞长或短节毛，下面色淡或淡白色，被稀疏的蛛丝状薄毛或至少上部叶如此；边缘有细密的针刺，针刺内弯，或针刺不等大而平展，少有在叶的下部两侧边缘有凹缺状微浅齿的。头状花序生花序分枝顶端，多数或少数在茎枝顶端排成稀疏的圆锥状伞房花序；总苞卵形或长卵形；总苞片约6层，覆瓦状排列，向内层渐长，外层与中层三角形及三角状披针形，顶端有针刺，针刺长2mm；内层披针形或三角状披针形，顶端渐尖；最内层线形或线状披针形，顶端膜质扩大，红色；小花紫红色，花冠不等5深裂。瘦果倒金字塔状，顶端截形；冠毛浅褐色，多层，基部连合成环，整体脱落；冠毛刚毛长羽毛状。花果期9～10月。

【分布生境】分布于云南东南部、东北部、中部、西北部；生于海拔1500～3000m处的山坡草地、灌丛、田野沟边、路旁。

【性味、功效与主治】甘、苦，凉；清热凉血，活血；用于咳嗽，吐血，鼻衄，尿血，月经不调，乳痈，疮疖，无名肿毒，跌打损伤。

【用法用量】水煎服，9～15g。

【化学成分】全草含线叶蓟醇、去甲线叶蓟等成分。叶含线叶蓟苷A和线叶蓟苷B等成分。

【药理作用】有减轻炎症反应、促进血液循环等作用。

滇重楼

【佤族名】Mgah gon ai（嘎关艾）。

【别名】蚤休、独角莲、七叶一枝花、伞草。

【来源】百合科重楼属植物滇重楼 *Paris polyphylla* var. *yunnanensis*（Franch.）Hand. -Mazz. 的根茎。

【原植物】多年生草本。根状茎棕褐色，横走而肥厚，径可达5cm，表面粗糙具节，节上生纤维状须根；茎单一，直立，圆柱形，光滑无毛，基部常带紫红色。叶5～9，常7片，轮生于茎顶，状如伞，其上生花一朵；叶片纸质或膜质，窄卵形或倒披针形，长5～15cm，先端锐尖，基部楔形；叶柄长1～2cm，紫红色。夏季开黄绿色花，花梗由茎顶抽出，不分枝，稍比叶长；花两性，单独顶生；萼片5～6，叶片状，卵状披针形；花瓣5～6，线形，上部常扩大为2～3mm的狭匙状；雄蕊12～16枚，2～3轮；药隔突出部分窄于花药；子房具棱，顶部与花柱为紫色，其余部分为黄绿色。蒴果室背开裂，棕黄色。种子多数，红色。花期4～7月，果期10～11月。

【分布生境】分布于云南大部分地区；生于海拔1400～3100m的常绿阔叶林、云南松林、竹林、灌丛或草坡中。

【性味、功效与主治】苦、微辛，有小毒；活血散瘀，消炎止痛，止血；用于痈疮肿毒，跌打损伤，风湿性关节炎，刀伤，毒蛇咬伤，尘肺病，哮喘病，肺癌，慢性结肠炎，胃炎，乳腺炎，腹泻，结肠炎，牛皮癣。

【用法用量】水煎服或研粉内服，10 ～ 15g。外用，适量。

【民间经验方】

1. 痈疮肿毒，跌打损伤，骨折，风湿性关节炎：滇重楼 9 ～ 15g，配方泡酒 3 天后内服。

2. 刀伤：滇重楼适量，粉末撒入伤口。

3. 毒蛇咬伤：滇重楼粉末 6g，白酒送服；或滇重楼 30 ～ 60g 泡酒外擦伤口。

4. 尘肺病，哮喘病，肺癌：滇重楼 15g，一文钱 10g，通光藤 15g，小白及 15g，取鲜品或干品均可，洗净，切片，每日 1 剂，水煎服。

5. 慢性结肠炎，胃炎，肠炎腹泻：滇重楼 25g，南木香 15g，洗净，晒干，研成细末，分成数包，每包 10g，每日 3 次，每次 1 包，温开水送服。

6. 骨折：滇重楼 35g，野党参 50g，牛舌头草根 30g，树萝卜根 30g，桑寄生 50g，鱼子兰根 50g，盐肤木根 50g，包谷酒 500mL，均取鲜品，洗净，切细，倒入陶壶或玻璃瓶用酒浸泡 8 小时即可服用，每日 2 ～ 3 次内服，每次 5 ～ 10mL。服用本方的同时，亦可将此配方捣细外敷患处，效果更佳。

7. 撞伤及外伤出血：滇重楼 30g，小麻药 30g，藤杜仲 40g，树仲皮 30g，以上药物均取鲜品，洗净，切细，舂碎包敷伤口处，2 ～ 3 日换药 1 次。

8. 小伤口出血：滇重楼干品适量，研成粉末，撒在伤口处，用纱布包扎好，每日换药 1 次。

9. 牛皮癣：滇重楼干品适量研粉，用酒调匀呈泥状，外搽患处，每日 2 ～ 3 次。

10. 乳腺炎：滇重楼 30g，花椒寄生 30g，鱼子兰根 30g，蒲公英 30g，均取干品，切碎后研粉末，用酒调成糊状包敷患处，每日换药 1 次。

11. 食疗：①滇重楼 30g，猪肚 1 个，共炖服，用于胃病。②滇重楼 30g，鸡 1 只，共炖服，用于热病体虚。

【化学成分】含薯蓣皂苷、偏诺皂苷、延龄草皂苷、纤细薯蓣皂苷等成分。

【药理作用】有止血、抗菌消炎、镇咳、抗肿瘤等作用。

滇黄精

【佤族名】Si mgra（西格拿）。

【别名】老虎姜、片尾参、节节高、糯米秆、仙人饭。

【来源】百合科黄精属植物滇黄精 *Polygonatum kingianum* Collett & Hemsl. 的根茎。

【原植物】根状茎近圆柱形或近连珠状，结节有时作不规则菱状，肥厚。茎顶端作攀缘状。叶轮生，每轮 3 ～ 10 枚，条形、条状披针形或披针形，先端拳卷。花序具 2 ～ 4 花，总花梗下垂，苞片膜质，微小，通常位于花梗下部；花被粉红色，裂片长 3 ～ 5mm；花丝长 3 ～ 5mm，丝状或两侧扁，花药长 4 ～ 6mm；子房长 4～6mm，花柱长（8～)10～14mm。浆果红色，直径 1～1.5cm，具 7～12 颗种子。花期 3 ～ 5 月，果期 9 ～ 10 月。

【分布生境】分布于云南大部分地区；生于海拔 620 ～ 3650m 的常绿阔叶林下、竹林下、林缘、山坡阴湿处、水沟边或岩石上。

【性味、功效与主治】甘，平；补中益气，润肺，强筋骨；用于虚损寒热，肺痨咳血，病后体虚少食，风湿疼痛。

【用法用量】水煎服，干品 10 ～ 15g，鲜品 15 ～ 30g。

【民间经验方】

1. 病后体虚，四肢无力，食欲不振，子宫脱垂：滇黄精 30g，炖鸡蛋。

2. 食疗：滇黄精炖鸡、炖猪肚、炖肉，可滋补强壮。

【化学成分】根状茎含 3 种多糖成分、3 种低聚糖、赖氨酸、黏液质、烟酸、醌类、淀粉等成分。

【药理作用】有防止动脉粥样硬化、降血清胆固醇和甘油三酯、扩张冠脉血管、提高小鼠对缺氧的耐力、抗衰老、抗疲劳、抑菌、降血糖等作用。

蔓荆子

【佤族名】Dai laih（呆来）。

【别名】蔓荆实、荆子、万荆子、蔓青子。

【来源】马鞭草科牡荆属植物蔓荆 *Vitex trifolia* L. 的叶、果实。

【原植物】落叶灌木，罕为小乔木，有香味。小枝四棱形，密生细柔毛；通常三出复叶，有时在侧枝上可有单叶。小叶片卵形、倒卵形或倒卵状长圆形，顶端钝或短尖，基部楔形，全缘，表面绿色，无毛或被微柔毛，背面密被灰白色绒毛，侧脉约 8 对，两面稍隆起，小叶无柄或有时中间小叶基部下延成短柄。圆锥花序顶生，花序梗密被灰白色绒毛；花萼钟形，顶端 5 浅裂，外面有绒毛；花冠淡紫色或蓝紫色，外面及喉部有毛，花冠管内有较密的长柔毛，顶端 5 裂，二唇形，下唇中间裂片较大；雄蕊 4，伸出花冠外；子房无毛，密生腺点；花柱无毛，柱头 2 裂。核果近圆形，成熟时黑色；果萼宿存，外被灰白色绒毛。花期 7 月，果期 9 ～ 11 月。

【分布生境】分布于云南各地；生长于平原草地、河滩和荒地上。

【性味、功效与主治】苦、辛，微寒；疏散风热，清利头目；用于风热感冒，头痛，头晕，目赤肿痛，牙龈肿痛，关节疼痛。

【用法用量】水煎服，干品 10 ～ 15g，鲜品 25 ～ 50g。

【民间经验方】

食疗：猪肉 200g，面条适量，蔓荆子 15g，绿豆芽、海带丝、调味料各适量；将蔓荆子加水煎取药汁 50mL，而后用猪肉、绿豆芽、海带丝等做成面卤，倒入蔓荆子汁搅匀；另一锅内下好面条，捞出盛入碗内倒入面卤即可食用；用于感冒头痛，偏头痛，视力、听力减退等症。

【化学成分】果实含少量蔓荆子碱。

【药理作用】有镇静、止痛、退热、抗菌、抗病毒等作用。蔓荆叶蒸馏提取物有增进外周和内脏微循环的作用。

榼藤子

【佤族名】Ling lax ding（林拉丁）。

【别名】过山枫、大血藤、过山龙、榼子藤、眼镜豆、大腊合。

【来源】豆科榼藤属植物榼藤 *Entada phaseoloides*（L.）Merr. 的种子。

【原植物】常绿、木质大藤本。茎扭旋。枝无毛。二回羽状复叶，羽片通常 2 对，顶生 1 对羽片变为卷须；小叶 2 ～ 4 对，对生，革质，长椭圆形或长倒卵形，先端钝，微凹，基部略偏斜，主脉稍弯曲，主脉两侧的叶面不等大，网脉两面明显；叶柄短。穗状花序单生或排成圆锥花序式，被疏柔毛；花细小，白色，密集，略有香味；苞片被毛；花萼阔钟状，具 5 齿；花瓣 5，长圆形，顶端尖，无毛，基部稍连合；雄蕊稍长于花冠；子房无毛，花柱丝状。荚果弯曲，扁平，木质，成熟时逐节脱落，每节内有1粒种子。种子近圆形，扁平，暗褐色，成熟后种皮木质，有光泽，具网纹。花期3～6月，果期8～11月。

【分布生境】分布于云南文山，以及德宏盈江，红河金平、屏边、河口等地；生于山涧或山坡混交林中，攀缘于大乔木上。

【性味、功效与主治】甘、淡，有毒；杀虫消炎；用于痔疮，牛皮癣，淋巴结核，皮炎。

【用法用量】水煎服或浸酒，6～15g。外用，适量，捣敷或水煎洗。

【民间经验方】

1. 风湿性关节炎：榼子藤100g，松脂50g，蜈蚣3条，七叶一枝花60g，草乌50g，酒精500mL，以上各味药鲜品或干品均可，切片或捣烂放入酒精中浸泡3～4天可用，药酒涂搽患处，每日3次。此方具大毒不可内服。

2. 食疗：榼藤子水煮透，冷水漂洗24小时后可食用。

【化学成分】皮含榼藤皂苷Ⅱ、Ⅲ、Ⅳ等成分。叶含榼藤酰胺A、C等成分。

【药理作用】有抗肿瘤、抗炎等作用。

酸角

【佤族名】Kaox mag gang（考玛刚）。

【别名】酸饺。

【来源】豆科酸豆属植物酸豆 *Tamarindus indica* L. 的果实。

【原植物】乔木。树皮暗灰色，不规则纵裂。小叶小，长圆形，先端圆钝或微凹，基部圆而偏斜，无毛。花黄色或杂以紫红色条纹，少数；总花梗和花梗被黄绿色短柔毛；小苞片2枚；花瓣倒卵形，与萼裂片近等长，边缘波状，皱折；子房圆柱形，微弯，被毛。荚果圆柱状长圆形，肿胀，棕褐色，直或弯拱，常不规则地缢缩。种子3～14颗，褐色，有光泽。花期5～8月，果期12月至翌年5月。

【分布生境】分布于云南西双版纳、红河、德宏等地；多为栽培，亦野生于村寨边。

【性味、功效与主治】甘、酸，凉；清热解暑，和胃消积；用于牙痛，口舌生疮，腹痛，腹泻，蛇、虫、狗咬伤。

【用法用量】水煎服或熬膏服，15～30g。

【民间经验方】

食疗：酸角适量，水煎取汁，加白糖调味服，用于暑热伤津、烦躁口干。

【化学成分】含有丰富的有机酸、糖类、维生素、蛋白质、氨基酸和矿物质元素等成分。

【药理作用】有抗氧化、抗细菌、抗动脉粥样硬化等作用。

酸苔树

【佤族名】Kaox si doum（靠西董）。

【别名】秋风木、水梁木、万年青树、重阳木。

【来源】大戟科秋枫属植物秋枫 *Bischofia javanica* Blume 的树皮、叶。

【原植物】常绿或半常绿大乔木。树干圆满通直，但分枝低，主干较短。树皮灰褐色至棕褐色，近平滑，老树皮粗糙，内皮纤维质，稍脆；砍伤树皮后流出红色汁液，干凝后变瘀血状；木材鲜时有酸味，干后无味，表面槽棱突起。小枝无毛。三出复叶，稀 5 小叶；小叶片纸质，卵形、椭圆形、倒卵形或椭圆状卵形，顶端急尖或短尾状渐尖，基部宽楔形至钝，边缘有浅锯齿，幼时仅叶脉上被疏短柔毛，老渐无毛；托叶膜质，披针形，早落。花小，雌雄异株，多朵组成腋生的圆锥花序；雄花被微柔毛至无毛；雌花序下垂；子房光滑无毛，3 ～ 4 室。果实浆果状，圆球形或近圆球形，淡褐色。种子长圆形。花期 4 ～ 5 月，果期 8 ～ 10 月。

【分布生境】分布于云南各地（除迪庆、怒江、昭通外）；生于山谷阴湿的林中，多见于溪旁近水处。

【性味、功效与主治】辛、涩，凉；行气活血，消肿止痛；用于水火烫伤，痈疮疖肿，跌打瘀痛。

【用法用量】水煎服或泡酒内服，9 ～ 15g。外用，适量，捣敷。

【民间经验方】

1. 风湿骨痛：酸苔树树根及树皮 15 ～ 25g 泡酒内服。

2. 肝炎，小儿疳积，肺炎，咽喉炎：酸苔树树叶 200 ～ 300g，配方水煎服。

3. 疮疡肿毒：酸苔树叶鲜品适量，捣烂包敷。

【化学成分】树皮含乙酸表无羁萜酯、无羁萜、β - 谷甾醇、白桦脂酸甲酯等成分。叶含酸性石酸钾、酒石酸钙（8% ～ 16%）、乙酸无羁萜 -3α - 酯、无羁萜、β - 谷甾醇、并没食子酸、糖类化合物、黄酮类化合物等成分。

【药理作用】有促进瘀血吸收等作用。

豨莶草

【佤族名】Nyiex mbien（娘并）。

【别名】粘金强子、粘为扎、珠草、棉苍狼、肥猪菜、念不粘。

【来源】菊科豨莶属植物腺梗豨莶 *Sigesbeckia pubescens* Makino 的全草。

【原植物】一年生草本。茎直立，常带紫色。枝上部密被灰白色长柔毛和紫褐色腺毛。叶对生，有柄；阔卵形或卵状三角形，基部楔形，下延成翼柄，先端尖，叶缘有不规则的锯齿，两面均密被长柔毛；通常上部叶逐渐变小，呈长椭圆状披针形。头状花序顶生或腋生，排列成圆锥状；总花梗密被长柔毛和腺毛，分泌黏液；总苞片 2 层，外层苞片 5 枚，线状匙形，内层苞片 10 ～ 12 枚，倒卵形兜状，内外层苞片皆有腺毛；花杂性，黄色，边缘为舌状花，雌性，先端 3 浅裂；柱头 2 裂；中央为管状花，两性；先端 5 裂。瘦果倒卵形，微弯，有 4 棱，黑色，无冠毛。花期 8 ～ 10 月，果期 9 ～ 12 月。

【分布生境】分布于云南大部分地区；生于海拔 360 ～ 3400m 的山坡、山谷林缘、灌丛林下的草坪中。

【性味、功效与主治】苦，寒，有小毒；祛风湿，利关节，解毒；用于风湿痹痛，筋骨无力，腰膝酸软，四肢麻痹，半身不遂，风疹，湿疮。

【用法用量】水煎服，9 ～ 12g。

【民间经验方】

1. 高血压：豨莶草 12g，龙葵 20g，玉米须 10g，老茶树根 15g，水煎服，每日 3 次。

2. 风湿关节痛：豨莶草鲜品炒热，拌少许白酒，外包患处。

3. 痈肿：豨莶草鲜品配适量红糖捣烂，外包患处。

【化学成分】含腺梗豨莶苷、腺梗豨莶醇、腺梗豨莶酸、对映 -16β,17,18- 贝壳杉三醇、大花沼兰酸、奇任醇、谷甾醇、胡萝卜苷、16αH-16,19- 贝壳松二酸等成分。

【药理作用】有抗炎、降血压、抗菌、抗疟、抗早孕等作用，此外，对非特异性免疫亦有一定的抑制作用。

罂粟壳

【佤族名】Pein（配恩）。

【别名】阿芙蓉、大烟。

【来源】罂粟科罂粟属植物罂粟 *Papaver somniferum* L. 的果壳。

【原植物】一年生草本，无毛或稀在植株下部或总花梗上被极少的刚毛。主根近圆锥状，垂直。茎直立，不分枝，无毛，具白粉。叶互生，叶片卵形或长卵形，先端渐尖至钝，基部心形，边缘为不规则的波状锯齿，两面无毛，具白粉，叶脉明显，略突起；下部叶具短柄，上部叶无柄、抱茎。花单生；花梗无毛或稀散生刚毛；花蕾卵圆状长圆形或宽卵形，无毛；萼片 2，宽卵形，绿色，边缘膜质；花瓣 4，白色、粉红色、红色、紫色或杂色；子房球形，绿色，无毛，柱头辐射状，连合成扁平的盘状体，盘边缘深裂，裂片具细圆齿。蒴果球形或长圆状椭圆形，无毛，成熟时褐色。种子多数，黑色或深灰色，表面呈蜂窝状。花果期 3 ～ 11 月。

【分布生境】由国家指定农场栽培。

【性味、功效与主治】酸、涩，寒；敛肺止咳，涩肠，止痛；用于久咳，久泻，痢疾。

【用法用量】水煎服或入丸、散，3 ～ 6g。

【民间经验方】

1. 久咳，久泻，痢疾：罂粟 3 ～ 6g（约米粒大）包于大蒜星火烧至熟，用开水吞服。

2. 久咳，自汗，久痢：罂粟 6g，水煎服。

3. 痢疾：罂粟少许（1 粒米大小即可），大蒜 1 个，用刀划开大蒜，将大烟塞入大蒜内烧熟食用，每日 1 ～ 2 次。

【化学成分】种子含吗啡、罂粟碱、那可汀、可待因、蒂巴因等成分。壳含吗啡、可待因、蒂巴因、那可汀、罂粟碱、罂粟壳碱等成分。

【药理作用】有镇痛、镇咳、呼吸抑制等作用。

舞草

【佤族名】Rib nkraoh（日木各劳）。

【别名】钟萼豆。

【来源】豆科舞草属植物舞草 *Codariocalyx motorius*(Houtt.) H. Ohashi. 的全株。

【原植物】直立小灌木。茎单一或分枝，圆柱形，微具条纹，无毛。叶为三出复叶，侧生小叶很小或缺而仅具单小叶；托叶窄三角形，通常偏斜，无毛，边缘疏生小柔毛；叶柄上面具沟槽，疏生开展柔毛；顶生小叶长椭圆形或披针形，先端圆形或急尖，有细尖，基部钝或圆，上面无毛，下面被贴伏短柔毛，侧脉每边 8 ～ 14 条，不达叶缘，侧生小叶很小，长椭圆形或线形或有时缺；小托叶钻形，两面无毛；圆锥花序或总状花序顶生或腋生，花序轴具弯曲钩状毛；苞片宽卵形，密生，花时脱落；花梗被开展毛；花萼膜质，外面被毛，萼筒上部裂片先端 2 裂；花冠紫红色，子房被微毛。荚果镰刀形或直，腹缝线直，背缝线稍缢缩，成熟时沿背缝线开裂，疏被钩状短毛，有荚节 5 ～ 9；种子长 4 ～ 4.5mm，宽 2.5 ～ 3mm。花期 7 ～ 9 月，果期 10 ～ 11 月。

【分布生境】分布于云南福贡、宾川、镇康、景洪、屏边等地；生于海拔 1000 ～ 1500m 的河旁、溪边、灌丛中，亦有栽培。

【性味、功效与主治】微涩，平；安神，镇静，祛瘀生新，活血消肿；用于神经衰弱，胎动不安，阳痿，跌打损伤。

【用法用量】水煎服，5 ～ 15g。

【民间经验方】

1. 神经衰弱：舞草 15g，水煎服。

2. 跌打肿痛：舞草鲜品适量，捣烂，酒炒热后外敷于患处。

【化学成分】含槲皮素、芹菜素、木犀草素、山柰酚、(-)- 表儿茶素、桑黄素、水杨酸、β - 谷甾醇、木栓酮等成分。

【药理作用】有镇静等作用。

鼻涕果树

【佤族名】Kaox hlaig（考来）。

【别名】鼻涕果、牛嗓管树、山地水东哥、蜜心果。

【来源】猕猴桃科水东哥属植物尼泊尔水东哥 *Saurauia napaulensis* DC. 的树皮。

【原植物】乔木。小枝被爪甲状或钻状鳞片，有褐色短柔毛或无毛。叶薄革质，椭圆形或倒卵状矩圆形，顶端短渐尖或锐尖，基部钝或近圆形，稀楔形，叶缘具细锯齿，齿端内弯，有或无尖头，叶腹面无毛，中、侧脉无鳞片，或仅中脉基部具鳞片，背面被薄层糠秕状短绒毛，不脱落或老叶上变秃净，中、侧脉上疏生鳞片，侧脉 30 ～ 40 对，稀达 46 对；叶柄疏被鳞片，有毛或无毛。花序圆锥式，于叶腋单生，疏生鳞片，有短柔毛，中部以上分枝，分枝处具苞片；花柄中部以下具近对生的苞片 2 枚，苞片披针形，早落；花粉红色至淡紫色；萼片 5，不等大，外 3 枚稍小，椭圆形或阔椭圆形，内 2 枚较大，阔椭圆形或近圆形；花瓣 5，矩圆形，顶部反卷，基部合生，雄蕊 50 ～ 90 枚，药孔裂，花丝不等长，着生于花瓣基部；子房球形或扁球形，花柱 4 ～ 5，中部以下合生。果扁球形或近球形，绿色或淡黄色，具明显或不明显 5 棱。

【分布生境】分布于云南大理、楚雄、临沧、普洱、西双版纳、红河、文山等地；生于海拔 350 ～ 2250m 的山坡疏林或箐沟、河边阴湿处。

【性味、功效与主治】甘、微涩，平；止血生肌，散瘀消肿；用于跌打损伤，慢性骨髓炎。

【用法用量】水煎服，9 ～ 15g。外用，适量，捣敷或研末调敷。

【民间经验方】

1. 跌打损伤，慢性骨髓炎：鼻涕果树皮 9 ～ 15g，水煎服，或适量捣烂或研末调敷于患处。

2. 外伤出血：鼻涕果树皮 50g，沙虱子 15 个，鱼子兰根 50g，老南瓜根 50g，蓖麻叶 30g，盐肤木根 30g，包谷酒少许（引子），均取鲜品，洗净，切细，捣烂成泥状，加酒调匀，包敷伤口上，每日换药 1 次。

【化学成分】含生物碱、齐墩果酸、乌苏酸、β - 谷甾醇、β - 胡萝卜苷等成分。

【药理作用】有止血、促进伤口愈合、抗菌消炎等作用。

膏桐

【佤族名】Kaox gluing（考古灵）。

【别名】黄肿树、假白榄。

【来源】大戟科麻风树属植物麻风树 *Jatropha curcas* L. 的树皮、叶。

【原植物】灌木或小乔木，具水状液汁。树皮平滑。枝条苍灰色，无毛，疏生突起皮孔，髓部大。叶纸质，近圆形至卵圆形，顶端短尖，基部心形，全缘或 3 ～ 5 浅裂，上面亮绿色，无毛，下面灰绿色，初沿脉被微柔毛，后变无毛；掌状脉 5 ～ 7；托叶小。花序腋生，苞片披针形，雄花萼片 5 枚，基部合生；花瓣长圆形，黄绿色，合生至中部，内面被毛；腺体5枚，近圆柱状；雄蕊10枚，外轮5枚离生，内轮花丝下部合生；雌花花梗花后伸长；萼片离生；花瓣和腺体与雄花同；子房3室，无毛，花柱顶端2裂。蒴果椭圆状或球形，黄色。种子椭圆状，黑色。花期9～10月。

【分布生境】云南除东部、东北部外均有分布；生于海拔200～2200m的热带地区，栽培，少量逸为野生。

【性味、功效与主治】苦、涩，凉，有毒；散瘀消肿，杀虫止痒；用于跌打肿痛，骨折，创伤，皮肤瘙痒。

【用法用量】外用，鲜品适量绞汁。

【民间经验方】

皮肤瘙痒：膏桐鲜品绞汁，涂抹患处。

【化学成分】茎枝、叶含1-三十烷醇、β-谷甾醇葡萄糖苷、α-香树脂醇、豆甾醇、菜油甾醇、β-谷甾醇等成分。种子含脂肪油，油中含麻风树毒素。

【药理作用】有峻泻、止血等作用。

辣子草

【佤族名】Rib kxaox（日靠）。

【别名】兔儿草、铜锤草。

【来源】菊科牛膝菊属植物牛膝菊 *Galinsoga parviflora* Cav. 的全草。

【原植物】一年生草本。茎纤细，基部不分枝或自基部分枝，分枝斜升，全部茎枝被疏散或上部稠密的贴伏短柔毛和少量腺毛，茎基部和中部花期脱毛或稀毛。叶对生，卵形或长椭圆状卵形，基部圆形、宽或狭楔形，顶端渐尖或钝，基出三脉或不明显五出脉，在叶下面稍突起，在上面平，有叶柄；向上及花序下部的叶渐小，通常披针形；全部茎叶两面粗涩，被白色稀疏贴伏的短柔毛，沿脉和叶柄上的毛较密，边缘浅或钝锯齿或波状浅锯齿，在花序下部的叶有时全缘或近全缘。头状花序半球形，有长花梗，多数在茎枝顶端排成疏松的伞房花序；总苞半球形或宽钟状；总苞片1～2层，约5个，外层短，内层卵形或卵圆形，顶端圆钝，白色，膜质；舌状花4～5个，舌片白色，顶端3齿裂，筒部细管状，外面被稠密白色短柔毛；管状花花冠黄色，下部被稠密的白色短柔毛。瘦果3棱或中央的瘦果4～5棱，黑色或黑褐色，常压扁，被白色微毛；舌状花冠毛状，脱落；管状花冠毛膜片状，白色，披针形，边缘流苏状，固结于冠毛环上，正体脱落。花果期 7 ～ 10 月。

【分布生境】分布于云南昆明、楚雄、普洱、西双版纳、大理、丽江等地；生于海拔 1600 ～ 2800m 的地边、路旁。

【性味、功效与主治】淡，平；止血消炎；用于扁桃体炎，咽喉炎，急性黄疸型肝炎，外伤出血。

【用法用量】水煎服，干品 15 ～ 30g，鲜品 100 ～ 200g。外用，研末。

【民间经验方】

1. 扁桃体炎，咽喉炎，急性黄疸型肝炎：辣子草 100 ～ 200g，水煎服。

2. 外伤出血：①用适量辣子草干粉外敷。②辣子草、蓖麻叶、草烟叶适量，清酒少许，均取鲜品，洗净，切细，捣成泥状，每日用温开水冲洗后，换药 1 次。

3. 蚂蟥入鼻：辣子草 100g，取鲜品，洗净切细，捣成泥状，用手挤出药汁，取适量滴入鼻腔内。滴药前 4 小时不喝水，于中午日晒时滴药效果为佳。

【化学成分】含黄酮苷、抗坏血酸、去氢抗坏血酸、维生素 C 等成分。

【药理作用】有抑制炎症反应等作用。

辣蓼

【佤族名】Daex braix（得东来）。

【别名】青蓼、辣蓼草、蝙蝠草、水蓼。

【来源】蓼科蓼属植物水蓼 *Persicaria hydropiper*（L.）Spach 的全草。

【原植物】一年生草本。茎直立，多分枝，无毛，节部膨大。叶披针形或椭圆状披针形，顶端渐尖，基部楔形，边缘全缘，具缘毛，两面无毛，被褐色小点，有时沿中脉具短硬伏毛，具辛辣味，叶腋具闭花受精花；托叶鞘筒状，膜质，褐色，疏生短硬伏毛，顶端截形，具短缘毛，通常托叶鞘内藏有花簇。总状花序呈穗状，顶生或腋生，通常下垂，花稀疏，下部间断；苞片漏斗状，绿色，边缘膜质，疏生短缘毛，每苞内具 3 ～ 5 花；花梗比苞片长；花被 5 深裂，稀 4 裂，绿色，上部白色或淡红色，被黄褐色透明腺点，花被片椭圆形；雄蕊 6，稀 8，比花被短；花柱 2 ～ 3，柱头头状。瘦果卵形，双凸镜状或具 3 棱，密被小点，黑褐色，无光泽，包于宿存花被内。花期 5 ～ 9 月，果期 6 ～ 10 月。

【分布生境】分布于云南大部分地区；生于海拔 350 ～ 3300m 的草地、山谷溪边、河谷、林中、沼泽等潮湿处。

【性味、功效与主治】辛、酸，温；止泻止痢，除湿消肿，杀虫；用于肠胃炎，痢疾，风湿性关节炎，跌打肿痛。

【用法用量】水煎服，15～30g。外用，鲜品适量，捣烂敷于患处。

【民间经验方】

1. 肠胃炎，疟疾：辣蓼 15～20g，煎水内服。

2. 风湿性关节炎，跌打肿痛：辣蓼鲜品适量，捣烂敷于患处。

【化学成分】含辣蓼素、鞣质、苷类化合物和生物碱等成分。

【药理作用】有较强的抑菌作用。

熊胆草

【佤族名】Hlax nkin grih（拉金各里）。

【别名】鸡挂骨草、刺蕊草、野靛。

【来源】唇形科刺蕊草属植物刺蕊草 *Pogostemon glaber* Benth. 的全草。

【原植物】直立草本。茎钝四棱形，分枝，初被柔毛，后变无毛。叶卵圆形，先端渐尖，基部渐狭、宽楔形或近圆形至近心形，边缘具重锯齿，上面被粗伏状柔毛或近无毛，下面仅沿脉上被疏柔毛，余部无毛，侧脉 5 对，与中脉在上面近平坦下面突起；叶柄纤细，上部叶近无柄，被短柔毛。轮伞花序多花，组成纤细长顶生或腋生穗状花序，穗状花序具总梗；小苞片卵圆形，被缘毛，上面无毛，下面略被短柔毛；花萼卵状管形，外无毛或被短柔毛，内面除齿上略被短柔毛外余部无毛，齿 5，相等，三角形，长约为萼筒 1/3；花冠白色或淡红色，上唇裂片外被短髯毛，下唇无毛；雄蕊 4，长外伸，花丝中部被髯毛，外露，其伸出部分与花冠等长。花柱与雄蕊等长，先端相等 2 裂；花盘环状。小坚果圆形，稍压扁状。花果期 11 月至翌年 3 月。

【分布生境】分布于云南西部、南部及东南部；生于海拔 1300～2700m 的山坡、路旁、荒地、山谷或林中。

【性味、功效与主治】苦，凉；清热解毒，凉血止血；用于肺结核咯血，吐血，急性胃肠炎；外用，用于跌打瘀肿，腹部、肝区闷胀不适。

【用法用量】水煎服，干品 25～50g，鲜品 50～100g。外用，鲜品适量，舂细，包敷于患处或火烘涂抹于患处。

【民间经验方】

肺结核咯血、吐血、急性胃肠炎：熊胆草鲜品 50～100g，水煎服。

【化学成分】含广藿香醇、黄酮类化合物、萜类化合物、酚酸类化合物等成分。

【药理作用】有抗炎、抗肿瘤、抗结核等作用。

樱桃

【佤族名】Kaox gu（靠古）。

【别名】野樱桃、樱桃花。

【来源】蔷薇科樱属植物高盆樱桃 *Prunus cerasoides* Buch.-Ham.ex D. Don 的树皮。

【原植物】乔木。枝幼时绿色，被短柔毛，不久脱落；老枝灰黑色，叶片卵状披针形或长圆披针形，先端长渐尖，基部圆钝，叶边有细锐重锯齿或单锯齿，齿端有小头状腺，侧脉 10 ～ 15 对，上面深绿色，下面淡绿、无毛，网脉细密，近革质；叶柄先端有 2 ～ 4 腺；托叶线形，基部羽裂并有腺齿。总苞片大形，先端深裂，花后凋落；花梗长无毛，花 1 ～ 3，伞形排列，与叶同时开放；苞片近圆形，边有腺齿，革质，花后宿存或脱落；先端肥厚；萼筒钟状，常红色；萼片三角形，先端急尖，全缘，常带红色；花瓣卵圆形，先端圆钝或微凹，淡粉色至白色。核果圆卵形，熟时紫黑色；核圆卵形，顶端圆钝，边有深沟和孔穴。花期 10 ～ 12 月。

【分布生境】分布于云南昆明、西双版纳，以及普洱西盟等地；生于海拔 1300 ～ 2200m 的沟谷密林中。

【性味、功效与主治】苦、微涩，凉；清热解毒，凉血，止血止痛；用于腹部热痛，小便黄少，口腔溃疡。

【用法用量】水煎服，3 ～ 10g，食盐烧红作引子内服。

【化学成分】含花色苷、槲皮素、β - 香豆酸、没食子酸、紫苏醇和褪黑激素等成分。

【药理作用】有减少心血管疾病的发生、减少三酰甘油和胆固醇在肝脏中的积累等作用。

槲蕨

【佤族名】Guax kaox（瓜考）。

【别名】石岩姜、岩连姜、猴姜。

【来源】槲蕨科槲蕨属植物槲蕨 *Drynaria roosii* Nakaike 的根茎。

【原植物】通常附生岩石上，匍匐生长，或附生树干上，螺旋状攀缘。根状茎密被鳞片；鳞片斜升，盾状着生，边缘有齿；叶二型，基生不育叶圆形，基部心形，浅裂至叶片宽度的 1/3，边缘全缘，黄绿色或枯棕色，厚干膜质，下面有疏短毛；正常能育叶叶柄具明显的狭翅；叶片深羽裂到距叶轴处，裂片 7 ～ 13 对，互生，稍斜向上，披针形，边缘有不明显的疏钝齿，顶端急尖或钝；叶脉两面均明显；叶干后纸质，仅上面中肋略有短毛。孢子囊群圆形、椭圆形，叶片下面全部分布，沿裂片中肋两侧各排列成 2 ～ 4 行，成熟时相邻 2 侧脉间有圆形孢子囊群 1 行，或幼时成 1 行长形的孢子囊群，混生有大量腺毛。

【分布生境】分布于云南各地；生于老墙上或大树上，以及较阴处的石壁、瓦背上。

【性味、功效与主治】苦、微涩，温；补肾，强骨，止痛；用于治疗肾虚久泻，腰痛，风湿痹痛。

【用法用量】水煎服，9 ～ 15g。外用，适量。

【化学成分】含橙皮苷、淀粉、葡萄糖等成分。

【药理作用】槲蕨根茎煎剂可抑制葡萄球菌生长，并且经动物试验证实，有预防血脂升高及降低高脂血症的作用，且有能防止主动脉壁粥样硬化斑块的形成等作用。

薏苡仁

【佤族名】Si mgao（丝藁）。

【别名】川谷、野绿米、鼻涕珠、野薏米、菩提子、野绿谷。

【来源】禾本科薏苡属植物薏苡 *Coix lachryma-jobi* L. 的根、种仁。

【原植物】一年生粗壮草本。须根黄白色，海绵质。秆直立丛生，具 10 多节，节多分枝。叶鞘短于其节间，无毛；叶舌干膜质；叶片扁平宽大，开展，基部圆形或近心形，中脉粗厚，在下面隆起，边缘粗糙，通常无毛。总状花序腋生成束，直立或下垂，具长梗；雌小穗位于花序之下部，外面包以骨质念珠状之总苞，总苞卵圆形，珐琅质，坚硬，有光泽；第一颖卵圆形，顶端渐尖呈喙状，具 10 余脉，包围着第二颖及第一外稃；第二外稃短于颖，具 3 脉，第二内稃较小；雄蕊常退化；雌蕊具细长之柱头，从总苞之顶端伸出。颖果小，含淀粉少，常不饱满；雄小穗 2 ～ 3 对，着生于总状花序上部；无柄雄小穗第一颖草质，边缘内折成脊，具有不等宽之翼，顶端钝，具多数脉，第二颖舟形；外稃与内稃膜质；第一及第二小花常具雄蕊 3 枚，花药橘黄色；有柄雄小穗与无柄者相似，或较小而呈不同程度的退化。花果期 6 ～ 12 月。

【分布生境】分布于云南各地；生于海拔 1400 ～ 2400m 的温暖向阳坡地。

【性味、功效与主治】辛，凉；消炎，利尿，活血，散瘀；用于尿路感染，淋浊白带，肾结石，膀胱结石，小儿腹泻。

【用法用量】水煎服，根 10 ～ 20g，果（种仁）15 ～ 25g。

【民间经验方】

1. 尿路感染，淋浊白带：薏苡根适量，水煎服，或配方水煎服。
2. 尿路感染：薏苡根 20g，石胆草 10g，水煎服。
3. 肾结石，膀胱结石：薏苡根、芒硝、夜明砂、川楝子各 15g，水煎服。
4. 小儿腹泻：薏苡果 25g，研细炒黄服，每次 5g。
5. 食疗：①薏苡仁糯米粥：薏苡仁 30g，糯米 50g，香米 50g，煮粥，用于耳鸣。②薏苡仁红豆粥：红豆 100g，薏苡仁 70g，冰糖 60g，桂圆肉少许，加入 10 ～ 15 倍的水，然后放入冰糖，煮服，可健脾胃、消水肿、轻身益气。

【化学成分】种仁含氨基酸、薏苡素、薏苡酯等成分。

【药理作用】种仁有抗肿瘤、调节免疫功能、降糖、降脂、消炎、镇痛、止血、抑制骨质疏松、缓解疲劳、调节生殖系统功能、治疗皮肤疾病等作用。

糙叶斑鸠菊

【佤族名】Rib brux siah（日木布西丫）。

【别名】糙叶咸虾花、六月雪。

【来源】菊科尖鸠菊属植物糙叶尖鸠菊 *Acilepis aspera*（Buch.–Ham.）H. Rob. 的根。

【原植物】多年生草本。茎坚硬，直立，基部木质，不分枝或稀分枝，绿色或带淡红紫色，具条纹，被淡黄褐色短糙毛，或下部近无毛。叶厚纸质，硬质，倒披针形或倒卵状披针形，稀椭圆形，顶端渐尖或短尖，基部渐狭成狭楔形，边缘有尖锯齿，下部边缘锯齿不明显或近全缘，侧脉 7 ～ 10 对，细脉横切，网状，叶脉在下面明显凸起，上面被乳突状短糙毛，下面密被糙短毛，两面均有腺点；叶柄极短或近无柄。头状花序较大，通常（2）3 ～ 5 个在枝端或上部叶腋密集成顶生圆锥状伞房花序，具短或近无花序梗；总苞钟状，总苞片 5 ～ 6 层，卵形，长圆形或线形，顶端紫红色，具红褐色硬小尖，背面被疏柔毛或多少脱毛；花托平，具高孔；约有30花，花淡红紫色，花冠管状，檐部稍扩大，上端具5个线形裂片，外面具腺点。瘦果长圆状圆柱形，具10条肋，被柔毛；冠毛污白色或后多少变红色，外层少数，极短，内层糙毛状。花期10月至翌年3月。

【分布生境】分布于云南普洱，以及德宏芒市、保山腾冲等地；生于海拔960～2000m的山坡草丛、路边或田边。

【性味、功效与主治】辛、甘，温；解毒，止痛，宣肺；用于疟疾，感冒，咳嗽，头痛。

【用法用量】水煎服，10～15g。

【民间经验方】

疟疾：糙叶斑鸠菊15g，野艾麻10g，草果1枚，水煎服。

【化学成分】含黄酮类化合物、甾体类化合物、挥发油等成分。

【药理作用】有抑制炎症反应、减轻炎症症状等作用。

糙皮树

【佤族名】Kaox hlax hmeem broig（靠拉梦布类）。

【别名】接骨树、类梧桐、思茅豆腐柴。

【来源】马鞭草科豆腐柴属植物思茅豆腐柴 *Premna szemaoensis* C. Pei的根皮、茎皮。

【原植物】乔木。老枝棕褐色至黑褐色，无毛，有纵沟槽和皮孔；幼枝、叶柄及花序分枝密生棕褐色稍卷曲绒毛。叶片厚纸质，阔卵形或卵状椭圆形，全缘或有不规则疏齿，顶端渐尖或急尖，基部阔楔形或近圆形，表面疏生短柔毛，背面密生棕褐色绒毛，侧脉6～8对，在表面下陷，在背面隆起；叶柄圆柱形，脱落后在枝上留有明显隆起的圆形或半圆形叶痕。聚伞花序在小枝顶端排成伞房状；苞片线形；花萼钟状，被短柔毛和淡黄色腺点，顶端近截平或稍成二唇形，每唇通常有2齿，很少1唇为3齿；花冠淡绿白或淡黄色，喉部密生一圈白色长柔毛。核果圆形至倒卵形，紫黑色。花果期6～9月。

【分布生境】分布于云南大部分地区；生于海拔500～1500m的较干燥疏林中。

【性味、功效与主治】甘、苦，平；舒筋活血，接骨止痛，止血生肌；用于骨折肿痛，跌打瘀血，外伤出血，风湿骨痛。

【用法用量】水煎服或浸酒服，25～50g。外用，配方捣碎包敷于患处。

【化学成分】根含皂苷、多羟基酚类等成分。

【药理作用】有促进伤口愈合及骨细胞生长等作用。

藤三七

【佤族名】Hnu sang qix（努三七）。

【别名】藤子三七。

【来源】落葵科落葵薯属植物落葵薯 *Anredera cordifolia*（Ten.）Steenis 的藤叶、根茎。

【原植物】缠绕藤本，长可达数米。根状茎粗壮。叶具短柄，叶片卵形至近圆形，顶端急尖，基部圆形或心形，稍肉质，腋生小块茎（珠芽）。总状花序具多花，花序轴纤细，下垂；苞片狭，宿存；花托顶端杯状，花常由此脱落；下面1对小苞片宿存，宽三角形，急尖，透明，上面1对小苞片淡绿色，比花被短，宽椭圆形至近圆形；花被片白色，渐变黑，开花时张开，卵形、长圆形至椭圆形，顶端钝圆；雄蕊白色，花丝顶端在芽中反折，开花时伸出花外；花柱白色，分裂成3个柱头臂，每臂具1棍棒状或宽椭圆形柱头。果实、种子未见。花期6～10月。

【分布生境】分布于云南昆明、曲靖、玉溪、昭通、普洱、红河、文山、西双版纳、怒江、大理等地；多为栽培。

【性味、功效与主治】微苦，温；滋补，壮腰，消肿散瘀，接骨；用于腰膝痹痛，病后体弱，跌打损伤，风湿性关节炎，水肿。

【用法用量】水煎服，10～20g。外用，捣敷。

【民间经验方】

1. 水肿：藤三七根25g，黄独40g，芭蕉芯100g，红糖100g，均用鲜品，洗净，切片，用开水炖食，每日分3次食用。并配合外洗，外洗处方为树寄生芭蕉100g，黄独藤100g，千里光150g，洗碗叶150g，熊胆草全草100g，开水煎煮，取药液洗全身，每日1次。内服、外洗配合治疗，效果显著。

2. 腰膝痹痛，病后体弱：藤三七块根或珠芽适量，洗净炖鸡肉或猪肉。

3. 跌打损伤，风湿性关节炎：藤三七茎、叶适量捣细，白酒适量烧热，包敷于患处。

4. 湿疹：藤三七叶配三棵针、叶上花、罗锅底、半截叶、寄生草、花椒叶等药用冷开水泡后，取药汁外擦患处。

5. 烫伤：藤三七叶配打不死、寄生草、绿豆瓣草、炒茶叶等药冷水泡后取药剂外擦患处。

6. 食疗：藤三七与鸡或猪肉炖服，用于病后体弱。

【化学成分】地下部分含拉里亚苷元、3β-羟基-30-去甲-12,19-齐墩果二烯-28-酸等成分。

【药理作用】有降糖、抗炎镇痛、抗胃痉挛、抗 HIV-1 等作用。

翻白叶

【佤族名】Gon sai nbiex（公塞不背）。

【别名】地管子、土地榆、地槟榔、管仲、银毛委陵菜。

【来源】蔷薇科蕨麻属植物西南蕨麻 *Argentina lineata*（Trevir.）Soják 的根。

【原植物】多年生草本。根粗壮，圆柱形。花茎直立或上升，密被开展长柔毛及短柔毛。基生叶为间断羽状复叶，有小叶 6～13（～15）对，叶柄密被开展长柔毛及短柔毛，小叶片无柄或有时顶生小叶片有柄，倒卵长圆形或倒卵椭圆形，顶端圆钝；基部楔形或宽楔形，边缘有多数尖锐锯齿，上面绿色或暗绿色，伏生疏柔毛，下面密被白色绢毛及绒毛；茎生叶与基生叶相似，向上部小叶对数逐渐减少；基生叶托叶膜质，褐色，外被长柔毛；茎生叶托叶草质，下面被白色绢毛，上面绿色，被长柔毛，边缘有锐锯齿。伞房状聚伞花序顶生；萼片三角卵圆形，顶端急尖，外面绿色，被长柔毛，副萼片椭圆形，顶端急尖，全缘，稀有齿，外面密生白色绢毛，与萼片近等长；花瓣黄色，顶端圆钝，比萼片稍长；花柱近基生，两端渐狭，中间粗，子房无毛。瘦果光滑。花果期 6～10 月。

【分布生境】云南大部分地区有分布；生于海拔 1100～3600m 的山坡、草地、灌丛、林缘、地边。

【性味、功效与主治】苦、涩，平；清热止血，消炎收敛；用于痢疾，肠炎，胃痛，咯血，吐血，妇女崩漏，白带，痛经。

【用法用量】水煎服，15～30g。

【民间经验方】

食疗：鲜翻白叶根 45g，猪大肠适量，加水同炖，去渣，喝汤食肠，用于消化道出血（大便下血）。

【化学成分】含黄酮苷、三萜类化合物、翻白叶苷、委陵菜酸、野蔷薇苷、山柰酚等成分。

【药理作用】有抗肿瘤、抗菌、抗氧化、降血糖等作用。

癞浆包藤

【佤族名】Si ndah gluing moi（西达古灵梅）。

【别名】绿包藤、青牛胆、隔夜找娘、千里找根。

【来源】防己科青牛胆属植物波叶青牛胆 *Tinospora crispa*（L.）Hook. f. & Thoms 的藤茎。

【原植物】稍肉质的落叶藤本，常有细长的气根。枝具薄膜状褐色表皮，光滑无毛，皮孔小瘤状，大而隆起。叶稍肉质，阔卵状心形至心状近圆形，顶端短渐尖，两面无毛；掌状脉常 5 条；叶柄通常与叶片近等长或稍长。总状花序先叶抽出，常 2 ～ 3 个簇生，不分枝或偶有一短分枝，雄花序纤细；花瓣 3 ～ 6，黄色，倒卵状匙形，雄蕊 6，与花瓣近等长；雌花和雌花序均未见。核果与上种相似。花期春季，果期夏季。

【分布生境】分布于云南西双版纳一带；常生于海拔 400 ～ 1000m 的疏林中或灌丛中。

【性味、功效与主治】苦，凉，有毒；通经活血，清热解毒；用于肝炎，疟疾，骨折，挫伤，刀伤，痈疖肿毒，无名肿毒，蛇咬伤。

【用法用量】水煎服，5 ～ 10g。外用，鲜品适量，捣敷于患处。

【民间经验方】

1. 骨折，软组织挫伤，刀伤：用适量癞浆包藤鲜品配方外包患处，7 天换 1 次。

2. 消化不良：车前草 50g，癞浆包藤 50g，将两味药鲜品捣烂出汁，加适量蜂蜜调服，每天 3 次，每次适量。

【化学成分】茎含绿包藤苦苷等成分。叶含黏液质、挥发油、生物碱、谷甾醇等成分。

【药理作用】有抗炎、抗菌、抗疟等作用。

癞蛤蟆跌打

【佤族名】Hlax gaog ia（拉告一丫）。

【别名】鸡屎木、野黄皮、野茶辣、小黄皮、半边风。

【来源】芸香科小芸木属植物小芸木 *Micromelum integerrimum*（Buch.-Ham.ex DC.）Wight & Arn.ex M. Roem 的根、叶、树皮。

【原植物】小芸木、灌木或小乔木。小枝、叶柄、叶脉、花轴及花枝密被灰褐色短柔毛。奇数羽状复叶互生；小叶 7 ～ 15，斜卵形至斜卵状披针形或镰刀状，先端短尖或渐尖，基部圆或钝斜，不对称，全缘或微呈波状，两面无毛或下面脉上被短柔毛，密布透明腺点。伞房状圆锥花序，顶生或腋生；萼片 5，广三角形；花瓣 5，白色，长圆形，外面被毛；雄蕊 10，长短互间，长约与花瓣等长；子房上位，被长毛，5 室，每室有 2 胚珠，子房柄伸长，在成熟果时明显。浆果椭圆形或倒卵形，熟时金黄色或朱红色，有油腺点。种子 1 ～ 2 颗。花期 9 月至翌年 2 月，果期 3 ～ 10 月。

【分布生境】分布于云南西部、西南部、南部、东南部等地；生于海拔 230 ～ 1770m 的热带沟谷密林中及石灰岩混交林内。

【性味、功效与主治】苦、辛，温；疏风解表，散瘀止痛；用于感冒，疟疾，胃痛；外用，用于跌打肿痛。

【用法用量】水煎服，9 ～ 15g。外用，鲜叶适量，捣烂或根研末调敷于患处。

【化学成分】根含小芸木宁、东莨菪素等成分。

【药理作用】癞蛤蟆跌打提取物对小鼠 P338 淋巴细胞白血病有活性。

藿香

【佤族名】Daex ngia nbong（德娘波）。

【别名】广藿香、海藿香。

【来源】唇形科藿香属植物藿香 *Agastache rugosa*（Fisch. & C. A. Mey.）Kuntze 的地上部分。

【原植物】多年生高大草本。叶具柄，边缘具齿。花两性；轮伞花序多花，聚集成顶生穗状花序；花萼管状倒圆锥形，直立，具斜向喉部，具 15 脉，内面无毛环；花冠筒直，逐渐而不急骤扩展为喉部，微超出花萼或与之相等，内面无毛环，冠檐二唇形，上唇直伸，2 裂，下唇开展，3 裂，中裂片宽大，平展，基部无爪，边缘波状，侧裂片直伸；雄蕊 4，均能育，比花冠长许多，后对较长，向前倾，前对直立上升，药室初彼此几平行，后来多少叉开；花柱先端短 2 裂，具几相等的裂片。花盘平顶，具不太明显的裂片。小坚果光滑，顶部被毛。

【分布生境】云南省大部分地区有栽培。

【性味、功效与主治】辛，温；散寒除湿，行气和胃；用于风寒感冒，胸腹胀痛，呕吐，腹泻，胃炎。

【用法用量】水煎服，10 ～ 15g。

【民间经验方】

1. 肝胃失和，伴恶心呕吐：鲜藿香 30g，鲜芦根 30g（干品可减半），水煎煮，每日 2 ～ 3 次，连服 7 ～ 10 日。

2. 感冒：藿香 15g，紫苏叶 10g，生姜少许，红糖适量为引，水煎服，每日 3 次。

3. 食疗：藿香 15g（鲜品 30g），煎汤取汁，粳米 30g 煮粥，粥煮熟后加药汁拌匀食用，用于湿阻中焦、头痛胸闷、痞满呕吐。

【化学成分】含挥发油，油中主要成分为甲基胡椒酚、茴香脑、茴香醛、柠檬烯和对甲氧基桂皮醛、α - 蒎烯、β - 蒎烯、芳樟醇、β - 榄香烯、β - 葎草烯、α - 依兰烯、β - 金合欢烯、γ - 荜澄茄烯、菖蒲烯等成分。地上部分尚含黄酮苷类成分异藿香苷、藿香素等成分。

【药理作用】有抗真菌、抗螺旋体等作用。

攀枝花

【佤族名】Kaox dai glo（考待告）。

【别名】斑枝花、英雄树、红棉、木棉花。

【来源】木棉科木棉属植物木棉 *Bombax ceiba* L. 的树皮、花。

【原植物】落叶大乔木。幼树有粗大的圆锥状硬刺。分枝开展掌状复叶，互生，小叶 5 ～ 7，长圆形或长圆状披针形。花大，先叶开放，红色或橙红色，单生于枝顶，萼杯状，裂片 3 ～ 5；花瓣肉质；雄蕊最内轮 5 枚的花丝分叉，各分叉有花药 1 枚，中间 1 枚较短，不分叉，外轮多数，集成 5 束；子房上位，花柱较雄蕊长。蒴果长圆形，木质，密被灰白色长柔毛和星状柔毛；种子多数。花期 3 ～ 4 月。

【分布生境】分布于云南南部和西部；生于丘陵或低山丛林中。

【性味、功效与主治】辛，平；清热利湿，活血，消肿，拔脓，消炎；用于疮毒痛肿，疖疮，跌打损伤，痢疾，风湿性关节炎。

【用法用量】水煎服，树皮 25 ～ 50g，根皮 50 ～ 100g。

【民间经验方】

1. 疮毒痛肿，疖疮，跌打损伤：用刀刮取攀枝花鲜皮敷于患处。

2. 痢疾：攀枝花树皮 25 ～ 50g，水煎内服。

3. 风湿性关节炎：攀枝花 100 ～ 150g 泡酒，3 日后内服。

4. 食疗：花适量，与豆豉、腊肉或羊肉一起炒或凉拌，具清热、解毒、化湿、保健的作用。

【化学成分】树皮含阿拉伯胶等成分。花萼含蛋白质、碳水化合物、灰分等成分。

【药理作用】有保护肝脏、抗炎、镇痛、抗菌等作用。

糯米藤

【佤族名】Daex ngia jag（德娘占）。

【别名】糯米团、糯米草、米浆藤。

【来源】荨麻科糯米团属植物糯米团 *Gonostegia hirta*（Bl.）Miq. 的全草。

【原植物】多年生草本，有时茎基部变木质。茎蔓生、铺地或渐升，不分枝或分枝，上部带四棱形，有短柔毛。叶对生；叶片草质或纸质，宽披针形至狭披针形、狭卵形、稀卵形或椭圆形，顶端长渐尖至短渐尖，基部浅心形或圆形，边缘全缘，上面稍粗糙，有稀疏短伏毛或近无毛，下面沿脉有疏毛或近无毛，基出脉 3 ～ 5 条；托叶钻形。团伞花序腋生，通常两性，有时单性，雌雄异株；苞片三角形。瘦果卵球形，白色或黑色，有光泽。花期 5 ～ 9 月。

【分布生境】分布于云南大部分地区；生于海拔 1000 ～ 1700m 的溪谷林下阴湿处、山麓水沟边。

【性味、功效与主治】淡，平；健脾消食，清热利湿，解毒消肿；用于消化不良，痈肿，外伤出血，跌打损伤。

【用法用量】水煎服，15 ～ 20g。外用，适量，捣敷。

【民间经验方】

1. 小儿积食胀满：糯米藤根 30g，水煎服，每日 3 次。

2. 骨折：糯米藤配小铜锤、接骨丹、鱼子兰、骨碎补等药鲜品捣烂外敷于患处。

3. 食疗：①鲜糯米藤根 30 ～ 60g，瘦猪肉 125g，酒水各半同炖服，每日 1 剂，用于白带。②鲜糯米藤嫩茎叶洗净，炒或做汤食用。

【化学成分】含木栓酮、齐墩果酸、槲皮素、山柰酚、多糖及坡模酸、β-谷甾醇、胡萝卜苷等成分。

【药理作用】有抗氧化等作用。

拉丁学名索引